实用神经系统护理指南

颜秀梅　主编

泰安市中心医院

吉林科学技术出版社

图书在版编目(CIP)数据

实用神经系统护理指南/颜秀梅主编 . ——长春：
吉林科学技术出版社,2020.5
ISBN 978-7-5578-6821-5

Ⅰ.①实… Ⅱ.①颜… Ⅲ.①神经系统疾病－护理－
指南 Ⅳ.①R473.74－62

中国版本图书馆 CIP 数据核字(2020)第 050742 号

实用神经系统护理指南
SHIYONG SHENJING XITONG HULI ZHINAN

主　　编	颜秀梅	
出 版 人	宛　霞	
责任编辑	练闽琼　王旭辉	
书籍装帧	济南博轩斋文化传媒有限公司	
封面设计	济南博轩斋文化传媒有限公司	
开　　本	787mm×1092mm　1/16	
印　　张	13	
页　　数	208	
字　　数	267 千字	
印　　数	1—1500 册	
版　　次	2020 年 5 月第 1 版	
印　　次	2021 年 5 月第 2 次印刷	

出　　版	吉林科学技术出版社
发　　行	吉林科学技术出版社
地　　址	长春市净月高新区福祉大路 5788 号出版集团
邮　　编	130118
发行部电话/传真	0431－81629529　81629530　81629531
	81629532　81629533　81629534
储运部电话	0431－86059116
编辑部电话	0431－81629512
印　　刷	保定市铭泰达印刷有限公司

书　　号	ISBN 978-7-5578-6821-5
定　　价	65.00 元

作者简介

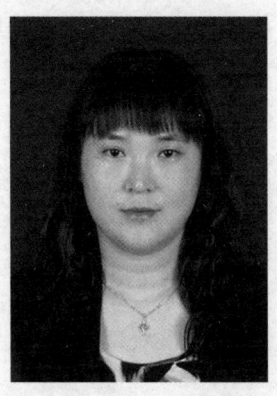

  颜秀梅 主管护师,大学学历,学士学位,泰安市中心医院神经内科护士长,泰山护理学院兼职教师,山东省护理学会神经内科专业委员会委员,山东省医院健康管理协会脑健康管理分会委员,山东省护理学会高压氧专业委员会委员,近年来发表论文10余篇,参与编写专著5部,其中主编医学专著2部。自1994年工作以来,一直从事临床护理工作,多年来,积累了大量的临床护理工作经验,多次被评为优秀护士长,先进个人,工作能力强,业务熟练,沟通能力强,多次受到患者及家属的一致好评。其中2018年11月参与课题《自拟空颤汤对帕金森病动物模型影响的实验研究》获得泰安市职工优秀技术创新成果二等奖,2018年在实用护理学杂志表论文《神经内科护理人员分层配置与工作现状调查分析》。

  2017年发表的Comparative analysis of curative effect of neuroendoscopy and traditional craniotomy in treatment of intracerebral hemorrhage secondary to brain tumor[J]. INTERNATIONAL JOURNAL OF CLINICAL AND EXPERIMENTAL MEDICINE,2017 SCI收录 IF:1.0693,3/5。

前　言

　　《实用神经系统护理指南》本书基本包括了神经内科专业的常见疾病和多发疾病,具体讲述相关疾病概述、临床表现、辅助检查、治疗原则、护理评估、护理诊断、护理措施及健康教育等内容,语言简洁,内容丰富,侧重实用性和可操作性,力求详尽准确。

编者

目　　录

第一章　一般护理

第一节　入院护理

一、入院护理规范

(一)工作目标

向患者进行入院介绍,做好患者的入院安置。

(二)规范要点

1.好床单位,根据患者的病情做好准备工作,并通知医师。

2.向患者进行自我介绍,妥善安置患者于病床。

3.测量生命体征,了解患者的主诉症状、自理能力心理状况,填写入院相关资料。

4.入院告知:向患者或家属介绍主管医师护士病房护士长,介绍病房环境、呼叫铃使用作息时间探视制度及有关管理规定鼓励患者或家属表达自己的需要与顾虑。

5.完成入院护理评估,与医师沟通确定护理级别,遵医嘱实施相关治疗及护理。

6.完成患者清洁护理,协助更换病员服,完成患者身高体重、命体征的测量(危重患者直接进入病房)。

(三)标准

1.物品准备符合患者的需要,急、危、重患者得到及时救治。

2.患者或家属知晓护士告知的事项,对入院护理服务满意。

二、入院护理操作流程

(一)操作准备

1.按规定着装。

2.用物准备齐。

3.备好床单位。

(1)了解患者入院原因。

(2)将患者妥善安置至病房协助更换病员服。

(3)评估患者一般状况包括意识状态、皮肤、饮食睡眠及小便情况。

(4)了解患者既往史及过敏史。

(5)测量生命体征并记录。

(二)入院介绍

1.病房环境。

2.作息时间。

3.探视制度。

4.向患者介绍主管医师、护士病房、护士长。

（三）通知医生接诊

（四）整理记录

1.遵医嘱进行治疗及护理。

2.填写患者院相关资料。

三、流程说明

1.准备、床单位、压计、听诊器、体温表、病员服等。

2.入院介绍工作视患者病情而定。

3.如患者神志清楚，病情较轻，可先进行入院介绍及评估，通知医生接诊，根据医嘱进行治疗及护理。

4.如患者病情较重，则应先将患者妥善安置至病床，并通知医生接诊，遵医嘱进行治疗，入院介绍可稍后进行。

第二节　整理床单位

一、整理床单位规范

（一）工作目标

保持床单位清洁，增进患者舒适。

（二）规范要点

1.遵循标准预防、节力、安全的原则。

2.告知患者，做好准备根据患者的病情、年龄体重意识活动和合作能力，有无引流管、伤口，有无大、小便失禁等，采用与病情相符合的整理床单位的办法。

3.按需要及环境准备用物，保护患者隐私。

4.护士协助活动不便的患者翻身或下床，采用湿扫法清洁并整理床单位。

5.操作过程中，注意避免引流管或导管牵拉，密切观察患者病情，发现异常及时处理与患者沟通，了解其感受及需求，保证患者安全。

6.操作后对躁动、易发生坠床的患者拉好床挡或采取其他安全措施，帮助患者采取舒适体位。

7.按操作规程更换污染的床单位。

（三）标准

1.患者或家属能够知晓护士告知的事项，对服务满意。

2.床单位整洁，患者卧位舒适，符合病情要求。

3 神经内科实用护理。

3.操作过程规范、准确，患者安全。

二、整理床单位操作流程

（一）操作准备

1.仪表端庄、服装整洁。

2.洗手、戴口罩。

3.备齐用物,床单被套、棉被、棉褥叠法正确,顺序放置妥当。

（二）解释评估

1.检查床是否符合安全、舒适要求。

2.检查被褥是否符合安全舒适、季节要求。

3.确认病室内无其他患者治疗进餐等。

（三）整理床铺

1.备好物品的治疗车推至床旁,移开床头桌距床 20cm,移床旁椅至床尾距床 15cm。

2.翻床垫与床头对齐,铺棉褥。

3.铺床单,先展床头后展床尾,中缝对齐床角铺直角或斜角,拉紧边缘同法铺对侧。

4.被套正面向外,平铺床上,开口朝床尾,开口打开。"S"形棉胎放入被套,两边打开和被套平齐,边缘内折成被筒与床沿平齐。

5.枕套反面向外,抓住枕芯两角,翻转枕套,置于床头,四角充实,压在被上,开口背门。

（四）整理解释

1.移回床头桌、椅,检查病床单元,保持清洁。

2.向患者做好解释。

三、流程说明

1.仪表端庄、服装整洁、洗手。

2.用物准备齐全。

3.床单中缝对齐,四角平整、扎紧、被头充实,被盖平整两边内折对称,与床边平齐。

5.枕头平整充实,开口背门。

6.操作流畅,符合人体力学原理。

7.病床符合实用、耐用舒适、安全的原则。

8.病室及患者床单位环境整洁美观,患者舒适。

第三节　面部清洁

一、面部清洁规范

（一）工作目标

1.去除面部皮肤污垢,保持皮肤清洁,使患者舒适。

2.观察和了解患者的一般情况,满足其身心需要。

（二）规范要点

1.遵循节力、安全的原则。

2.告知患者,做好准备根据患者的病情、意识、生活自理能力及个人卫生习惯,选择实施面部清洁的时间。

3.按需要准备用物。

4.护士协助患者取得舒适体位,嘱患者若有不适告知护士。

5.操作过程中,与患者沟通,了解其需求,密切观察患者病情,发现异常及时处理。

6.尊重患者的个人习惯,必要时涂润肤乳。

7.保持床单位清洁干燥。

(三)标准

1.患者或家属能够知晓护士告知的事项,对服务满意。

2.患者面部清洁,感觉舒适。

3.患者出现异常情况时,护士及时处理。

二、面部清洁技术操作流程

(一)操作准备

1.按规定着装,洗手、戴口罩。

2.用物准备齐全

(二)解释评估

1.备齐用物至患者床旁,向患者及家属解释。

2.关门窗,调节室温。

3.评估面部状况。

4.盆内倒入热水至2/3满,测试水温40~45℃。

(三)洗脸

1.对卧床患者铺治疗巾枕头上。

2.将微湿的小毛巾包于右手上,左手扶托患者头顶部,先擦眼,由内眦向外眦擦拭,后擦洗一侧额部、颊、鼻翼、人中、耳后、下颌,直至颈部同法擦拭另一侧。

(四)整理观察

1.撤下治疗巾。

2.协助患者采取舒适卧位,整理床单位,清理用物向患者交代注意事项,评估患者般情况及护理的效果。

三、流程说明

1.用物准备:毛巾1条(可由患者自备)、脸盆(可由患者自备)、一次性治疗巾、温度计、水壶、护肤油(酌情)。

2.注意保暖,防止患者冻伤。

3.注意洗净耳后、耳郭等。

第四节　口腔护理

一、口腔护理技术规范

（一）工作目标

1.去除口腔异味和残留物质,保持患者舒适。

2.预防和治疗口腔感染。

（二）规范要点

1.遵循查对制度,符合标准预防、安全原则。

2.告知患者,做好准备评估患者的口腔情况,包括有无手术插管、溃疡、感染、出血等,评估患者的生活自理能力。

3.指导患者正确的漱口方法、化疗、放疗、使用免疫抑制药的患者可以用漱口液清洁口腔。

4.护士协助禁食患者清洁口腔,鼓励并协助有自理能力的患者自行刷牙。

5.协助患者取舒适体位,若有不适马上告知护士。

6.如患者有活动义齿,应先取下再进行操作。

7.根据口腔 pH 值,遵医嘱选择合适的口腔理溶液,作中应当注意棉球干湿度昏迷患者禁止漱口;对昏迷、不合作、牙关紧闭的患者,使用开口器、舌钳、压舌板、开口器从臼齿处放入。

8.操作中避免清洁、污染物的交叉混淆;操作前、后必须清点核对棉球数量。

（三）标准

1.患者或家属能够知晓护士告知的事项,对服务满意。

2.患者口腔卫生得到改善,黏膜、牙齿无损伤。

3.患者出现异常情况时,护士及时处理。

二、口腔护理操作流程

（一）操作准备

1.按规定着装,洗手、戴口罩。

2.用物准备齐全。

3.了解病情及操作注意事项。

（二）解释评估

1.查对,呼唤患者的床号、姓名,向患者解释。

2.协助患者取合适体位半卧位或侧卧位头偏向操作者一侧。

（三）检查

1.铺治疗巾于颌下,置弯盘于嘴角旁,协助患者用吸管吸水漱口。

2.嘱患者张口,左手持压舌板,分开面颊部,右手持手电筒,观察口腔。

（四）擦洗

拧干棉球,嘱患者咬合上、下齿,用压舌板轻轻撑开左侧颊部。

2.用弯止血钳夹取棉球,由上而下,由内而外擦洗左侧面,同法擦洗右侧面。

3.嘱患者张口,擦洗左上内侧面、左上咬合面、左下内侧面,左下咬合面－左侧颊部同法擦洗右侧。

4.擦洗舌面及颚部。

（五）整理

1.协助患者恢复合适体位,整理床单位。

2.查对记录,按要求消毒物品。

三、流程说明

1.目的

护理可以清除口腔异味,促进患者食欲;清除微生物以及其他污垢,防止细菌繁殖;促进口腔血液循环,观察口腔黏膜和舌苔变化,提供病情的动态信息。

2.用物准备

治疗盘内备治疗碗(内盛含有漱口溶液的棉球)弯止血钳、镊子、压舌板、弯盘吸水管、液状石蜡、治疗巾、杯子、手电筒,必要时备开口器。

3.注意事项

棉球温度适宜,擦洗时弯钳尖端向外,用棉球包裹,避免直接碰及患者的牙齿或黏膜擦洗舌面及硬腭时勿触及咽部,以免引起恶心动作轻柔,避免损伤口腔黏膜及牙限有活动义齿者,帮其取下,用冷水刷洗,禁用热水,以免变形、变色和老化,操作完毕后再给患者戴上对发热、口唇干燥的患者于口腔护理后涂液状石蜡或唇膏对于长期应用抗生素、激素者,应注意观察黏膜有无真菌感染操作前,清点棉球数目,每次只能夹持1个棉球,以防遗留口腔内传染病患者的用物须按消毒隔离原则处理。

第五节　气管插管患者的口腔护理

一、气管插管患者的口腔护理技术规范

（一）工作目标

1.遵医嘱准确为患者做好口腔护理去除口腔异味和残留物质,保持患者舒适,预防和治疗口腔感染。

2.操作规范、到位,确保安全,防止插管脱出。

（二）规范要点

1.遵循查对制度,符合标准预防、安全原则。

2.对清醒患者,告知患者,做好准备昏迷患者头侧向一边。

3.气管插管患者做口腔护理前,应先吸净气管插管内分泌物,再吸口鼻腔内分泌物。

4.口腔护理应有人配合进行,一人固定气管插管,一人做口腔护理,每天更换固定寸带

和胶布。

5.口腔护理前、后观察并记录插管外露长度。

6.口腔护理完毕,擦净面部胶布痕迹,胶布交叉固定气管插管。

7.清醒患者,应做好解释工作,让其做好准备。

8.根据口腔PH,遵医嘱选择合适的口腔护理溶液,操作中应当注意棉球的干湿度。

9.操作中避免清洁、污染物的交叉混淆;操作前后必须清点核对棉球数量。

（三）标准

1.患者或家属能够知晓护士告知的事项,对服务满意。

2.患者口腔卫生得到改善,黏膜牙齿无损伤。

3.气管插管无移位脱出。

4.患者出现异常情况时,护士及时处理。

二、气管插管患者的口腔护理操作流程

（一）操作准备

1.按规定着装,洗手、戴口罩。

2.用物准备齐全。

3.打开口腔护理包,湿润棉球并清点数量(二人查对)。

（二）携用物至床旁

1.清醒患者,查对床号姓名,向患者做好解释工作。

2.彻底吸痰。

3.记录气管插管距门齿刻度。

4.气囊充气。

5.一名护士固定好气管插管及牙垫,另一名护士去掉固定气管插管的胶布。

6.湿润口唇、口角,持手电筒及压舌板检查口腔,观察有无出血、溃疡、感染等。

（三）清洗口腔

1.将牙垫移至患者的另侧磨牙,并将气管插管轻轻偏向牙垫。

2.另一名护士做该侧的口腔护理。

3.擦洗口腔,顺序为:一内、二、三咬合、四腭、五舌、六双颊。

4.同法将牙垫及气管插管移至患者的另一侧磨牙,再进行另侧的口腔护理。

5.口唇干燥时,涂以液状石蜡,口腔黏膜有溃疡时可涂甲紫或遵医嘱用药。

6.擦净面部胶布痕迹,清点棉球数,胶布交叉固定气管插管。

（四）整理记录

1.协助患者取舒适卧位,整理床单位,记录插管外露长度。

2.洗手。

3.口腔有异常时,需及时记录。

（五）流程说明

口腔护理可清除口腔异味,防止细菌滋生;可促进口腔血液循环,观察口腔黏膜和舌苔的变化,提供病情的动态变化。

1.用物准备:口腔护理包(内置棉球、镊子两把弯盘换药碗)、手电筒压舌板、液状石蜡,甲紫。

2.棉球湿度适宜,防止昏迷患者误吸,并用棉球将血管钳前端包裹,避免损伤患者的口腔黏膜。

3.口腔护理前,气囊内定充满气体,以防口水顺着气管流入下呼吸道造成肺部感染。

4.至少由两名护士同时完成,注意在操作过程中一定要固定好气管插管如患者出现恶心,嘱患者轻咬牙垫同时做深呼吸。

5.固定插管前,检查气管插管距门齿刻度是否正确。

6.如患者不能很好地配合,不宜用此方法进行口腔护理,以防脱管发生危险。

第六节　床上头发护理

一、床上头发护理操作规范

(一)工作目标

保持患者头发清洁整齐,感觉舒适。

(二)规范要点

1.遵循预防、节力、安全原则。

2.告知患者,做好准备根据患者的病情、意识、生活自理能力及个人卫生习惯、头发清洁度,选择时间进行床上洗头。

3.准备用物,房间温度适宜,选择合适的体位。

4.操作过程中,用指腹部揉搓头皮和头发,力适中,避免抓伤头皮、观察患者的反应并沟通,了解患者的需求。

5.注意保护伤口和各种管路。

6.清洗后,及时擦干或吹干头发,防止患者受凉。

7.保持床单位清洁干燥。

(三)标准

1.患者或家属能够知晓护士告知的事项,对服务满意。

2.护理过程安全,患者出现异常情况时,护士处理及时。

二、床上头发护理操作流程

(一)操作准备

1.按规定着装,洗手戴口罩。

2.用物准备齐全。

3.环境准备。

(二)解释评估

1.解释洗头的目的,取得患者的合作。

2.评估患者头发及周围皮肤,评估患者的自理能力。

（三）安置体位

1.协助患者仰卧于床沿近侧,松开衣领向内反折,将毛巾围脖颈。

2.铺橡胶单及浴巾于枕上,并移至患者膀下。

3.将洗头车置于患者后颈部,用棉球塞紧双耳,用眼罩遮盖双眼。

4.头部在槽口,槽口下部接污水。

（四）洗净头发

1.调试水温,湿润头发(水温 40～45℃为宜)。

2.将稀释后的洗发剂倒在手心上,两手合起来揉搓均匀涂遍头,用手指腹揉搓头发和头皮。

3.热水冲洗头发。

（五）擦干头发

1.解下颈部毛巾,包住头发并擦干。

2.撤去洗头车眼罩和耳内棉球用毛巾擦洗脸部。

3.撤去枕上的橡胶单和浴巾,用浴巾擦干头发,并用吹风机吹干。

4.梳理成患者习惯的发式。

（六）整理用物

1.协助患者恢复舒适体位。

2.将梳理脱落的头发放于纸袋中。

3.还原床旁桌椅清理用物。

4.整理床单位。

三、流程说明

患者的病情较重,日常生活受限自理能力下降时,护士应协助患者进行头发护理。

（一）头发护理的目的

1.去除头皮屑污垢及脱落的头发,使患者的头皮头发清洁,预防头乱及头皮感染。

2.按摩头皮,刺激头部血液循环,促进头发的生长和代谢。

3.使患者感到清洁舒适和美观促进身心健康,维护患者自尊和自信,建立良好的护患关系。

（二）用物准备

毛巾(可由患者自备)、橡胶单、浴巾、洗头车、眼罩,棉球、洗发剂梳子(可由患者自备),纸袋。

（三）注意事项

1.患者取斜角仰卧位,便于操作者随时观察病情变化。

2.注意室温和水温,避免水温过高烫伤患者,及时擦干头发,防止患者受凉。

3.防止水流入患者眼及耳内,保护衣领和床单不被水沾湿。

4.揉搓力量适中,不可用指甲抓洗,以防抓伤患者的头皮。

5.衰弱及颅内出血的患者不宜洗头。

第七节　床上梳头

一、床上梳头操作规范

(一)工作目标

1.维持头发整齐清洁,增进美观,促进舒适及维护自尊。

2.去除头皮屑和污物,防止头发损伤,减少头发异味,减少感染的机会。

3.刺激局部的血液循环,促进头发的代谢和健康。

(二)规范要点

1.遵循节力、安全原则。

2.告知患者,做好准备根据患者的病情、意、生活自理能力及个人卫生习惯,选择梳头的时间。

3.按需要准备用物。

4.协助患者取舒适体位,嘱患者若有不适告知护士。

5.操作过程中,与患者做好沟通,了解其需求,密切观察患者病情,发现异常及时处理。

6.尊重患者的个人习惯。

7.保持床单位清洁、干燥。

(三)标准

1.患者或家属能够知晓护士告知的事项,对服务满意。

2.头发整洁,感觉舒适。

3.患者出现异常情况时,护士处理及时。

二、床上梳头操作流程

(一)操作准备

1.按规定着装,洗手戴口罩。

2.用物准备齐全至患者床旁。

(二)选择体位

1.对卧床患者铺巾于枕头上,协助患者将头转向一侧。

2.对可坐起的患者,协助患者坐起,铺巾于肩上。

(三)梳头

1.将头发从中间梳向两边,左手握住一股头发,由发梢逐渐梳到发根。

2.长发或遇有打结可将头发绕在食指上,慢慢梳理,如头发已纠集成团,可用30％乙醇湿润后再小心梳顺;同法梳理另一侧。

3.根据患者需要编辫或扎成束。

(四)整理解释观察

1.将脱落头发置于纸袋中,撤下铺巾协助患者采取舒适卧位,整理床单位。

(五)清理记录并洗手

三、流程说明

1.用物准备:梳子(可由患者自备)、发夹可由患者自备一次性治疗巾、纸袋、30%乙醇适量。

2.梳头过程中避免强行梳拉,以免造成患者疼痛。

第八节 会阴擦洗

一、会阴擦洗规范

(一)工作目标

1.使患者会阴部清洁、舒适,预防或减少感染的发生。

2.为行导尿术、中段尿留取及会阴部手术做准备。

(二)规范要点

1.遵循标准预防、消毒隔离、安全的原则。

2.告知患者,做好准备评估患者会阴部有无伤口、有无失禁和留置尿管等,确定会阴擦洗的方法等。

3.按需要准备用物及环境,保护患者隐私。

4.会阴冲洗时,注意水温适宜、冬季寒冷时,注意为患者保暖。

(三)标准

1.患者或家属能够知晓护士告知的事项,对服满意。

2.患者会阴清洁。

3.患者出现异常情况,护士及时处理。

二、会阴擦洗操作流程

(一)操作准备

1.按规定着装,洗手戴口罩。

2.检查会阴冲洗包有效期,铺会阴冲洗盘。

3.冲洗壶内备好热水(38~40℃),至患者床旁。

(二)解释评估

1.查对床头号、姓名。

2.解释操作目的,取得合作。

3.关门窗,调节室温,以屏风遮挡患者。

(三)摆体位

1.患者仰卧,脱左侧裤腿盖于右腿上,加盖浴巾。

2.以棉被盖左腿及胸腹部,双腿屈膝外展,暴露外阴。

3.臀下置垫巾和便器将弯盘放两膝之间放置污物。

（四）擦拭方法

1.左手提冲洗壶,倒少许水于阴阜,询问水温是否合适。

2.右手持卵圆钳夹棉球,分开小阴唇,冲洗尿道口并轻轻擦拭至肛门。

3.依次冲洗并擦拭左右小阴唇大阴唇,由上至下、由内至外,每擦洗一个部位更换一个棉球,次数以清洁为标准。

4.夹取纱布擦净会阴部水迹。

（五）整理记录

1.撤弯盘,取出便器、垫巾,取下浴巾。

2.整理衣裤及床单位,撤屏风,开窗通风,嘱患者休息。

3.洗手,查对床头牌,记录执行时间。

三、流程说明

1.用物准备托盘、会阴冲洗包(内有治疗碗、弯盘、卵圆钳纱布各1个,棉球6~8个)冲洗壶、温水(38~40℃)浴巾,水温计垫巾便器。

2.对于有泌尿生殖系统感染大小便失禁、会阴部分泌物过多或尿液浓度过高导致皮肤刺激或破损有留置导尿管产后护理以及各种类型的会阴部手术后的患者,护士应对其进行会阴部的清洁;擦洗会阴部时,首先应清洁尿道口周围,最后擦洗肛门每擦拭次,应更换棉球。

3.卧位时,有些患者不习惯躺卧姿势排便,在病情允许时可适当抬高床头。

4.便盆应清洁、无破损,用便盆巾覆盖金属便盆,使用前需倒入少量热水加温,避免太凉而引起患者不适不能使用便盆的患者可将棉球用水浸湿进行擦洗。

5.会阴擦洗时注意观察患者的反应,会阴部如有伤口,应备碘伏消毒。

6.用于传染患者的物品,应先消毒,后清洗。

第九节　足部清洁

一、足部清洁规范

（一）工作目标

1.保持患者足部清洁,增加舒适。

2.去除足污物,防止足部皮损伤,减少异味和感染的机会。

3.刺激局部的血液循环,促进足部皮肤的代谢和健康。

（二）规范要点

1.遵循节力、安全的原则。

2.告知患者,好准备评估患者的病情、足部皮肤情况据评估结果选择适宜清洁方法。

3.按需要准备用物及环境,水温适宜。

4.患者舒适位,若有不适告知护士。

5.操作过程中与患者沟通,了解其感受及需求,密切观察患者的病情,发现异常及时处理尊重患者的个人习惯必要时涂润肤乳。

7.保持床单位清洁、干燥。

（三）标准

1.患者或家属能够知晓护士告知的事项，对服务满意。

2.患者足部清洁。

3.患者出现异常情况时，护士应及时处理。

二、足部清洁操作流程

（一）操作准备

1.按规定着装，洗手戴口。

2.用物准备齐全。

（二）解释评估

1.备齐用物至患者床旁，向患者解释操作目的，取得合作。

2.评估患者足部状况。

3.关闭门窗，调节室温至适宜温度。

4.盆内倒入热水至 2/3，测试水温 40～45℃。

（三）选择体位

1.对卧床患者铺橡皮单及垫巾于足下，双腿叉开支起，将一只足放于盆内。

2.坐位患者，将双足泡于盆中。

（四）清洗足部

1.浸泡同时轻轻按摩足部，注意各足趾间及踝部的清洗同法洗另一侧。

2.用干毛巾擦拭，特别注意足趾间的清洁。

3.用润肤乳擦拭皮肤，防止过度干裂用指甲刀修剪趾甲，磨光边缘。

4.协助患者穿袜。袜子应清洁棉质、吸汗、宽松合宜。

（五）整理记录

1.撤下橡皮单及垫巾。

2.协助患者采取舒适卧位，整理床单位，清理用物向患者交代。注意事项，评估患者一般情况及护理后的效果。

3.洗手。

三、流程说明

1.用物准备毛巾（可由患者自备）、洗脚盆可由患者自备橡皮单及垫（适用于卧床患者）润肤乳（自备）、水温计、剪甲刀。

2.患者外出时不可穿拖鞋，以免受伤。

3.每日换洗袜子，汗湿时应当及时更换。

4.坐时双腿勿交叉，袜子口不宜过紧，以免压迫血管，阻碍血液循环。

5.足冷时可穿毛袜，切忌使用热水袋或暖炉，以免烫伤。

6.若有足部疾患尽快处理，以免引起细菌感染溃烂。

第十节 指(趾)甲的护理

一、指(趾)甲的护理规范

(一)工作目标

保持生活不能自理患者的指(趾)甲清洁、长度适宜。

(二)规范要点

1.遵循标准预防、节力安全的原则。

2.告知患者,做好准备评估患者的病情、意识、生活自理能力及个人卫生习惯,指(趾)甲的长度。

3.选择合适的指甲刀。

4.指(趾)甲护理包括清洁修剪、挫平指(趾)甲。

5.修剪过程中,与患者沟通,避免损伤甲床及周围皮肤,对于特殊患者(如糖尿病患者或有循环障碍的患者)要特别小心;对(趾)甲过硬的患者,可先在温水中浸泡10~15分钟,软化后再进行修剪。

6.操作后保持床单位整洁。

(三)标准

1.患者或家属能够知晓护士告知的事项,对服务满意。

2.患者指(趾)甲清洁。

3.患者出现异常情况时,护士及时处理。

二、指(趾)甲清洁操作流程

(一)操作准备

1.按规定着装,洗手戴口罩。

2.用物准备齐全。

3.按要求备温水。

(二)评估准备

1.备齐用物至患者床旁,向患者解释操作目的,取得合作。

2.评估患者指(趾)甲的颜色性状长短及卫生情况。

3.水温保持在40~45℃。

4.为患者清洁浸泡手足指(趾)。

5.了解患者有无感觉异常。

(三)修剪指甲

1.动作轻,勿伤及患者的皮肤。

2.指甲剪保持锐利。

3.剪完后打磨指甲,保持指甲光滑。

（四）整理观察

1.整理患者及床单位。

2.观察患者主观反应,向患者交代注意事项。

三、流程说明

1.用物准备:水盆(可由患者自备)水温计指甲剪。

2.水温维持在 40～45℃ 为宜。

3.操作中动作轻柔,询问患者的感觉,勿伤及患者的皮肤。

4.发现患者的手(足)指(趾)甲异常立即报告医生。

5.患者取合适体位,如患者不适,可暂停操作。

第十一节 协助患者进食(或水)

一、协助患者进食(或水)操作规范

（一）工工作目标

协助不能自理或部分自理患者进食(或水),保证进食(或水)的安全。

（二）规范要点

1.遵循安全的原则。

2.告知患者,做好准备评估患者的病情饮食种类液体出入量、自行进食能力,有无偏瘫吞咽困难低视力等。

3.评估患者有无餐前、餐中用药,保证治疗效果。

4.协助患者进食过程中护士应注意食物温度软硬度及患者的咀嚼能力,观察有无吞咽困难呛咳恶心呕吐等。

5.操作过程中与患者沟通,给予饮食指导,如有治疗饮食。殊饮食,按医嘱给予指导。

6.进餐完毕,清洁并检查口腔,及时清理用物及整理床单位,保持适当体位。

7.需要记录出入的患者,准确记录患者的进食(或水)时间种类食物含水量等。

8.患者进食(或水)延迟时,护士进行交接班。

（三）标准

1.患者或家属能够知晓护士告知的事项,对服务满意。

2.患者出现异常情况时,护士及时处理。

二、操作流程

（一）操作准备

1.按规定着装,洗手戴口罩。

2.用物准备齐全。

3.按医嘱准备饮食。

（二）解释查对

1.查对床头号、姓名。

2.解释并告知患者,了解需求取得合作。

3.开窗通风,环境清洁、整齐,气氛轻松愉快。

(三)评估患者

1.评估患者的病情、饮食种类饮食要个性化温度适宜,易于吞咽、咀嚼。

2.液体出入量。

3.评估进食能力,有无偏瘫、吞咽困难、低视力等。

(四)摆放体位

1.协助患者半坐位。

2.卧床患者可抬高床头 30°。

3.平卧患者可协助患者侧卧。

(五)协助或帮助进食

1.食量、速度适宜。

2.食勺尽量送到舌根部,喂汤时从唇边送入。

3.注意力集中,进食时不和患者交谈。

4.密切观察病情变化。

5.进食后漱口,清洁口腔。

(六)整理记录

1.整理餐具和床单位,病情许可者进食后保持坐位 30 分钟。

2.准确记录出入量,对进食情况进行交接班。

三、流程说明

1.用物准备:汤勺(可由患者自备)、餐盒可由患者水杯(可由患者自备)、纸巾等。

2.偏瘫患者进食时可坐直(坐不稳时可使用靠背架)或头稍前45°左右,这样在进食时使食物由健侧咽部进入食管或可将头部轻转向瘫痪侧 90°使健侧咽部扩大便于食物进入。

3.一般食团摄入每次以 1 汤匙大小为宜,放入食团后可将匙背轻压舌部一下,以刺激患者咽部。每次进入小食团后,嘱患者反吞咽数次,以使食物全部通过咽部。

4.协助患者进食过程中,可适当给患者喝口白开水,一般不用吸管,以免液体误入气管。

5.卧床患者进食后不要立即进行翻身拍背、口咽检查、吸痰等。刺激恶心、呕吐等反胃的操作,以防因食物反流而造成误吸。

第十二节 协助患者翻身及有效咳痰

一、协助患者翻身及有效咳痰操作规范

(一)工作目标

1.协助不能自行移动的患者更换卧位,减轻局部组织的压力,预防并发症。

2.对不能有效咳痰的患者进行拍背,促进痰液排出,保持呼吸道通畅。

（二）规范要点

1.遵循节力、安全的原则。

2.告知患者,做好准备翻身前要评估患者的年龄、体重、病情肢体活动、能力、心功能状况,有无手术、引流管、骨折和牵引等。有活动性内出血、咯血、气胸、肋骨骨折、肺水肿、低血压等,禁止背部叩击。

3.根据评估结果决定患者翻身的频次体位、方式,选择合适的皮肤减压用具。

4.固定床脚刹车,妥善处置各种管路。

5.翻身过程中注意患者的安全,避免拖拉患者,保护局部皮肤,正确使用床挡。烦躁的患者选用约束带。

6.翻身时,根据病情需要,给予患者拍背,促进排痰叩背原则:从下至上从外至内,背部从第10肋间隙、胸部从第6肋间隙开始向上叩击至肩部,注意避开乳房及心前区,力度适宜。

7.护理过程中,密切观察病情变化,有异常及时通知医师并处理。

8.翻身后患者体位应符合病情需要。适当使用皮肤减压用具。

（三）标准

1.患者或家属能够知晓护士告知的事项,对服务满意。

2.患者出现异常情况时,护士及时处理。

二、协助患者翻身及有效咳痰操作流程

（一）操作准备

1.按规定着装,洗手戴口罩。

2.用物准备齐全。

（二）解释评估

1.解释并告知患者,了解需求取得合作。

2.评估患者的病情,听诊肺部呼吸音,确定痰液明显区域。

（三）协助侧卧

1.关闭、门窗。

2.移动枕头至操作者侧。

3.患者双上肢交叉放于胸前。

4.将患者翻至侧卧位。

（四）协助患者咳痰

1.协助患者半坐。

2.卧床患者可抬高床头30°。

3.平卧患者可协助患者侧卧。

（五）协助或帮助进食

1.击背部肺区。

2.叩腋前线至腋后线之间的肺区。

3.听诊评估咳痰效果。

（六）整理记录

1.整理床单位。

2.告知患者下次翻身的时间,准确记录,特殊情况进行交接班。

三、流程说明

1.用物准备:听诊器。

2.翻身时靠近操作者侧的患者下肢要移至对侧肢体上,护士一手放在患者肩上,另一手放在患者臀下,将患者翻至侧卧位。

3.叩背原则:叩击的手法应该是将手指合拢成杯状,依靠手腕的力,均匀有节奏地叩击叩击力度要适宜,不应使患者产生疼叩击应避开椎骨肩脾骨及脏器部分(如腰部的肾)。

4.除叩背排痰外,还可进行摇振排痰:双手并拢大鱼际放在腋中线第 10 肋间(或痰液较明显的肺区),十指张开,紧贴皮肤,让患者深吸口气,在呼气的同时以每秒 10～15 次的频率振动其胸壁,单侧摇振 4～5 个周期。

5.持续鼻饲患者操作前 30 分钟应停止鼻饲,进餐患者翻身咳痰时间应安排在餐前 1～2 小时或餐后 2 小时。

6.咳痰前进行 20 分钟的雾化吸入后协助排痰。

7.操作中密切观察患者的意识和呼吸情况。

8.排痰的有效评价指标:痰量减少,每日小于 25ml;病变部位呼吸音改善,无湿啰音;患者对治疗反应良好;血氧饱和度好转;胸片改善。

第十三节　协助患者床上移动

一、协助患者床上移动操作规范

（一）工作目标

协助不能自行移动的患者床上移动,保持患者舒适。

（二）规范要点

1.遵循节力、安全的原则。

2.告知患者,做好准备移动前要评估患者的年龄、体重、病情、肢体活动能力,有无约束、伤口、引流管、骨折和牵引等。

3.固定床脚刹车,妥善处置各种管路。

4.注意患者安全,避免拖拉,保护局部皮肤。

5.护理过程中,密切观察病情变化,有异常及时通知医师并处理。

（三）标准

1.患者或家属能够知晓护士告知的事项,对服务满意。

2.卧位正确,管道通畅。

3.护理过程安全,患者局部皮肤无擦伤,无其他并发症。

二、协助患者床上移动操作流程

（一）操作准备

按规定着装，洗手戴口罩。

（二）解释评估

1.解释并告知患者，了解需求，评估患者病情及活动能力。

2.评估患者身高、体重评估患者引流、伤口情况。

4.了解患者的意愿。

（三）协助患者移动

1.妥善处理引流管。

2.移动患者至需要体位。

3.询问患者反应。

4.查看患者皮肤情况。

（四）整理记录

1.整理床单位。

2.整理各种管道，准确记录，特殊情况进行交接班。

三、流程说明

1.左右移动

患者腿屈曲，足放在床上，抬臀，并向一侧移动护士可在对侧协助然后患者将肩向同方向移动，最后将双腿侧移，使身体成直线。

2.向床头移动。

3.患者坐于床上，先协助其把重心移到一侧臀部，对侧臀部抬起并前移，然后将重心转移到前移的臀部，另一臀部再抬起并前护士可站在其偏瘫侧，用手把住患侧大腿外根部，帮助患者转移重心应用同样的方法，可让患者两臀部交替后移。

第十四节 压疮的预防及护理

一、压疮的预防及护理操作规范

（一）工作目标

预防患者发生压疮；为有压疮的患者实施恰当的护理措施，促进压疮愈合。

（二）规范操作

1.遵循标准预防消毒隔离、无菌技术、安全的原则。

2.评估和确定患者发生压疮的危险程度，采取预防措施，如定时翻身气垫减压等。

3.对出现压疮的患者，评估压疮的部位、面积、分期、有无感染等，分析导致发生压疮的危险因素并告知患者或家属，进行压疮治疗。

4.在护理过程中，如压疮出现红、肿痛等感染征象时，及时与医师沟通进行处理。

5.与患者沟通，为患者提供心理支持及压疮护理的健康指导。

（三）标准

1.患者或家属能够知晓护士告知的事项,对服务满意。

2.预防压疮的措施到位。

3.促进压疮愈合。

二、压疮的预防及护理操作流程

（一）操作准备

1.按规定着装,洗手、戴口罩。

2.用物准备齐全。

（二）评估

1.评估患者发生压疮的危险程度,对有压疮风险的患者采取预防措施。

2.对出现压疮的患者,评估压疮的部位、面积、分期、有无感染等,评估压疮周围皮肤,分析导致发生压疮的危险因素,积极行压疮治疗。

（三）解释告知

1.查对床头号、患者姓名。

2.解释并告知压疮预防护理目的及配合要求。

3.告知患者或家属导致发生压疮的危险因素。

4.关上房门或拉上床边布帘。

（四）预防

1.检查受压部位皮肤状况,并记。

2.清洁皮肤,用温水擦浴,保持皮肤干净干燥。

3.协助患者更换体位,1～2小时1次,并记录。

4.整理床单位,保持床单清洁、干燥、平整。

5.根据病情采取气垫减、骨、关节突出处垫软枕或柔软通的垫圈等。

6.根据病情协助患者适量活动。

7.根据病情按摩受压皮肤,用乳液轻柔按摩干燥。

（五）皮肤护理

1.对出现压疮的患者,根据其分期、部位、面积有无感染等,进行压疮治疗和护理。

2.观察压疮的进展情况,压疮出现红肿、痛等感染征象时,及时与医师沟通进行处理。

（六）观察整理

1.观察患者的主观反应,向患者交代注意事项。

2.除去手套,处理污染用品,洗手。

3.查对床头牌并签名,记录皮肤、压疮和治疗情况。

三、流程说明

压疮是指局部组织长时间受压,血液循环障碍,局部持续缺血、缺氧营养不良而致的软组织溃烂和坏死,也称压力性溃疡,美国国家压疮专家组将压疮定义为压疮是皮肤或皮下组织由于压力、摩擦力或剪切力而导致皮肤肌肉和皮下组织的局限性损伤,常发生在骨隆突处。

1.压疮的危险因素分为外源性因素、内源性因素、内源性因素包括移动能力受限、营养不良、有并发症、衰老的皮肤。外源性因素包括压力剪切刀、摩擦力和皮肤潮湿。

2.压疮好发部位压疮多发生在长期受压的缺乏脂肪组织保护、无肌肉包裹的或肌层较薄的骨隆突处,最好发于骶尾部,与卧床有密切关系,好发部位随卧位的不同亦有所不同。

3.压疮的预防评估和确定患者发生压疮的危险程度,包括危险因素、好发部位等对压疮高危患者采取预防措施,关键是消除危险因素,改善机体营养状况,避免局部组织长期受压。

目前各种局部作用药物和各种包扎敷料已用于治疗压疮药物有酶、抗菌药、氧化剂等,选用何种药物取决于溃疡的深度。包扎敷料有透明敷料水胶敷料和水凝胶等,既可与局部作用药物合用,也可单用它们在压疮治疗中的应用已越来越广泛。

第十五节　失禁的护理

一、失禁的护理操作规范

（一）工作目标

对失禁的患者进行护理,保持局部皮肤的清洁,增加患者的舒适感。

（二）规范要点

1.遵循标准预防、消毒隔离、安全的原则。

2.评估患者的失禁情况,准备相应的物品。

3.护理过程中,与患者沟通,清洁到位,注意保暖,保护患者隐私。

4.根据病情,遵照医嘱采取相应的保护措施,如小便失禁给予留置导尿管,对男性患者可以采用尿套技术,女性患者可以采用尿垫等。

5.鼓励并指导患者进行膀胱功能及盆底肌的训练。

6.保持床单位清洁。

（三）标准

1.患者或家属能够知晓护士告知的事项,对服务满意。

2.患者皮肤清洁,感觉舒适。

二、失禁的护理操作流程

（一）操作准备

1.按规定着装,洗手戴口罩。

2.用物准备齐全。

（二）解释评估

1.携用物至床旁。

2.询问了解患者的身体情况,评估患者失禁情况,根据具体情况决定相应的措施。

3.关门关窗,必要时屏风遮挡。

（三）患者准备

1.协助患者取仰卧位。

2.协助患者脱其对侧裤腿盖于近侧腿部,对侧腿用被子遮盖,胸腹部盖浴巾,臀下垫一次性尿垫。

3.观察大便或小便颜色、性状及量,擦净会阴部。

（四）会阴擦洗

1.将会阴擦洗盘放于患者两腿之间,左手戴手套,右手持镊子。

（1）男患者:先擦洗阴茎背面,顺序为中右各用1个棉球擦洗;左手持纱布提起阴茎并后推包皮,充分暴露冠状沟,夹取棉球自尿道口至龟头螺旋向上到冠状沟重复2次,自尿道口沿尿道口外尿管螺旋向下至5cm处重复2次;将阴茎提起,用棉球自龟头向下擦洗至阴囊处,顺序为中、左、右。

（2）女患者:第1个棉球擦洗阴阜3下,第2个棉球擦洗左侧大阴唇3下,第3个棉球擦洗右侧大阴唇3下,纱布缠于左手拇指、食指分开大阴唇,第4个棉球擦洗尿道口,第5个棉球擦洗左侧小阴唇,第6个棉球擦洗右侧小阴唇,第7个棉球从尿道口擦洗至肛门部,第8个、第9个棉球擦洗沿尿道口外尿管螺旋向下至5cm处,第10个棉球擦洗尿道口。

2.用湿巾纸彻底清洁肛周,会阴部及肛周皮肤皱褶处可爽身粉保持干燥。

3.清洗完毕后脱手套,用物放于弯盘内,将弯盘撤至治疗车下层。

（五）整理交代

1.为患者换上干净尿垫纸尿裤,撤去浴巾及一次性尿垫,整理衣裤,扫床并整理床单位。

2.观察患者主观反应,向患者交代注意事项,指导患者进行提肛运动。

3.清理用物,洗手,开窗通风。

三、流程说明

（一）用物准备

浴巾、手套阴冲洗包（内有治疗碗、弯盘卵圆钳、纱布各1个,棉球12个）、次性尿垫纸尿裤。

（二）根据病情

遵医嘱采取相应的保护措施;男性患者采用尿技术者,清洁会阴部皮肤、阴茎、龟头包皮等处的尿液及污垢要清洗干净,保持会阴皮肤清洁、干燥,预防皮肤湿疹的发生;女性患者采用尿垫者,及时更换尿布,并清洁会阴部和臀部皮肤,保持阴部和肛周皮肤清洁干燥若患者的排泄物有传染性,应消毒后再处理。

（三）行动不便

对于大、小便失禁的患者,护士应做好心理护理失禁护理不是一个简单的卫生方面的问题,可影响患者的自我感觉、生活质量,产生不同程度的负性情绪反应护士要鼓励并指导患者进行膀胱功能和盆底肌的训练,树立患者战胜疾病的信心。

第十六节 床上使用便器

一、床上使用便器操作规范

(一)作目

1.便于卧床患者在床上使用排泄用具,养成排泄习惯,以维持其功能。

2.便于卧床患者收集标本。

(二)规范要点

1.遵循标准预防消毒隔离、安全的原则。

2.评估患者的生活自理能力和活动情况,帮助或协助患者使用便器,满足其需求。

3.准备并检查便器表面有无破损、裂痕等注意保暖,保护患者隐私。

4.护理过程中,与患者沟通,询问想者有无不适主诉,及时处理。

5.切勿催促患者。

6.便后观察排泄物性状及骶尾部位的皮肤,如有异常及时处理。

7.正确处理排泄物,清洁便器,保持床单位清洁、干燥。

(三)标准

1.患者或家属能够知晓护士告知的事项,对服务满意。

2.患者皮肤及床单位清洁,皮肤无擦伤。

二、床上使用便器操作流程

(一)操作准备

1.按规定着装,洗手戴口罩

2.用物准备齐全,仔细检查便器表面有无破损、裂痕等,外面清洁干燥。

(二)解释评估

1.携用物至床旁。

2.评估患者的生活自理能力及活动情况,满足其需求。

3.关门、关窗,必要时用屏风遮挡。

(三)放置便器

1.协助患者取平卧位,臀部垫次性尿垫。

2.将被子反折至患者腰部以上,协助患者将裤子脱至膝盖。

3.协助患者屈膝,足跟抵床垫。

4.手托患者腰部,协助其抬起臀部,手放便盆于患者臀下;盖好被子。

(四)排泄完毕

1.擦拭会阴及肛周皮肤。

2.一手托患者腰部,协助其抬起臀部,另手自患者臀下取出便盆,再次以湿巾清洁会阴及肛周,观察骶尾部皮。

（五）整理交代

1.撤去一次性尿垫,协助患者穿好裤子,打扫并整理床单位,协助患者取舒适卧位,检查和妥善固定各种管路,保持其畅通。

2.观察排泄物的性状,并做好记录,发现问题及时留样并报告医生。

3.倾倒排泄物,清洗便盆。

4.清理用物,洗手,开窗通风。

5.向患者交代注意事项。

三、流程说明

对于卧床或有其他原因不能如厕的患者,及时给予床上使用便器,养成排泄习惯,以维持其功能,满足需求。

1.其用物准备:一次性尿垫便盆湿巾。

2.便盆需无破损,外面清洁干燥,冬天应温暖便盆或以卫垫于便盆坐垫四周每次使用后应消毒。

3.可能时协助患者从床上坐起排泄。

4.患者排泄时不可催促。

5.必要时保留不正常排泄物以供医观察若患者的排泄物有传染性,应消毒后再倾倒。

第十七节　留置尿管的护理

一、留置尿管的护理操作规范

（一）工工作目标

对留置尿管的患者进行护理,预防感染,增进患者舒适,促进功能锻炼。

（二）规范要点

1.遵循标准预防、消毒隔离、无菌技术、安全的原则。

2.告知患者,做好准备评估患者病情,尿管留置时间,尿液颜色、性状、量,膀胱功能,有无尿频、尿急、腹痛等症状。

3.按需要准备用物及环境,保护患者隐私。

4.对留置尿管的患者进行会阴护理尿道口清洁,保持尿管的通畅,观察尿液颜色、性状、量、透明度、气味等,注意倾听患者的主诉。

5.留置尿管期间,妥善固定尿管及尿袋,尿袋的高度不能高于膀胱及时排放尿液,协助长期留置尿管的患者进行膀胱功能训练。

6.根据患者病情,鼓励患者摄入适当的液体定期更换尿管及尿袋,做好尿道口护理。

7.拔管后根据病情,鼓励患者多饮水,观察患者自主排尿及尿液情况,有排尿困难及时处理。

（三）标准

1.患者或家属能够知晓护士告知的事项,对服务满意。

2.患者在留置尿管期间会阴部清洁,尿管通畅。

3.患者出现异常情况时,护士处理及时。

二、留置尿管的护理操作流程

(一)操作准备

1.按规定着装,洗手、戴口罩。

2.了解病情,掌握操作注意事项,用物准备齐全。

3.检查物品失效期并二人查对。

(二)解释评估

1.查对床号姓名。

2.解释并评估患者病情,尿管留置时间,尿液颜色性状、量、膀胱功能,有无尿频、尿急、腹痛等症状。

(三)患者准备

1.环境准备:关闭门窗拉上隔帘,保护患者隐私。

2.协助患者脱其对侧裤腿盖于近侧腿部,对侧腿用被子遮盖,胸腹部盖浴巾,臀下垫一次性尿垫。

(四)会阴擦洗

1.将会阴擦洗盘放于患者两腿之间,左手戴手套,右手持镊子。

(1)男患者先擦洗阴茎背面,顺序为中右各用1个棉球擦洗;左手持纱布提起阴茎并后推包皮,充分暴露冠状沟,夹取棉球自尿道口至龟头螺旋向上到冠状沟重复2次,自尿道口沿尿道口外尿管螺旋向下至5cm处重复2次;将阴茎提起,用棉球自龟头向下擦洗至阴囊处,顺序为中、左、右。

(2)女患者1个棉球擦洗阴阜3下,第2个棉球擦洗左侧大阴唇3下,第3个棉球擦洗右侧大阴唇3下,纱布缠于左手拇指、食指,分开大阴唇,第4个棉球擦洗尿道口,第5个棉球擦洗左侧小阴唇,第6个棉球擦洗右侧小阴唇,第7个棉球从尿道口擦洗至肛门部,第8个、第9个棉球擦洗沿尿道口外尿管螺旋向下至5cm处,第10个棉球擦洗尿道口。

2.清洗完毕后脱手套,用物放于弯盘内,将弯盘撤至治疗车下层。

(五)更换尿袋

1.常规消毒尿管与尿袋接口遍,垫无菌纱布与连接处,更换新尿袋。

2.妥善固定尿管及尿袋,保持尿管的通畅。

(六)整理交代

1.撤去一次性尿垫,协助患者整理衣裤,扫床并整理床单位。

2.协助患者取舒适卧位,检查和妥善固定各种管路,保持其通畅。

3.清理用物,洗手,开窗通风。

三、流程说明

对留置尿管患者,应加强护理,积极预防泌尿系统感染。

1.用物准备:浴巾、手套、会阴冲洗包(内有治疗碗、弯盘卵圆钳纱布各1个,棉球12个)、一次性尿垫尿袋。

2.向患者及其亲属解释留置尿管的目的和护理方法,使其认识到预防泌尿系统感染的重要性保持导尿管引流通畅,避免受压扭曲堵塞。

4.防止逆行感染

(1)保持尿道口清洁,每日擦洗两次,女患者用消毒液棉球擦拭外阴及尿道口,男患者用消毒液棉球擦净尿道龟头及包皮周围皮肤。

(2)定时更换储尿袋并及时倾倒,更换储尿袋时引流管位置应低于耻骨联合,防止尿液反流。

(3)每周更换导尿管1次,硅胶导尿管可酌情延长更换周期。

5.鼓励患者多喝水,并勤更换卧位,以利于冲洗,防止尿液的沉淀,每周应做尿常规检查次,以便及时发现有无异常,做出相应处理。

6.训练膀胱反射功能:在拔管前教会患者做间歇性引流夹管的方法以便使膀胱能定时充盈排空,促进膀功能的恢复。

7.教会患者在离床活动时,将导尿管和储尿袋妥善安置。

第十八节 湿水擦浴

一、温水擦浴操作规范

(一)工作目标

帮助不能进行沐浴的患者保持身体的清洁与舒适。

(二)规范要点

1.遵循标准预防、安全的原则。

2.告知患者,做好准备评估患者病情、生活自理能力及皮肤的完整性等,选择适当时间进行温水擦浴。

3.准备用物,房间温度适宜,保护患者隐私,尽量减少暴露,注意保暖。

4.保持水温适宜,擦洗的方法和顺序正确。

5.护理过程中注意保护伤口和各种管路;观察患者的反应,出现寒战、面色苍白、呼吸急促时应立即停止擦浴,给予恰当的处理。

6.擦洗后观察患者的反应,检查和妥善固定各种管路,保持通畅。

7.保持床单位的清洁干燥根据患者的失禁情况,准备相应的物品。

8.护理过程中与患者沟通,清洁到位,注意保暖,保护患者隐私。

9.根据病情,遵照医嘱采取相应的保护措施,如小便失禁给予留置导尿管,对男性患者可以采用尿套技术,女性患者可以采用尿垫等。

10.鼓励并指导患者进行膀胱功能及盆底肌的训练。

11.保持床单位清洁。

(三)标准

1.患者或家属能够知晓护士告知的事项,对服务满意。

2.护理过程安全,患者出现异常情况时,护士及时处理。

二、温水擦浴操作流程

(一)操作准备

1.选择适当时间,告知患者,做好准备。

2.按规定着装,洗手戴口罩。

3.用物准备齐全。

(二)解释评估

解释并评估患者病情生活自理能力及皮肤完整性等。

(三)擦浴准备

1.环境准备,按需给予便器,保护患者隐私。

2.调节一盆温水(41～46℃)放于床旁桌上。

3.视病情放平床头及床尾支架,松床尾盖被。

(四)温水擦浴

1.将毛巾在热水中浸湿,挤干后缠绕于右手上。

2.患者取仰卧位,擦洗脸及颈部。

3.脱上衣,浴巾铺于擦洗部位下面,擦洗上肢,洗双手,擦洗胸腹部。

4 患者取侧卧,背向护士:擦洗颈、背、臀部,穿上衣。

5.协助患者脱裤遮盖会阴部,擦洗下肢,洗脚。

6.协助患者清洗会阴部,穿裤。

(五)整理交代

1.撤去浴巾,整理衣裤,扫床并整理床单位。

2.协助患者取舒适卧位,检查和妥善固定各种管路,保持其通畅,盖好被子。

3.清理用物,洗手,开窗通风。

三、流程说明

1.用物准备便器脸盆毛巾浴巾(可由患者自备),水温计。

2.擦洗过程中的保暖措施:关闭门窗,调节室温(24±2℃);尽量少暴露患者,每次只暴露患者正在擦洗的部位,擦洗完后及时遮盖,避免受凉注意水温,及时更换热水及清水保持水温适宜,必要时更换温水,及时清洗毛巾,每个部位反复擦擦洗过程中注意保护伤口和各种管路,观察患者的反应,出现寒战面色苍白吸急促时应立即停止擦浴,并给予恰当的处理。

3.为患者擦浴时穿脱衣服的顺序:先脱近侧,后脱对侧;肢体疾患时,先脱健肢,后脱患肢,穿衣则反之。

4.擦洗过程中沿肌肉分布走向擦洗,仔细擦净颈部、耳后窝、腹胀沟等皮肤褶皱处;如患者出现寒战、面色苍白等病情变化时立即停止擦洗,及时给予处理。

第十九节　协助患者更衣

一、协助患者更衣操作规范

（一）工作目标

协助患者更换清洁衣服，满足舒适的需要。

（二）规范要点

1.遵循标准预防、安全的原则。

2.告知患者，做好准备评估患者病情、意识、肌力、移动能有无肢体偏瘫、手术、引流管及合作能力等。

3.根据患者的体型，选择合适、清洁的衣服，保护患者的隐私。

4.根据患者的病情采取不同的更衣方法，病情稳定者可采取半坐卧位或坐位更换；手术或卧床者可采取轴式翻身法更换。

5.脱衣方法无肢体活动障碍时，先近侧，后远侧；侧肢体活动障碍时，先健侧，后患侧穿衣方法：无肢体活动障碍时，先远侧，后近侧；侧肢体活动障碍时，先患侧，后健侧。

6.更衣过程中，注意保护伤口和各种管路，注意保暖。

7.更衣可与温水擦浴、会阴护理等同时进行。

（三）标准

1.患者或家属能够知晓护士告知的事项，对服务满意。

2.护理过程安全，患者出现异常情况时，护士及时处理。

二、协助患者更衣操作流程

（一）操作准备

1.按规定着装，洗手、戴口罩。

2.用物准备齐全。

3.环境准备。

（二）解释评估

1.解释操作目的，取得患者的合作。

2.戴手套（污染严重）。

（三）协助更衣

1.协助患者选择适当体位。

2.为患者脱上衣原则：先近侧，后对侧；若肢体有疼痛或伤口，先健侧，后患侧脱患者裤操作同上衣）。

3.为患者穿衣原则：先对侧，后近侧；若肢体有疼痛或伤口，先想侧后健侧（穿患者裤操作同上衣）。

4.整理患者衣领后背，盖好被子，整理床单位。

5.操作过程中注意观察患者的命体征，保护患者伤口及各种。

（四）整理交代

1.协助患者取得舒适卧位。

2.将污染衣服放置护理车上,脱手,洗手。

3.整理环境。

三、流程说明

1.用物准备:清洁衣物、一次性手套。

2.操作时动作定要轻柔,不能托拉硬拽。

3.根据患者的情况选择合适的卧位。

4.操作时注意遮挡保护患者隐私,注意操作方法,避免患者受凉。

5.严密观察患者的皮肤及患侧肢体情况,及时做相关处理。

第二十节　卧床患者更换床单位

一、卧床患者更换床单位操作

（一）工作目标

保持床单位清洁,增进患者的舒适。

（二）规范要点

1.遵循标准预防节力安全的原则。

2.告知患者,做好准备根据患者的病情、意年龄体重活动和合作能力,有无引流管伤口,有无大小便失禁等,采用与病情相符的整理床单位的方法。

3.按需要准备用物及环境,保护患者隐私。

4.护士协助活动不便的患者翻身,采用湿扫法清洁并整理床单位。

5.操作过程中注意避免引流管或导管牵拉,密切观察患者情,发现异常及时处理与患者沟通,了解其感受及需求,保证患者安全。

6.操作后对躁动易发生坠床的患者拉好床挡或采取其他安措施,帮助患者采取舒适体位。

7.按操作规程更换污染的床单位。

（三）标准

1.患者或家属能够知晓护士告知的事项,对服务满意。

2.床单位整洁,患者卧位舒适,符合病情需要。

3.操作过程规范准确,患者安全。

二、卧床患者更换床单位操作流程

（一）操作准备

1.按规定着装,洗手、戴口罩。

2.用物准备齐全,按用物使用先后顺序（床单、中单、被套、枕套）摆放于护理车的上层。

3.携用物至患者床旁。

（二）解释查对

1.查对床号、姓名,向患者解释操作目的,以取得患者配合。

2.关闭门窗,为患者保暖。

（三）协助患者侧卧

1.固定床脚轮,安装床挡。

2.托起患者头部,移枕头至对侧将患者双上肢交叉放于胸前,协助患者翻身侧卧。

（四）更换床单

1.松开盖被及近侧各层床单。

2.将污中单卷入患者身下。

3.清扫橡胶单并搭放在患者身上。

4.将污床单卷入患者身上。

5.清扫床褥(从床头扫至床尾)并拉平。

6.换床单,先床头后床尾。

7.放平橡胶单。

8.换中单,将橡胶单与清洁中单拉平塞于床垫下。

9.移枕,协助患者取平卧位。

10.安装近侧床挡,移枕头至近侧,协助患者侧卧于铺好的床单上。

11.松开污中单、橡胶单及床单,污中单、床单置于护理车污物袋内。

12.清扫橡胶单并搭放在患者身上。

13.清扫床褥,拉出清洁床单并铺好。

14.放平橡胶单,拉出中单,分别绷紧塞于床垫下。

15.移枕头,协助患者取平卧位。

（五）更换被套

1.解开污被套带,撤出棉絮平放于污染被套上。

2.铺清洁被套,反面朝外,开口向床尾。

3.双手伸入被套内,握住棉絮两个角,将被套翻转平整拉向床尾,同时撤出污被套置于护理车内。

4.棉被尾端向上翻折系带右侧棉被的边缘向内折叠,使其与床沿对齐。

5.床尾多余被筒向内折叠,与床尾沿对齐。

（六）更换枕套

1.托起患者头部,撤枕至床尾。

2.更换枕套,使各角充实。

3.托枕头至床头,轻托患者头部,将枕头置于患者头下。

4.移床头柜床旁椅子原处,开窗通风,整理用物。

三、流程说明

1.更换床单时注意给患者保暖,协助患者翻身时注意患者的安全及舒适,防止坠床,同时注意观察患者的病情变化。

2.操作过程中注意保护患者的隐私。

3.患者带有引流管尿管等管路时,翻身时应注意防止扭曲脱落。

4.给半卧位患者更换床单时,如患者可以平卧,则将床单自床头向床尾更换,污单随即换下。

5.如床褥潮湿或凹陷者,在不影响病情的情况下,将患者移平车或轮椅上,翻转床褥,更换清洁床单后,再移回床上移回床旁桌椅,整理用物。

第二十一节 出院护理

一、出院护理规范

(一)工作目标

向患者做好出院指导,确保患者顺利办理出院手续,出院后康复计划顺利进行。

(二)规范要点

1.评估患者疾病恢复状况,做好记录。

2.确认患者出院日期,针对患者病情及康复程度制定康复计划,包括出院后注意事项带药指导饮食及功能锻炼等。

3.告知患者复诊时间及地点,完成出院健康指导。

4.诚恳听取患者住院期间的意见和建议。

5.完成出院护理记录。

6.患者出院后终止各种治疗和护理,做好出院登记。

7.整理出院病历。

8.送患者出病房患者床单位按出院常规处理。

(三)标准

1.患者或家属知晓护士告知的事项,对护理工作满意。

2.进行出院指导时条理清楚,康复计划具有针对性及可实施性。

3.患者顺利办理出院手续,出院病历及出院手续完整。

4.床单位清洁,消毒符合要求。

二、出院护理操作流程

(一)评估

1.评估患者疾病恢复情况。

2.确认患者出院时间。

(二)出院健康指导

1.根据患者病情及恢复情况,制订康复计划。

2.完成出院健康指导。

3.告知患者复诊时间及地点。

4.告知患者如何办理出院手续。

（三）沟通反馈

诚恳听取患者住院期间的意见和建议，以便改进工作。

（四）登记处理

1.患者出院后终止各种治疗和护理，做好出院登记。

2.根据嘱护士提前通知患者或家属办理出院手续。

3.整理出院病历。

4.护送患者出院。

（五）整理

1.床单位终末处理。

2.铺好备用床，准备迎接新患者。

第二章 神经科患者的护理

第一节 脑血管疾病患者的护理

脑血管疾病(CVD)是由于各种血管源性脑病变引起的脑功能障碍根据神经功能缺失的时间可将脑血管疾病分为短暂性脑缺血发作(不足 24 小时)和脑卒中(超过 24 小时);根据病理性质可分为缺血性脑卒中和出血性脑卒中,前者又称为脑梗死,包括脑血栓形成和脑栓塞,后者包括脑出血和蛛网膜下腔出血 CVD 是神经系统的常见病和多发病,死亡率约占所有疾病的 10%,已成为重要的严重致残疾病。

一、短暂性脑缺血发作患者的护理

短暂性脑缺血发作(TIA)是指颈动脉或椎－基底动脉系统短暂性供血不足,引起的短暂性、局限性、反复发作的脑功能缺损或视网膜功能障碍临床症状多在 1 小时内可缓解,最长不超过 24 小时,影像学检查无责任病灶。

(一)专科护理

1.护理要点向患者讲解疾病的发病特点,指导患者活动时注意安全,避免单独行动,防止发生外伤告知患者疾病的危害:如果控制不好,TIA 将会进展为脑梗死,使患者从思想上真正重视疾病。

2.主要护理问题

(1)知识缺乏:缺乏疾病相关知识。

(2)有跌倒的危险:与突发的一过性失明跌倒发作及眩有关。

(3)潜在并发症:脑卒中。

3.护理措施

(1)疾病知识指导向患者讲解疾病的病因常见临床症状诱因、治疗方法及自我护理知识通过耐心的讲解,帮助患者了解疾病的相关用药知识及疾病的预后,让患者既不过分担忧疾病,又不放松对疾病的警惕,帮助患者寻找和去除自身的危险因素,积极治疗相关疾病,改变不良生活方式,建立良好的生活习惯。

(2)饮食指导:让患者了解肥胖吸烟、酗酒及饮食因素与脑血管疾病的关系指导患者进食低糖低盐、低脂低胆固醇和富含不饱和脂肪酸、蛋白质纤维素的食物,多食含钾丰富的食物多吃水果蔬菜,戒烟限酒,规律饮食,避免过饥过饱。

(3)用药指导指导患者遵从医嘱正确服药,并注意观察药物的不良反应如抗凝治疗时应密切观察有无牙限出血皮下出血黏膜出血等表现,是否出现血尿,同时应定期检查血象;告知患者使用降压药物时,血压降至理想水平后应继续就医,遵医嘱服用维持量,以保持血压的相对稳定;对无症状的患者更应该强调用药的重要性,使其认识到不遵医嘱行为将导致的严重危害。

(4)安全指导:向患者讲解疾病的发作特点,尤其对于频繁发作的患者,应避免重体力劳动,避免单独外出如厕沐浴改变体位时转头时速度宜慢,幅度宜小,防止诱发 TIA。

(二)健康指导

1.疾病知识指导

(1)TIA 是指各种脑血管病变引起的短暂性局限性反复发作的脑功能缺损或视网膜功能障碍临床症状多在小时内可缓解最长不超过 24 小时,影像学检查无责任病灶。

(2)TIA 发生的主要原因有动脉粥样硬化血流动力学(hemodynamics)改变及血液成分改变等心源性栓子动脉粥样硬(atherosclerosis)的斑块脱落,在血流中形成微栓子,随血流到小动脉而堵塞血管,出现脑局部供血不足,而随着斑块的破裂或溶解,症状缓解此型 TIA 发作频度低,但症状多样,每次发作持续时间长,可持续小时还有脑动脉完全狭窄或闭塞,当某些原因使血压急剧波动时,侧支循环短时间内无法建立,则会发生该处脑组织的供血不足还有一些血液系统疾病,如血小板增多、严重贫血以及各种原因导致的血液的高凝状态等也可导致 TIA 的发病。

(3)TIA 的特点是急性发病,每次发作时间短,最长不超过 24 小时,反复发作,且每次发作症状相似,不遗留视网膜或脑神经功能障碍根据其缺血部位不同,临床症状多样,表现为肢体的偏(hemip egia)瘫、偏身感觉障碍、失语、双下肢无力、视力障碍、眩晕、复视、跌倒发作等。

(4)TIA 主要的辅助检查有 CT 阳,但结果大多正常,血常规凝血象、生化检查也是必要的。

(5)TIA 确诊后需针对病因治疗,治疗心律失常,控制血压糖尿病、高脂血症血液系统疾病等日常活动中要防止颈部活动过度等诱发因素药物治疗可选择抗血小板凝集药物,对预防复发有一定的作用对于发作时间较长频繁发作且逐渐加重,同时无明显的抗凝治疗禁忌证者进行抗凝治疗,主要药物有肝素(heparjn)低分子肝素、华法林等。

2.饮食指导

(1)日食盐摄入量应在 6g 以下,对于高血压患者则控制在 3g 以下,防止食盐摄入过多导致血压升高。

(2)以清淡饮食为主,多食用豆类、植物油粗粮蔬菜、水果等,适量进食瘦肉、牛奶,对于体重超标的患者,建议减肥,并控制体重。

(3)糖尿病患者忌食糖及含糖较多的糕点水果罐头等,严格控制血糖,因为糖尿病可以导致脑动脉硬化提前发生。

(4)调整饮食,降低胆固醇的摄入量,每日不超过个蛋黄,少食动物内脏。

(5)戒烟限酒,烟酒可以导致高血压或使血压升高但提示戒烟、限酒需要一个过程,防止突然戒断导致不良反应的发生。

3.日常活动指导

(1)适当的户外活动,如快走慢跑、散步等,每次 30～40 分钟,以不感到疲劳和紧张为原则。

(2)打太极拳、垂钓、登山等,可以缓解头晕头痛的症状,同时也可以促进血液循环。

(3)每日静坐冥思 1 次,每次 30 分钟左右,排除杂念,放松身心,有助于缓解神经性头痛,降低血压。

4.日常生活指导

(1)出现头晕头痛复视及恶心呕吐症状的,患者要及时就医,以卧床休息为主,注意枕头不宜太高,以免响头部的血液供在仰头或头部转动时动作缓慢,幅度不可过大,防止因颈部活动过度或过急导致 TIA 发作而跌伤变换体位时动作要轻慢,以免诱发眩晕而增加呕吐次数避免患者单独活动,以免发生伤害。

(2)心烦、耳、急躁易怒、失眠多梦的患者要多注意休息,睡前避免服用些易导致兴奋的饮料如咖啡浓茶等。

(3)记忆力减退,注意力不集中,常有健忘发生的患者,身边应常备纸笔以便随时记录些重要情,以免再次发生遗忘。

(4)TIA 频繁发作的患者应避免重体力劳动,要重视疾病的危险性必要时在如厕洗浴及外出活动时均要有家属陪伴以免发生。

(5)出院后定期门诊随访,动态了解血压血脂血糖和心脏功能,预防并发症和 TIA 的复发。

5.用药指导

(1)遵医嘱正确服药,不可以随意更改药品的种类量、用法,甚至终止服药。

(2)因抗凝治疗会导致皮肤有出血点,个别患者还会有消化道的出血,所以在用药时要严密观察有无出血倾向。

(3)在使用阿司匹林或奥扎格雷等抗血小板凝集药物治疗时,可出现食欲缺乏皮疹或白细胞减少等不良反应,所以一定要严格遵医嘱用药。

6.保持心态平衡

(1)积极调整心态,稳定情绪,培养自己的兴趣爱好。

(2)建议多参加一些文体活动以陶冶心情,丰富个人生活。

(3)增强脑的思维活动,但要做到劳逸结合。

7.预防复发

(1)遵医嘱正确用药。

(2)定期复诊,监测血压血脂等,保持情绪稳定,避免生气激动紧张适当体育活动,如散步太极拳。

(三)循证护理

TIA 是脑卒中的重要危险因素,调查显示:因 TIA 急诊入院的患者中约有 50% 的患者在 48 小时会发生脑卒中,约 10.5% 的患者 90 天内会发生脑卒中 TIA 是脑卒中的可控制的危险因素以做好 TIA 患者的健康教育,控制 TIA 的发作,是降低脑卒中发病重要手段良好的健康教育可以控制 TIA 发病率,对于 TIA 患者如何做好健康教育应我们护理作的重点。

二、脑梗死患者的护理

脑梗死(CI)又称缺血性脑卒中,包括脑血栓形成腔隙性脑梗死和脑栓塞等,是指因脑部血液循环障碍,缺血缺氧所致的局限性脑组织的缺血性坏死或软化好发于中老年人,多见于 50～60 岁以上的动脉硬化者,且多伴有高血压、冠心病或糖尿病;男性稍多于女性通常有前驱症状,如头晕、头痛等,部分患者发病前曾有 TIA 常见表现如失语偏瘫、偏身感觉障碍等临床上根据部位不同可分为前循环梗死、后循环梗死和腔隙性梗死。

（一）专科护理

1.护理要急性期加强病情观察（昏迷患者使用格拉斯哥昏迷量表评定）,防治脑疝;低盐低脂饮食,根据洼田饮水试验的结果,分以上的患者考虑给予鼻饲,鼻饲时防止食物反流,引起窒息;偏瘫患者保持肢体功能位,定时协助更换体位,防止压疮,活动时注意安全,生命体征平稳者早期康复介入;失语患者进行语康复训练要循序渐进,待之以恒。

2.主要护理问题

（1）躯体活动障碍与偏瘫或平衡能力下降有关。

（2）吞咽障碍与意识障碍或延髓麻痹有关。

（3）语言沟通障碍与大脑语言中枢功能受损有关。

（4）有废用综合征的危险与意识障碍、偏瘫所致长期卧床有关。

3.护理措施

（1）一般护理。①生活护理:卧位（强调急性期平卧,头高足低位,头部抬高 15°～30°）、皮肤护理压疮预防个人卫生处置;②安全护理:病房安装护栏、扶手、呼叫器等设施;床、地面运动场所尽量创造无障碍环境;患者使用安全性高的手杖、衣服鞋;制订合理的运动计划,注意安全,避免疲劳;③饮食护理鼓励进食,少量多餐;选择软饭、半流质或糊状食物,避免粗糙、干辛辣等刺激性食物;保持进餐环境安静减少进餐时的干扰因素;提供充足的进餐时间;掌握正确的进食方法（如吃饭或饮水时抬高床头,尽量端坐,头稍前倾）;洼田饮水试验 2～3 分的患者不能使用吸管吸水,一旦发生误吸,迅速清理呼吸道,保持呼吸道通畅;洼田饮水试验 4～5 分的患者给予静脉营养支持或鼻饲,做好留置胃管的护理根据护理经验,建议脑梗死患者尽量保证每日（3000～4000ml）的进水量,可有效地帮助改善循环,补充血容,防止脱水。

（2）用药护理。脱水药保证用药的时间剂量、速度准确,注意观察患者的反应及皮肤颜色、弹性的变化,保证充足的水分摄入,准确记录 24 小时出入量,注意监测肾功能溶栓抗凝药格遵医嘱剂屋给药,监测生命体征观察有无皮肤及消化道出血倾向,观察有无并发颅内出血和栓子脱落引起的小栓塞扩血管药尤其是应用尼莫地平等钙通道阻滞剂时,滴速应慢,同时监测血压变使用低分子右旋糖酐改善微循环治疗时,可能出现发热、皮疹甚至过敏性休克,应密切观察目前临床不常用。

（3）心理护理重视患者精神情绪的变化,提高对抑郁、焦虑状态的认识,及时发现患者的心理问题,进行针对性护理（解释、安慰、鼓励、保证等）,以消除患者的思想顾虑,稳定情绪,增强战胜疾病的信心。

（4）康复护理躯体康复:①心早期康复干预,重视患侧刺激,保持良好的肢体位置,注意体位变换,床上运动训练（bobath 握手桥式运动关节被动运动、起坐训练）。②恢复期功能训练。③综合康复治疗:合理选用针灸理疗按摩等辅助治疗。

（5）训练。心沟通方法指导提问简单的问题,借助卡片笔、本、图片、表情或手势沟通,安静的语言交流环境,关心、体缓慢、耐心等。语言康复训练:肌群运动、发音、复述、命名训练等,遵循由少到多、由易到难、由简单到复杂的原则,循序渐进。

（二）健康指导

1.疾病知识指导

概念：脑梗死是因脑部的血液循环障碍，缺血缺氧所引起的脑组织坏死和软化，它包括脑血栓形成腔隙性脑梗死（腔梗和脑栓塞）等。

（2）形成的主要原因：年龄（多见于50～60岁以上）、性别（男性稍多于女性）、脑动脉粥样硬化高血压高脂血症糖尿病脑动脉炎、血液高凝状态家族史等，脑栓塞形成的主要原因有湿性心脏病二尖瓣狭窄并发心房颤动血管粥样硬化斑块脓栓脂肪栓子等。

（3）主要症状：脑血栓形成常伴有头晕头痛恶心、呕吐仔前驱症状，部分患者曾有短暂性脑供血不全，发病时多在安静休息中，应尽快就诊，以及时恢复血液供应，早期溶栓般在发病后的6小时之内，脑栓塞起病急，多在活动中发病。

（4）常见表现：脑血栓形成常表现为头晕、头痛、恶心、言笨拙、失语、肢体瘫痪、感觉减退、饮水或进食呛咳意识不清脑栓塞常表现为意识不清失语抽搐偏瘫盲（一侧眼睛不清或看不见）等。

（5）常用检查项目：凝血象、血常规血糖、血脂、血液流变学、同型半胱氨酸等血液检查，CT检查阳检查、DSA TCD。

（6）治疗：在急性期进行个体化治疗如溶栓凝、降纤，此外酌情给予改善脑循环，脑保护，抗脑水肿，降颅内压，调整血压，血糖，血脂，控制并发症，康复治疗等。脑栓塞治疗与脑血栓形成有相同之处，此外需治疗原发病。

（7）预后：脑血栓形成在急性期病死率为5%～15%，活者中50%留有后遗症，脑栓塞有10%～20%的患者10日内再次栓再次栓塞病死率高，2/3患者遗留不同程度的神经功能缺损。

2.康复指导

（1）康复的开始时间一般在患者意识清楚、生命体征平稳、病情不再发展后48小时即可进行。

（2）康复护理的具体内容如下，要请专业的康复医师进行训。

1）躯体康复：①心早期康复干预重视患侧刺激、保持良好的肢体位置、注意体位变换、床上运动训练（Bobath握手、桥式运动、关节被动运动、起坐训练）。②恢复期功能训练。③综合康复治疗：合理选用针灸、理疗、按摩等辅助治疗。

2）语言训练：①心沟通方法指导：提问简单的问题，借助卡片、笔本、图片、表情或手势沟通，安静的语言交流环境，关心、体贴、缓慢、耐心等。②语言康复训练：肌群运动、发音复述、命名训练等，遵循由少到多、由易到难由简单到复杂的原则，循序渐进。

（3）康复训练所需时间较长，需要循序渐进，树立信心，持之以恒，不要急功近利和半途而废家属要关心体贴患者，给予生活照顾和精神支持，鼓励患者坚持锻炼康复过程中加强安全防范，防止意外发生。

（4）对于康复过程中的疑问请询问医生或康复师。

3.饮食指导

（1）合理进食，选择高蛋白低盐、低脂、低热的清淡食物，改变不良的饮食习惯，如油炸食品烧烤等，多食新鲜蔬菜水果，避免粗糙、干硬、辛辣等刺激性食物，避免过度食用动物内脏、动物油类每日食盐量不超过6g。

(2)洼田饮水试验 2～3 分者,可头偏向侧,喂食速度慢,避免交谈,防止呛咳、窒息的发生;洼田饮水试验 4～5 分者,遵医嘱给予鼻饲饮食,密切防止食物反流引起窒息。

(3)增加粗纤维食物摄入,如芹菜、韭菜,适当增加进水量,顺时针按摩腹部,减少便秘发生患者数天未排便或排便不畅,可使用缓泻剂,诱导排便。

4.用药指导

(1)应用溶栓抗凝降纤类药物的患者应注意有无胃肠道反应柏油样便、牙龈出血等出血倾向为保障用药安全,在使用溶栓抗凝降纤等药物时需检查出凝血机制,患者应予以配合。

(2)口服药按时服用,不要根据自己感受减药加药,忘记服药或在下次服药时补上忘记的药量会导致病情波动;不能擅自停药,需按照医生医嘱(口服药手册)进行减量或停药。

(3)静脉输液的过程中不要随意调节滴速,如有疑惑需询问护士。

5.日常生指导

(1)患者需要安静、舒适的环境,保持平和、稳定的情绪,避免各种不良情绪影响改变不良的生活方式,如熬夜赌博等,适当运动,合理息和娱乐,多参加有益的社会活动,做力所能及的工作及家务。

(2)患者起床起坐低头等体位变化时动作要缓慢,转头不宜过猛过急,洗澡时间不能过长,外出时有人陪伴,防止意外发生。

(3)气候变化时注意保暖,防止感冒。

(4)戒烟、限酒。

6.预防复发

(1)遵医嘱正确用药,如降压、降脂、降糖、抗凝药物等。

(2)出现头晕、头痛一侧肢体麻木无力、口齿不清或进食呛发热外伤等症状时及时就诊。

(3)定期复诊,动态了解血压血脂血糖以及功能,预防发症和复发。

(三)循证护理

由于脑梗死患者具有发病率高,并发症严重,发病年龄偏高的特点,老年脑梗死患者的护理一直是神经科护理学研究领域的热点,研究结果显示影老年脑梗死患者康复的社会因素包括家庭经济情况,医疗及护理水平,与家庭成员关系和受教育的文化程度多项,研究结果显示早期康复能够有效改善老年脑梗死患者的肢体运动功能,促进心理状态的恢复,提高生活能力及生活质量。

关于促进老年脑梗死偏瘫患者舒适的循证护理研究表明,对导致患者不舒适的多种因素实施相应的循证护理措施显著改善了脑梗死偏瘫患者舒适状况,具体措施包括采用热敷和热水浸泡、局部摩与变换体位等来改善腰背及肢体疼痛,同时还可采取肢体摆放、肢体活动放松疗法等。

三、脑出血患者的护理

脑出血是指原发性非外伤性脑实质内的出血占急性脑血管疾病的 20％～30％高血压并发动脉硬化是自发性脑出血的主要病因,高血压患者约有的机会发生脑出血,而 93.91％的脑出血患者都有高血压病史脑出血常发生于男性 50～70 岁,冬春季易发,发病前常无预感,多在情绪紧张、兴奋、排便用力时发病,可出现头痛、头晕、肢体麻木等先驱症状,也可在原有基础上突然加重。

（一）专科护理

1.护理要点脑出血患者在临床护理中最重要的是绝对卧床休息、保持大便通畅和情绪稳定；根据出血量多少、部位不同决定绝对卧床时间；加强病情观察；高血压患者调整血压；观察患者应用脱水剂后的情况。

2.主要护理问题

（1）急性意识障碍与脑出血产生脑水肿所致的大脑功能受损有关。

（2）潜在并发症：脑疝、上消化道出血。

（3）清理呼吸道无效与分泌物过多咳嗽无力意识障碍有关。

（4）有误吸的危险与吞咽神经受损、意识障碍有关。

（5）有皮肤完整性受损的危险与瘫痪长期卧床年老消瘦营养低下感知改变、大小便失禁有关。

（6）躯体活动障碍与偏瘫、意识障碍有关。

（7）语言沟通障碍与失语有关。

（8）进食、如厕自理缺陷与偏瘫有关。

（9）有废用综合征的危险与脑出血所致运动障碍或长期卧床有关。

3.护理措施

（1）一般护理：①心休息与安全：急性期患者绝对卧床 2～3 周，头部抬高 15°～30°铲减轻脑水肿，烦躁患者加护床挡，必要时给予约束带适当约束；病室保持清洁、安静舒适，室内空气新鲜，室温保持在 18～22℃，相对湿度 50%～70%。②日常生活护理：以高蛋白、高维生素易消化的清淡饮食为主，发病 24 小时后仍有意识障碍不能经口进食者，应给予鼻饲饮食，同时做好口腔护理协助更换体位，加强皮肤护理，防止压疮保持二便通畅，尤其二便失禁患者注意保护会阴部皮肤清洁干燥，早期康复介入，保持肢体功能位置。③心理护理：评估患者心理状况，实施健康宣教，在治疗期间，鼓励患者保持情绪稳定告知本病治疗及预后的有关知识，帮助患者消除焦虑恐惧心理。

（2）病情观察及护理：①密切观察意识瞳孔、生命体征变化掌握脑疝的前驱症状头痛剧烈喷射状呕吐血压升高脉搏洪大呼吸深大伴射声、意识障碍加重等发现异常情况，及时报告医生。②保持呼吸道通畅，患者取平卧位，将头偏向一侧，及时清除呕吐物及咽部分泌物，防止呕吐物及分泌物误入气管引起窒息。③建立静脉通道，遵医嘱用药，颅内压增高者遵医嘱给予脱水维持血压稳定，患者的血压保持在 150～160/90～100mm·Hg 之间为宜，过高易引起再出血，过低则可使脑组织灌注量不足。④定时更换体位，翻身时注意保护头部，转头时要轻慢、稳呼吸不规则者，不宜频繁更换体位。⑤如患者痰液较少或呼吸伴有痰鸣音，鼓励患者咳嗽，指导患者有效排痰的方法，痰液较多、部位较深或咳痰无力时给予吸痰，吸痰前协助患者翻身、轻叩背，叩背顺序要由下向上，由外向内，力度适宜。⑥密切观察上消化道出血的症状和体征如呕吐的胃内容物呈咖啡色，则应考虑是否发生应激性溃疡，留取标本做潜血试验性消化道出血期间应禁食，恢复期应避免食用刺激性食物及含粗纤维多的食物观察患者有无头晕、黑便呕血等失血性休克表现。⑦保持良好肢体位置，做好早期康复护理对于脑出血软瘫期的患者，加强良好姿位摆放，避免一些异常反射的出现，例如牵张反射。

（3）用药护理：使用脱水降颅压药物时，如 20%甘露醇注射吠塞米注射液甘油果糖托拉塞米注射液等，注意监测尿量与水电解质的变化，防止低钾血症和肾功能受损应用抗生素，防止肺感染泌尿系感染等并发症。

(4)心理护理:患者常因偏瘫失语生活不能自理而产生悲观恐惧的心理,护士应经常巡视病房,与之交谈,了解患者心理状态,耐心解释,给予安慰,帮助患者认识疾病,树立信心,配合治疗和护理同时还要关注家属的心理护理,由于患者病情危重,家属多有紧张情绪,加之陪护作很辛苦,导致身心疲惫,故在患者面前易表现出烦躁焦虑易怒,引起患者情绪波动,可能加重病情。

(二)健康指导

1.疾病知识指导

(1)脑出血指原发性(非外伤性)脑实质内的出血,占全部脑卒中的20%～30%。

(2)脑出血的病因 CD 高血压并发细小动脉硬化,颅内肿瘤动静脉畸形其他:脑动脉炎血液病、脑底异常血管网症、抗凝或溶栓治疗淀粉样血管病。

(3)脑出血的诱因寒冷气候精神刺激过度劳累、不良生活习惯(吸烟酗酒、暴饮暴食、食后沐浴等)。

(4)脑出血的治疗脑出血急性期治疗的主要原则防止再出控制脑水肿维持生命功能和防治并发症般治疗:绝对卧床休息,保持呼吸道通畅,预防感染:①调控血压;②控制脑水肿;③应用止血药和凝血药;④手术治疗(大脑半球出血＞3ml 和小脑出血 10ml)⑤早期康复治疗。

2.康复指导

(1)急性期应绝对卧床休息一周,抬高床头 15°～30°轻脑水肿发病后 24～48 小时尽量减少头部的摆动幅度,以防重出血四肢可在床上进行小幅度翻动,2 小时 1 次,有条件可使用气垫床预防压疮。

(2)生命体征平稳后应开始在床上进行主动训练,时间从 5～10 钟/次开始,渐至 30～45 分钟/次,如无不适,可作 2～3 次/日,不可过度用力憋气。

(3)康复训练需要请专业的医师,可以为患者进行系统的康训练。

3.饮食指导选择营养丰低盐低脂饮食,如鸡蛋、豆制品避免食用动物内脏,动物油类,每日食盐不超过 6g,多吃蔬菜、水果,尤其要增加粗纤维食物,如芹菜韭菜,适增加进水,预防便秘的发生洼田饮水试验 2～3 分者,可头偏向侧,喂食速度慢,避免交谈,尽选用糊状食物,防呛咳窒息洼田饮水试验 4～5 分者,遵医嘱给予静脉营养支持或鼻饲饮食。

4.用药指导

(1)服药按时服用,不要根据自己感受减药加药,忘记服药或在下次服药时补上忘记的药会导致病情波动擅自停药,需按照医生医嘱(口服药手册)进行减或停药。

(2)脉输液过程中不要随意调节滴速,如有疑惑请询问护士。

5.日常生活指导

(1)患者需要一个安静舒适的环境,特别是发病周内,应尽量减少探望,保持稳定的情绪,避免各种不良情绪影响。

(2)脑出血急性期,请不必过分紧张大小便需在床上进行,不可自行下床如厕,以防再次出血发生;保持大便通畅,可食用香蕉、火龙果、蜂蜜,多进水,适度翻身,顺时针按摩腹部,减少便秘发生;若患者数天未排便,可使用缓泻剂,诱导排便,禁忌用力屏气排便,诱发二次脑出血。

(3)病程中还会出现不同程度的头痛,向患者解释这是本病常见的症状,随病情的好转,头痛症状会逐渐消失。

(4)部分患者有躁动不安的表现,为防止自伤(如拔出各种管道坠床等)或伤及他人,应在家属同意并签字的情况下酌情使用约束带,使用约束带期间应注意松紧适宜,定时松放,密切观察局部皮肤血运情况,防止皮肤破溃放置床挡可防止患者发生坠床,尤其是使用气垫床的患者,使用时要防止皮肤与铁制床挡摩擦,发生刮伤。

(5)长期卧床易导致肺部感染,痰多不易咳出,强翻身、叩背,促使痰液松动咳出,减轻肺部感染咳痰无力者,可给予吸痰。

6.预防复发

遵医嘱正确用药:定期复诊,监测血压血脂等,保持情绪稳定,避免生气紧张适当体育活动,如散步太极拳等预防并发症和脑出血的复发。

(三)循证护理

研究表明由于人们生活方式饮食结构工作压力水平等因素的不断变化,脑出血作为临床常见疾病,近年来发病率已呈现出上升趋势该病发病急骤病情复杂多变,给救治带来了极大的困难,致使患者的死亡率和致残率均较高,给患者及其家属带来沉重的负大部分脑出血患者发病后的死因是由并发症引起的,系统而有计划的护理措施,往往对患者的治疗效果和预后转归起到不可估的作用。

脑出血所致神经症状主要是出血和水肿引起脑组织受损而不是破坏,故神经功能可有相当程度的恢复,在病情稳定后仅进行肢体运动功能的康复,恢复时间长,易发生并发症;急性期后,实施综合性康复护理能在一定程度上预防残疾的发生,能帮助和加快受损功能的恢复。

四、蛛网膜下腔出血患者的护理

蛛网膜下腔出血(SAR)指脑底部或脑表面的病变血管破裂,血液直接流入蛛网膜下腔引起的一种临床综合征,占急性脑卒中的10%左右其最常见的病因为颅内动脉瘤SAR以中青年常见,女性多于男性;起病突然,最典型的表现是异常剧烈的全头痛,个别重症患者很快进入昏迷,因脑加而迅速死亡,此类患者最主要的急性并发症是再出血。

(一)专科护理

1.护理要点急性期绝对卧床4~6周,谢绝探视,加强病情观察,根据出血的部位和量考虑是否外科手术治疗,头痛剧烈可遵医嘱给予脱水药和止痛药;保持情绪稳定和二便通畅,恢复期的活动应循序渐进,不能操之过急,防止再次出血。

2.主要护理问题

(1)急性疼痛:头痛与脑水肿颅内压高血液刺激脑膜或继发性脑血管痉挛有关。

(2)潜在并发症:再出血。

3.护理措施

(1)心理护理:指导患者了解疾病的过程与预后,头痛是因为出血、脑水肿致颅内压增高,血液刺激脑膜或脑血管痉挛所致,随着出血停止、血肿吸收,头痛会慢慢缓解必要时给予止痛和脱水降颅压药物。

(2)用药护理:遵医嘱使用甘露醇时应快速静脉滴注,必要时记录24小时尿量,定期查肾功能;使用排钾利尿药时要注意防止离子紊乱,可静脉补钾或口服补钾;使用尼莫地平等缓解脑血管痉挛的药物时可能出现皮肤发红多汗、心动过缓或过速、胃肠不适等反应,应适当控制输液速度,密切观察是否有不良反应发生。

(3)活动与休息绝对卧床休息 4～6 周,向患者和家属讲解绝对卧床的重要性,为患者提供安静、安全、舒适的休养环境,控制探视,避免不良的声、光刺激,治疗护理活动也应集中进行经一个月左右治疗,患者症状好转,经头部 CT 检查证实血液基本吸收,可遵医嘱逐渐抬高床头床上坐位下床站立和适当活动。

(4)避免再出血诱因:告诉患者和家属容易诱发再出血的各种因素,指导患者与医护人员密切配合,避免精神紧张情绪波动力排便、屏气、剧烈咳嗽及血压过高等。

(5)病情监测:蛛网膜下腔出血再发率较高,以 5～11 天为高峰,发生在首次出血后个月内表现为:首次出血后病情好转的情况下,突然再次出现剧烈头痛、恶心、呕、意识障碍重、原有症状和体征重新出现等

(二)健康指导

1.疾病知识指导

(1)概念:指脑底部或脑表面的病变血管破裂,血液直接流入蛛网膜下腔引起的一种临床综合征,约占急性脑卒中的 10% 成的主要原因;其最常见的病因为颅内动脉瘤,占 50%～80%,其次是动静脉畸形和高血压性动脉粥样硬化,还可见于烟雾病、颅内肿瘤、血液系统疾病、颅内静脉系统血栓和抗凝治疗并发症等。

(3)主要症状:出现异常剧烈的全头痛,伴过性意识障碍和恶心、呕吐;发病数小时后出现脑膜刺激征(颈项强直 KemigBrudzinski 征);25% 的患者可出现精神症状。

(4)常用检查项目:首选 CT 检查,其次脑脊液检查脑血管像学检查、TC 检查。

(5)治疗:般治疗与高血压性脑出血相同;安静休息;脱水降颅压,防止再出血常用氨甲苯酸注射液;预防血管痉挛常用尼莫地平注射液;放脑脊液疗法,外科手术治疗。

(6)预后:与病因出血部位、出血量、有无并发症及是否得到适当的治疗有关动脉瘤性 SAH 死亡率高,未经外科治疗者约 20% 死于再出血;90% 的颅内 AVM 破裂患者可以恢复,再出血风险较小。

2.饮食指导给予高蛋白、高维生素、清淡、易消化、营养丰富的流食或半流食,指导患者多进食新鲜的水果和蔬菜,如米粥蛋羹、面条、芹菜、韭菜、香蕉等,保证水分摄入,少量多餐,防止便秘。

3.避免诱因向患者和家属普及保健知识,提高其自我管理理念,定期体检,及时发现颅内血管异常,立即就医;已发病的患应控制血压在理想范围,避免情绪激动,保持大便通畅,必要时遵医嘱使用镇静剂和缓泻剂等药物。

4.检查指导 SAH 患者般在首次出血周后进行 DSA 查,应告知脑血管造影的相关知识,指导患者积极配合,以明确病因,尽早手术,解除隐患和危险。

5.照顾者指导家属应关心体贴患者,为其创造良好的休养环境,督促其尽早检查和手术,发现再出血征象及时就诊。

(三)循证护理

SAH 最常见的病因为颅内动脉瘤,多项研究中指出动脉瘤性 SAH 者发生再出血的原因是由于血压波动引起颅内压增高,如剧烈活动、用力排便、咳嗽、情绪激动等,对动脉瘤产

生刺激,从而诱发动脉瘤再次破裂多表现为突然发病,头痛难忍,心理负担较重,易产生惊恐心理,使患者焦虑不安这些因素,如不及时控制,会导致恶性循环,不利于疾病的治疗和机体的康复有研究指出 SAH 者的典型症状是剧烈头痛,给予脱水和降颅压治疗,减轻脑水肿,这是治疗的关键患者必须绝对卧床休息周,过早下床活动可引发再次出血对于再出血的患者来说,发生脑血管痉挛的时间越长、发作次数越多,预后就会越差,因此,应该采取综合性的预防和护理方法,进行及时的观察和治疗。

近年来,临床上对于 SAH 的治疗有很多新进展,研究显示持续腰池外引流是一种安全、有效、微创治疗 SAH 的方法,能不断将有害物质排出体外,减小蛛网膜黏连和脑水肿反应,从而减轻对脑血管的不良刺激,而新分泌出来的 CSF 又起着稀释和冲洗的作用,阻止了恶性循环通过持续的腰池外引流并给予护理配合后,可明显缩短头痛时间减轻头痛程度、减少脑疝及再出血的发生该方法治愈率高,创伤小,充分体现了临床应用的价值。

第二节　中枢神经系统感染性疾病患者的护理

中枢神经系统(CNS)感染性疾病是指各种生物病原体侵犯中枢神经系统实质、脑膜和血管等引起的急性或慢性炎症性(或非炎症性)疾病引起疾病的生物病原体包括病毒、细菌、螺旋体、寄生虫、真菌、立克次体和朊蛋白等临床上根据中枢神经系统感染的部位不同可分为脑炎、脊髓炎或脑脊髓炎,主要侵犯脑和(或)脊髓实质;脑膜炎、脊膜炎或脑脊膜炎,主要侵犯脑和(或)脊髓软膜;脑膜脑炎脑实质和脑膜合并受累生物病原体主要通过血行感染、直接感染和神经干逆行感染等途径进入中枢神经系统。

一、病毒性脑膜炎患者的护理

病毒性脑膜炎是一组由各种病毒感染引起的脑膜急性炎症性疾多为急性起病,出现病毒感染的全身中毒症状如发热、头痛、畏光恶心呕吐肌痛食欲减退腹泻和全身乏力等,并伴有脑膜刺激征,通常儿童病程超过 1 周,成人可持续 2 周或更长。本病大多呈良性过程。

(一)专科护理

1.护理要点急性期患者绝对卧床休息,给予高热量、高蛋白高维生素、易消化的流质或半流质饮食,不能进食者给予鼻饲切观察病情变化,除生命体征外,必须观察瞳孔、精神状态、意识改变有无呕吐抽搐症状,及时发现是否有脑膜刺激征和脑拙的发生。

2.主要护理问题

(1)急性疼痛头痛与脑膜刺激征有关。

(2)潜在并发症脑疝与脑水肿导致颅内压增高有关。

(3)体温过高与病毒感染有关。

(4)有体液不足的危险与反复呕吐、腹泻导致失水有关。

3.护理

(1)一般护理:①心为患者提供安静、温湿度适宜的环境,避免声光刺激,以免加重患者烦躁不安、头痛及精神方面的不适感。②衣着舒适,患者内衣以棉制品为宜,勤洗勤换,且不易过紧;床单保持清洁、干燥无渣屑。③提供高热量、高蛋白质、高维生素、低脂肪的易消化饮食,以充高热引起的营养物质消耗鼓励患者增加饮水量,1000～2000ml/d。④作好基护理,给予口腔护理,减少患者因高热、呕吐引起的不适感,并防止感;加强皮肤护理,防止降温后大量出汗带来的不适。

(2)病情观察及护理:①严密观察患者的意识瞳孔及生命体征的变化,及时准确地报告医生积极配合医生治疗,给予降低颅内压的药物,减轻脑水肿引起的头痛恶心呕吐等,防止脑疝的发生保持呼吸道通畅,及时清除呼吸道分泌物,定时叩背吸痰预防肺部感染发热患者应减少活动,以减少氧耗,缓解头痛肌痛等症。②发热时可采用物理方法降温,可用温水擦浴、冰袋和冷毛巾外敷等措施物理降温必要时遵医嘱使用药物降温,使用时注意药物的剂,尤其对年老体弱及伴有心血管疾病者应防止出现虚脱或休克现象;监测体温应在行降温措施30分钟后进行。③评估患者头痛的性质程度及规律,恶心呕吐等症状是否患者头痛时指导其卧床休息,改变体位时动作要缓慢讲解减轻头痛的方法,如深呼吸倾听音乐、引导式想象生物反馈治疗等。④意识障碍患者给予侧卧位,备好吸引器,及时清理口腔,防止呕吐物误入气管而引起窒息观察患者呕吐的特点,记录呕吐的次数呕吐物的性质颜色气味,遵医嘱给予止吐药,帮助患者逐步恢复正常饮食和体力指导患者少量多次饮水,以免引起恶心呕吐;剧烈呕吐不能进食或严重水电解质失衡时,给予外周静脉营养,准确记录24小时出入量,观察患者有无失水征象,依失水程度不同,患者可出现软弱无力、口渴皮肤黏膜干燥和弹性减低,尿量减少尿比重增高等表现。

(3)抽搐的护理:扫描发作时,应立即松开衣领和裤带,取下活动性义齿,及时清除口鼻腔分泌物,保持呼吸道通畅;放置压舌板于上下臼齿之间,防止舌咬伤,必要时用舌钳将舌拖出,防止舌后坠阻塞呼吸道;谵妄躁动时给予约束带约束,勿强行按压肢体,以免造成肢体骨折或脱白。

(二)健康指导

1.疾病知识指导

(1)概念:病毒性脑膜炎又称无菌性脑膜炎,是一组由各种病毒感染引起的脑膜急性炎症性疾病,主要表现为发热头痛和脑膜刺激征。

(2)形成的主要原因85%～95%的病毒性脑膜炎由肠道病毒引起,主要经粪—口途径传播,少数经呼吸道分泌物传播。

(3)主要症状:多为急性起病,出现病毒感染全身中毒症状如发热、畏、头痛、肌痛、食欲减退、腹泻和全身乏力等,并件有脑膜刺激征,幼儿可出现发热呕吐、皮疹等,而颈项强直较轩微甚至缺如。

(4)常用检查项目:血常规尿常规腰椎穿刺术脑电图 CT、MRI。

(5)治疗:主要治疗原则是对症治疗支持治疗和防治并发症对症治疗如剧烈头痛可用止痛药,癫痫发作可首选卡马西平或苯妥英钠,抗病毒治疗可用无环鸟苷,脑水肿可适当应用脱水药。

(6)预后:预后良好。

(7)其他:如疑为肠道病毒感染应注意粪便处理,注意手部卫生。

2.饮食指导

(1)给予高蛋白,高热量、高维生素等营养丰富的食物,如鸡蛋、牛奶、豆制品、瘦肉,有利于增强抵抗力。

（2）长期卧床的患者易引起便秘用力屏气排便过多的水针潴留都易引起颅内压增高,为保证大便通畅,患者应多食粗纤维食物,如芹菜韭菜等。

（3）应用甘露醇、呋塞米等脱水剂期间患者应多食钾高的食物如香蕉、橘子等,并要保证水分摄入。

（4）不能经口进食者,遵医嘱给予鼻饲制订鼻饲饮食计划表。

3.用药指导

（1）脱水药:保证药物滴注时间剂量准确,注意观察患者的反应及患者皮肤颜色、弹性的变化,记录24小时出入量,注意监测肾功能。

（2）抗病毒药:应用阿昔洛韦时注意观察患者有无谵妄、皮疹、震颤及血清转氨酶暂时增高等副作用。

4.日常生活指导

（1）保持室内环境安静、舒适光线柔和。

（2）高热的护理:①体温上升阶段:寒战时注意保暖。②发热持续阶段给予物理降温,必要时遵医嘱使用退热药,并要注意补充水分。③退热阶段:要及时更换汗湿衣服,防止受凉。

（3）腰椎穿刺术后患者取去枕平卧位4～6小时,以防止低颅压性头痛的发生。

（三）循证护理

病毒性脑膜炎是由各种病毒引起中枢神经系统的炎症性疾病,其发病机制可能与病毒感染和感染后的免疫反应有关而症状性癫痫是由脑损伤或全身性疾病引起脑代谢失常引发的癫痫,病毒性脑膜炎是引起癫痫发作的因素之一,针对病毒性脑膜炎合并症状性癫痫患者的临床特点,有学者研究得出病毒性脑炎合并症状性癫痫患者的护理重点应做好精神异常、癫痫发作腰椎穿刺术和用药的观察及护理。

使用头孢菌素类和硝基咪醇类抗生素后服用含有酒精类的液体或食物时会引发双硫仑样反应双硫仑样反应,表现为面部潮红、头眩晕、恶心、呕吐、低血压、心率加快、呼吸困难,严重者可致急性充血性心力衰竭、呼吸抑制、意识丧失肌肉震颤等据报道,一个高压电烧伤者,术后给予头孢哌酮抗感染,用75%乙醇处理创面,反复出现双硫仑样反应说明应用上述药物的患者接触任何含乙醇的制品都有导致双硫仑样反应的可能,医护人员应提高警惕,并将有关注意事项告知患者。

二、化脓性脑膜炎患者的护理

化脓性脑膜炎即细菌性脑膜炎,又称软脑膜炎,是由化脓性细菌所致脑脊膜的炎症反应,脑和脊髓的表面轻度受累,是中枢神经系统常见的化脓性感染疾病病前可有上呼吸道感染史,主要临床表现为发热、头痛呕吐、意识障碍、偏瘫失语、皮肤瘀点及脑膜刺激征等通常起病急,好发于婴幼儿和儿童。

（一）专科护理

1.护理要点密切观察患者的病情变化,定时监测患者的生命体征、意识、瞳孔的变化及颅内压增高表现做好高热患者的护理对有肢体瘫痪及失语的患者,给予康复训练,预防并发症加强心理护理,帮助患者树立战胜疾病的信心。

2.主要护理问题

（1）体温过高与细菌感染有关。

（2）急性疼痛:头痛与颅内感染有关。

（3）营养失调低于机体需要量与反复呕吐及摄入不足有关。

（4）潜在并发症:脑如与颅内压增高有关。

（5）躯体活动障碍与神经功能损害所致的偏瘫有关。

（6）有皮肤完整性受损的危险与散在的皮肤瘀点有关。

3.护理措施

（1）一般护理:①环境:保持病室安静,经常通风,用窗帘适当遮挡窗户,避免强光对患者的刺激,减少患者家属的探视。②饮食:给予清淡、易消化且富含营养的流质或半流质饮食,多吃水果和蔬菜意识障碍的患者给予鼻饲饮食,制订饮食计划表,保证患者摄入足够的热量。③基础护理:给予口腔护理,保持口腔清洁,减少因发热吐等引起的口腔不适;加强皮肤护理,保持皮肤清洁干燥,特别是皮肤有瘀点瘀斑时避免插抓破溃。

（2）病情观及护理:①CD加强巡视,密切观察患者的意识瞳孔、生命体征及皮肤淤疲斑的变化,婴儿应注意观察囟门若患者意识障碍加重吸节律不规则双侧瞳孔不等大对光反射迟钝、躁动不安等,提脑症的发生,应立即通知医生,配合抢救。②备好抢救品及器械:抢救车吸引器简易呼吸器氧气及硬脑膜下刺包。

（3）用药护理:①抗生素:给予抗生素皮试前询问有无过敏史用药期间监测患者的血象血培养、血药敏等检查结果用药期间了解患者有无不适主诉。②脱水药:保证药物按时准确滴注,注意观察患者的反应及皮肤颜色弹性的变化,注意监测肾功能避免药液外渗,如有外渗,可用硫酸镁湿热敷。③糖皮质激素严格遵医嘱用药,保证用药时间剂量的准确,可随意增量,询问患者有无心悸出汗等不适主诉;用药期间监测患者的血象血糖变化;注意保暖,预防交叉感染。

（4）心理护理根据患者及家属的文化水平,介绍患者的病情及治疗和护理的方法,使其积极主动配合关心和爱护患者,及时解除患者的不适,增强其信任感,帮助患者树立战胜疾病的信心。

（5）康复护理有肢体瘫痪语言沟通障碍的患者可以进行如下的康复护理:

1)保持良好的肢体位置,根据病情,给予床上运动训练,包括:①桥式运动:患者仰卧位,双上肢放于体侧,或双手十指交叉,肢上举;双腿屈膝,足支撑于床上,然后将臀部抬起,并保持骨盆成水平位,维持一段时间后缓慢放下也可以将健足从治疗床上抬起,以患侧单腿完成桥式运动。②关节被动运动:为了预防关节活动受限,主要进行肩关节外旋、外展、肘关节伸展,腕和手指伸展,鹤关节外展、膝关节伸展足背屈和外翻。③起坐训练。

2)对于清醒患者,要更多关心、体贴患者,增强自我照顾能力和信心经常与患者进行交流,促进其语功能的恢复。

（二）健康指导

1.疾病知识指导

（1）概念:化脓性脑膜炎是由化脓性细菌感染所致的脑脊膜炎症,脑和脊髓的表面轻度受累通常急性起病,是中枢神经系统常见的化脓性感染疾病。

（2）形成的主要原因:化脓性脑膜炎最常见的致病菌为肺炎链球菌脑膜炎双球菌及型流感嗜血杆菌这些致病菌可通过外伤直接扩延、血液循环或脑脊液等途径感染软脑膜和（或）蛛网膜。

(3)主要症状寒战、高热头痛、呕吐、意识障碍、腹泻和全身乏力等,有典型的脑膜刺激征。

(4)常用检查项目:血常规、尿常规脑脊液检查、头CT、头MRI血菌培养。

(5)治疗:抗菌治疗未确定病原菌时首选代头孢曲松或头孢噻肟因其可透过血脑屏障,在脑脊液中达到有效浓度如确定病原菌为肺炎球菌,首选青霉素,对其耐药者,可选头孢曲松,必要时联合万古霉素治疗;如确定病原菌为脑膜炎球菌,首选青霉素;如确定病原菌为铜绿假单胞菌可选头孢他啶。①激素治疗。②对症治疗。

(6)预后病死率及致残率较高,但预后与机体情况病原菌和是否尽早应用有效的抗生素治疗有关。

(7)宣教:搞好环境和个人卫生。

2.饮食指导高热量、清淡易消化的流质或半流质饮食,按患者的热需要制订饮食计划,保证足够热的摄入注意食物的搭配,增加患者的食欲少食多餐频繁呕吐不能进食者,给予静脉输液,维持水电解质平衡。

3.用药指导

(1)应用脱水药时,保证输液速度。

(2)应用激素类药物时不可随意减,以免发生"反跳"现象,激素类药物最好在上午输注,避免由于药物副作用引起睡眠障碍。

4.日常生活指导

(1)协助患者洗漱如厕进食及个人卫生等生活护理。

(2)做好基础护理,及时清除大小便,保持臀部皮肤清洁干燥,间隔1～2小时更换体位,按摩受压部位,必要时使用气垫床,预防压疮。

(3)偏瘫的患者确保有人陪伴,床旁安装护栏,地面保持平整干燥防湿防滑,注意安全。

(4)躁动不安或扫描的患者,床边备牙垫或压舌板,必要时在患者家属知情同意下用约束带,防止患者舌咬伤及坠床。

(三)循证护理

化脓性脑膜炎是小儿时期较为常见的由化脓性细菌引起的神经系统感染的疾病,婴幼儿发病较多本病预后差,病死率高,后遗症多相关学者通过对78例化脓性脑膜炎患儿的护理资料进行研究,分析总结得出做好病情的观察和加强临床护理是促进患儿康复的重要环节。

对小儿化脓性脑膜炎的临床护理效果的探讨,得出结论提高理论知识水平业务水平、对疾病的认识,对病情发展变化作出及时、正确的抢救和护理措施,可以提高患儿治愈率,降低并发症和后遗症发生,提高生命质量,促进患儿早日康复。

三、结核性脑膜炎患者的护理

结核性脑膜炎(TMD)是由结核杆菌引起的脑膜的脊髓膜和非化脓性炎症性疾病,是最常见的神经系统结核病主要表现为结核中毒症状、发热头痛、脑膜刺激征脑神经损害及脑实质召改变,如意识障碍癫痫发作等本病好发于幼儿及青少年,冬春季较多见。

(一)专科护理

1.护理要点

密切观察患者的病情变化,观察有无意识障碍脑疝及扫描加重的发生做好用药指导,定期监测抗结核药物的副作用对抽搐发作、肢体瘫痪及意识障碍的患者加强安全护理,防止外伤,同时给予相应的对症护理,促进患者康复。

2.主要护理问题

(1)体温过高与炎性反应有关。

(2)有受伤害的危险与抽搐发作有关。

(3)有窒息的危险与抽搐发作时口腔和支气管分泌物增多有关。

(4)营养失调:低于机体需要量与机体消耗及食欲减退有关。

(5)疲乏与结核中毒症状有关。

(6)意识障碍与中枢神经系统脑实质损害有关。

(7)潜在并发症:脑神经损害、脑梗死等。

(8)知识缺乏:缺乏相关医学知识有关。

3.护理措施

(1)一般护理:①休息与活动:患者出现明显结核中毒症状,如低热、盗汗全身无力、精神萎靡不振时,应以休息为主,保证充足的睡眠,生活规律病室安静,温湿度适宜,床铺舒适,重视个人卫生护理。②饮护理保证营养及水分的摄入提供白、高热量高维生素的饮食,每天摄入鱼蛋、奶等优质蛋白,多食新鲜的蔬菜水果,补充维生素高热或不能经口进食的患者给予鼻饲饮食或肠外营养。③戒烟、酒。

(2)用药护理:①抗结核治疗:早期联合足量全程顿服是治疗结核性脑膜炎的关键强调正确用药的重要性督促者遵医嘱服药成按时服药的习惯,使患者配合治疗告知药物可能出现的不良反,密切观察,出现如眩晕耳鸣、巩膜黄染肝区疼痛胃肠不适等不良反应时,及时报告医生,并遵医嘱给予相应的处理。②全身支持:减轻结核中毒症状,可使用皮质类固醇等抑制炎症反应,减轻脑水肿使用皮质类固醇时要逐渐减,以免发"反跳"现象注意观察皮质类固醇药物的不良反应,正确用药,减少副作用。③对症治疗:根据患者的病情给予相应的抗感染脱水降颅压解痉治疗。

(3)体温过高的护理

1)重视体温的变化,定时测量体温,给予物理或药物降温后,观察降温效果,患者有无虚脱等不适出现。

2)采取降温措施:①物理降温:使用冰帽冰袋等局部降温,温水擦浴全身降温,注意用冷时间,观察患者的反应,防止继发效应抵消治疗作用及冻伤的发生身体虚弱的患者在降温过程中,控制时间,避免能量的消耗。②药物降温:遵医嘱给药物降温,不可在短时间内将体温降得过低,同时注意补充水分,防止患者虚脱儿童避免使用阿司匹以免诱发 Reye 综合征,即患者先出现恶心呕吐,继而出现中枢神经系统症状,如嗜睡、昏睡等小心谨慎使用金刚烷胺类药物,以免中枢神经系统不良反应的发生。

(4)意识障碍的护理:①生活护理使用床挡等保护性器具保持床单位清洁干燥、无渣屑,减少对皮肤的刺激,定时给予翻身、叩背、按摩受压部位,预防压疮的发生注意口腔卫生,保持口腔清洁做好大小便护理,满足患者的基本生活需求。②饮食护理协助患者进食,不能经口进食时,给予鼻饲饮食保障营养及水分的摄入。③病情监测密切观察患者的生命体征及意识瞳孔的变化出现异常及时报告医生,并配合医生处理。

（二）健康指导

1.疾病知识指导

（1）病因及发病机制：结核杆菌通过血行直接播散或经脉络丛播散至脑脊髓膜，形成结核结节，结节破溃后结核菌进入蛛网膜下腔、导致结核性脑膜炎此外，结核菌可因脑实质、脑膜干酪灶破所致，脊柱、颅骨乳突部的结核病灶也可直接蔓延引起结核性脑膜炎。

（2）主要症状多起病隐袭，病程较长，症状轻重不一。①心结核中毒症状：低热盗汗、食欲减退、疲乏、精神萎靡。②颅内压增高和脑膜刺激症状：头痛呕吐视神经盘水肿脑膜刺激征。③脑实质损害精神萎靡淡漠、谵妄等精神症状或意识状态的改变：部分性全身性的病性发作或癫痫持续状态；偏瘫、交叉截瘫等脑卒中样表现。④脑神经损害动眼外展面及视神经易受累及，表现为视力下降不等大眼睑下垂面神经麻痹等。

（3）常用检查项目脑脊液检查、头 CT、头血沉等。

（4）治疗：①抗结核治疗：异烟肼、利福平、比嗪酰胺、链霉素、乙胺丁醇等至少选择种药物联合治疗，根据所选药物给予辅助治疗，防止药物不良反应。②皮质类固醇用于减轻中毒症状、抑制炎症反应、减轻脑水肿、抑制纤维化，可用地塞米松或氢化可的松等。③对症治疗降颅压、解痉、抗感染等。

（5）预后：与患者的年龄、病情轻重、治疗是否及时彻底有关部分患者预后较差，甚至死亡。

2.饮食指导提供高蛋白、高热量高维生素、易消化吸收的食物，每天摄入鱼、肉、蛋奶等优质蛋白，多食新鲜的蔬菜、水果，补充维生素保证水分的摄入。

3.用药指导

（1）使用抗结核药物时要遵医嘱正确用药，早期、足量、联合、全程、顿服是治疗本病的关键。药物不良反应较多，如使用异烟肼时需补充维生素 B_6 以预防周围经病；使用利福平、异烟肼吡嗪酰胺时需监测肝酶水平，及时发现肝脏损伤；使用链霉素时定期进行听力检测，及时应对前庭毒性症状。

（2）使用皮质类固醇药物时，观察用药效果，合理用药，减少不良反应的发生。

（3）应用脱水、降颅压药物时注意电解质的变化，保证水分的摄入；使用解痉、抗感染等药物时给予相应的护理，如注意观察生命体征的变化等。

4.日常生活指导

（1）指导患者注意调理，合理休息，生活规律，增强抵抗疾病的能力，促进身体康复。

（2）减少外界环境不良刺激，注意气候变化，预防感冒发生。

（3）保持情绪平稳，积极配合治疗，树立战胜疾病的信心。

（三）循证护理

结核性脑膜炎早期出现头痛双目凝视精神呆滞畏光；中期出现脑膜刺激征颅内压高呕吐（以喷射性呕吐为主）、嗜睡；晚期出现失明昏睡呼吸不规则扫描，危重时发生脑疝而死亡的临床特点研究表明，严密观察患者的病情变化，针对性地做好护理、病情观察、康复护理饮食护理用药护理心理护理康复护理和健康教育，对结核性脑膜炎患者的康复起到重要的作用。

第三节　中枢神经系统脱髓鞘疾病患者的护理

中枢神经系统脱髓鞘疾病是组脑和脊髓以神经髓鞘脱失为主。细胞及其轴突为特征的疾病,包括遗传性和获得性两大类。中枢神经系统的髓鞘是由少突胶质神经细胞的片状突起包绕髓神经纤维轴突而形成的脂质细胞膜,它具有保护轴索帮助传导神经冲动和绝缘等作用遗传性脱髓鞘疾病主要指脑白质营养不良,是由于髓鞘形成缺陷而引起神经髓鞘磷脂代谢紊乱获得性中枢神经系统脱髓疾病又可分为原发性免疫介导的炎性脱髓鞘病和继发其他病的脱髓鞘病。

一、多发性硬化患者的护理

多发性硬化是以中枢神经系统白质炎性脱髓鞘病变为主要特点的自身免疫疾病本病多发于青壮年,女性多于男性临床多见亚急性起病,其特点为时间上的多发性(即反复缓解复发的病程)和空间上的多发性即病变部位的多发)临床症状和体征多种多样,可有肢体无力、感觉异常、眼部症状、共济失调、发作性症状、精神症状等临床表现本病越远离赤道,发病率越高,我国属于低发病区,约为 5/10 万。

(一)专科护理

1.护理要点患者病情反复发作,临床表现多种多样,观察患者有无运动障碍、感觉障碍眼部症状、精神症状、膀胱功能障碍等,根据患者的疾病特点进行有的放矢的护理做好患者安全防护,给予营养支持,加强各项基础护理工作,关注患者的心理问题。

2.主要护理问题

(1)生活自理缺陷与肢体无力、共济失调或视觉、触觉障碍等有关。

(2)尿潴留/尿失禁与膀胱反射功能障碍有关。

(3)排便异常与自主神经功能障碍有关。

(4)有感染的危险与免疫功能低下机体抵抗力降低有关。

(5)预感性悲哀与疾病多次缓解复发、神经功能缺损有关。

(6)知识缺乏,缺乏本病的相关知识。

3.护理措施

(1)一般护理:①环境:病室环境安静舒适,光线明暗适宜,物品摆放合理,呼叫器置于伸手可及处,餐具便器、纸巾等可随时取用;床铺设有护栏床挡;地面平整无障碍物,防湿防滑;走廊卫生间等设置扶手;必要时配备轮椅等辅助器具。②活动与休息:协助患者取舒适体位,自行变换体位困难者给定时翻身,并注意保暖,肢体运动障碍的患者,应保持肢体的功能位指导患者进行主动运动或被动运动活动时注意劳逸结合,避免活动过度。③生活护理鼓励患者做力所能及的事情,协助患者洗漱穿脱衣物和如厕,做好安全防护感觉障碍的患者,避免高温和过冷刺激,防止烫伤冻伤的发生。④饮食护理:保证患者每日的热摄入,给予高蛋白、低糖、低脂,易消化吸收的清淡食物食物富含纤维素,以促进肠蠕动,达到预防或缓解便秘的作用吞咽障碍的患者可给予半流食或流食,必要时给予鼻饲饮食或肠外高营养,并做好相关护理。

（2）用药护理指导患者了解常用药物及用法、不良反应及注意事项等。①皮质类固醇急性发作时的首选药物,目的是抗感染和免疫调节,常用药物有甲泼尼龙和泼尼松大剂量短程疗法时,监测血钾、血钠血钙,防止电解质紊乱,长期应用不能预防复发,且不良反应严重。②β-干扰素具有免疫调节作用常见不良反应为流感样状,部分药物可出现注射部位红肿及疼痛,严重时出现肝功能损害、过敏反应等注意观察注射部位有无红肿疼痛等不良反应。③免疫球蛋白降低复发率常见的不良反应有发热、面红,偶有肾衰竭无菌性脑膜炎等不良反应发生。④免疫抑制剂:多用于继发进展型多发性硬化,主要不良反有白细胞减少、胃肠道反应、皮疹等。

（3）心理护理:因疾病反复发作,且进行性加重,患者易出现焦虑抑郁恐惧等心理障碍,护士应加强与患者沟通,了解其心理状态,取得信赖,帮助患者树战胜疾病的信心。

（4）对症护理:①感染:患者出现高热肺炎等并发症时,严密监测病情变化采取降温措施,注意休息,保证足够的热和液体摄入,必要时吸氧。②排泄功能:保持患者大小便通畅便秘患者,指导其进食含纤维素的食物,适量增加饮水量,顺时针按摩腹部,促进肠蠕动,必要时遵医嘱给予缓泻剂或灌肠评估患者有无排尿异常,尿失禁患者可遵医嘱给予留置导尿,尿潴留患者可采用听流水声、按摩腹热敷等方法促进排尿,若效果不佳,可遵医嘱给予留置导尿,观察并记录尿液的颜色性质和,严格无菌操作,加强会阴护理,预防感染。③压疮:做好皮肤护理,保持皮肤清洁干燥,定时协助更换体位,加强患者的全身营养状态视力障碍提供安静方便的病室环境,灯光强度适宜,减少眼部刺激,生活用品放置于随手可及处。

（二）健康指导

1.疾病知识指导

（1）流行病学:本病好发于北半球的温带和寒带区,多发于青壮年,女性稍多,与西方国家相比我国急性多发性硬化较多。

（2）主要原因病因目前尚不完全清楚,目前认为可能与免疫反应、病毒感染遗传因素及环境因素等有关。

（3）主要症状病程中症状发作与缓解是本病的重要特点,复发次数可达数十次,每次复发后易残留部分症状和体征,病情逐渐加重部分患者为进展型,无明显缓解期病变累及视经、脊脑干、小脑或大脑半球白质时,可出现多样的床症状,如运动障碍感觉障碍视觉障碍、膀胱功能障碍、构音障碍、疼痛、精神症状等核间性眼肌麻痹和旋转性眼球能颤为高度提示本病的体征。

（4）常用检查项目脑脊液检查电生理检查 CT 检查、MRI 检查。

（5）治疗在急性期首选皮质类固醇治疗,进展型多发性硬化可使用免疫缓解期为预防复发和治疗残留症状,可采用β-干扰素疗法和免疫球蛋白输出现运动障碍尿便异常碍等症状时对症治疗。

（6）预后多数患者呈缓解-复发病程,在数月或数年内死亡;部分患者复发次数不多或在首次发作后完全缓解,预后较好;个别患者病情发展快,初次发病即死亡。

2.日常生活指导

鼓励患者做力所能及的事情,适当进行体育锻炼,通过良好的膳食增进营养,避免疲劳感冒感染发热妊娠、分娩、拔牙、冷热刺激等因素引起复发。

3.饮食指导

改变不良的饮食习惯,进食高蛋白、低糖低脂易消化吸收的清淡食物,保障液体的摄入多食新鲜的蔬菜水果及富含维生素的食物,促进肠蠕动,预防便秘发生。

(2)吞咽障碍的患者给予半流食或流食,预防呛咳及窒息的发生,必要时遵医嘱给予留置胃管,保障营养的摄入,并做好相关护理。

4.用药指导

(1)应用皮质类固醇药物时显效较快,常见的不良反应有电解质紊乱、向心性肥胖、胃肠道不适、骨质疏松等定期测血压监测血糖、离子变化,做好皮肤及口腔护理应用免疫抑制剂时,常见白细胞减少、胃肠道反应、肝肾功能损害出血性膀胱炎良反应。

(2)按时服用口服药,皮质类固醇药物不能突然减药加药,擅自停药,防止发生"反跳现象",引起病情波动。

(3)静脉输液时根据病情和药物性质调节滴速,密切观察患的病情变化如有异常及时报告医生,并做好相关记录。

5.照顾者指导与家属做好沟通,因患者的病情反复发作,易出现焦虑抑郁厌世等情绪,家属应配合医务人员,共同给关爱和支持。

6.预防复发

(1)避免感冒、疲劳手术感染体温升高、拔牙等诱惑。

(2)遵医嘱正确用药,定期复诊。

(3)生活规律、适当进行体育锻炼,注意营养均衡增强抵抗力女性患者首次发作年内避免妊娠。

(三)循证护理

由于多发性硬化的主要临床特点呈时间上的多发性和空间上的多发性,临床中尚没有行之有效的方法可以治愈多发性硬化的护理与康复治疗是神经科护理研究的重点通过对多发性硬化患者的护理与康复治疗进行研究,结果表明多发性硬化患者在系统性的整体护理下可以大大提高生活质量及独立能力将一般护理、心理护理与健康教育相结合,对患者的功能障碍给予及时、积极的康复治疗,可以减轻患者疾病导致的痛苦并增强康复效果,提高其生存质量。护士是与患者及其家庭的直接接触者,在患者及其家庭、医生及相关医疗工作者之间起着至关重要的纽带作用多发性硬化的护理需要通过患者及其家庭和护士之间的合作,来提高患者自我护理的能力。

二、视神经脊髓炎患者的护理

视神经脊髓炎(NMO)是一种视神经和脊髓同时或相继受累的急性或亚急性起病的炎性脱髓鞘疾病表现为视神经炎以及脊髓炎,该病由 Devic 首次描述,又称 Dev 病或 evic 综合征,有学者认为视神经脊髓炎是多发性硬化的一个变异型。本病多发于青壮年,男女均可罹患。

(一)专科护理

1.护理要点急性期注意观察患者的视力变化,做好眼部的护理,防止用眼过度,满足患者的基本生活需要,做好安全防髓损害时根据病变部位的不同,观察患者有无肢体瘫痪、麻木、痉挛,皮肤营养障碍、膀胱功能障碍等患者出现。截瘫时密切观察病变平面的变化,保持患者呼吸道通畅,患者出现呼吸困难、吞咽困难时及时给予相应的护理措施。

2.主要护理问题

(1)生活自理缺陷:视力丧失或截瘫等有关。

(2)感知改变:与视觉和视神经损伤有关。

(3)有受伤害的危险:与短时间内失明或截瘫有关。

(4)知识缺乏:缺乏本病的相关知识。

3.护理措施

(1)一般护理:①环境:病室环境安静,光线明暗适宜,床铺设有床挡,地面无障碍物,去除门槛床单位清洁、干燥无渣屑,生活必需品置于伸手可及处。②生活护理满:足患者的基本需要,协助患者清洁卫生,预防感染卧床的患者给予气垫床保护皮肤,指导或协助患者取舒适体位,保持肢体功能位,定时更换体位,防止压疮的发生。协助患者被动运动,防止肌肉萎缩。视力部分或全部丧失时做好眼部保护,防止并发症。③饮食护理:给予高蛋白、高维生素、易消化吸收的饮食,多食蔬菜、水果及富含纤维素的食物,保证热量与水分的摄入,预队便秘的发生。④病情观察:急性起病时视力可在数小时或数日内丧失,注意评估患者的视力变化,有无疼痛视神经盘水肿、视神经萎缩现截瘫时,病变平面是否上升,有无尿潴留尿失禁等自主症状。

(2)用药护理:指导患者了解常用药物用法、不良反应及注意事项等。首选药物为大剂量皮质类固醇,如甲泼尼龙或地塞米互冲击疗法,使用时严密观察不良反应,如继发感染,血压、血糖尿糖的变化等。

(3)心理护理:因视力部分或全部丧失,可出现焦虑、急躁等情绪,告知患者本病多数患者视力在数日或数周后可恢复,要积极配合治疗;出现运动感觉及自主神经功能损害时,应稳定患者情绪,帮助患者树立战胜疾病的信心。

(4)康复护理:①急性期康复:保持良好的肢体功能位置,协助被动运动和按摩,促进血液循环,防止关节畸形和肌肉萎缩,定时更换体位,预防压疮的发生。②恢复期康复:根据患者的病情,制订恢复期康复计划,由易入难,循序渐进,如翻身训练、坐起训练、转移训练、站立训练、步行训练等。

(二)健康指导

1.疾病知识指导

(1)流行病学:本病在我国多见,男女均可发病,女性稍多,多见于 20～40 岁,一般急性或亚急性起病。

(2)形成的主要因:病因及发病机制目前尚不完全清楚,可能是多发性硬化的一种临床亚型或临床上的一个阶段。

(3)主要症状起病前可有上呼吸道或消化道的感染史,少数患者有低热、头痛、咽痛、周身不适等前驱症状,同时或相继出现视神经损及脊髓损在害。短时间内连续出现较严重的视神经炎和脊髓炎预示为单相病,也可有缓解复发,多数复发病程间隔期为 5 个月左右。①视神经损害表现为视神炎及球后视神经炎,双眼同时或受累。急性起病时,受累侧眼数小时或数日内视力部分或完全丧失,伴眼球胀痛。视神经炎眼底检查可见早期有视神经盘水肿,晚期有视神经萎缩;球后视神经炎眼底检查可见早期眼底正常,晚期视神经萎缩大部分患者视力可在数日或数周后有显著恢复。②脊髓损害表现:临床常表现为播散性脊髓炎,体征呈不对称完全性。首发症状为肢体麻木肩痛或背痛,继而出现截瘫或四肢瘫,感觉障碍自主神经损害时可出现尿便异常皮肤营养障碍。

（4）常用检查项目脑脊液检查、诱发电位、检查等。

（5）治疗：首选皮质类固醇治疗，大剂量冲击疗法，再改为口服逐渐减量至停药。皮质类固醇治疗无效时，可用血浆置换来改善症状。出现运动、感觉和自主神经功能障碍时对症治疗。

（6）预后：多因连续发作而加剧，预后与脊髓炎的严重程度及并发症有关。

2.生活指导

进行功能锻炼的同时，保证足够的休息，劳逸结合鼓励患者保持情绪平稳，防止感冒、外伤、疲劳等诱发因素，加强营养，增强机体抵抗力。

3.用药指导

对药物的使用进行详细的指导，做好药物不良反应与病情变化的区分。应用皮质类固醇药物时注意观察药物效果及不良反应口服给药时，按时服用，不能擅自减量加量，甚至停药，防止"反跳现象"的发生。

4.饮食指导

保持营养均衡，保证热量与水分的摄入，多食新鲜的蔬菜和减少并发症的发生。

5.预防复发

遵医嘱正确用药，定期门诊复查，预防各类诱发因素的发生，适量运动，如出现病情变化及时就诊。

三、急性播散性脑脊髓炎患者的护理

急性播散性脑脊髓炎（ADEM）种广泛累及中枢神经系统白质的急性炎症性脱髓鞘疾病，通常发生在感染、出疹或疫苗接种后，故又被称为感染后、出疹后、疫苗接种后脑脊髓炎，主要病理特点为多灶性或弥漫性脱髓鞘好发于童及青壮年，无季节性，散发病例多见，通常为单项病程。

急性出血性白质脑炎（AHLE）被认为是急性播散性脑脊髓炎的暴发型，起病急骤，病情凶险，死亡率较高。

（一）专科护理

1.护理要点

监测患者的生命体征，密切观察患者瞳孔、意识的变化，患者有无病性发作、脑膜刺激征、脑瘫等的发生急性期，特别关注患者有无呼吸肌麻痹，保持呼吸道通畅，维持生命功能，加强安全护理，避免患者受伤。

2.主要护理问题

（1）急性意识障碍与大脑功能受损有关。

（2）体温过高与感染、免疫反应等有关。

（3）低效性呼吸型态与呼吸肌麻痹有关。

（4）有皮肤完整性受损的危险与脊髓受累所致瘫痪有关。

（5）躯体活动障碍与脊髓受累所致瘫痪有关。

3.护理措施

（1）一般护理：①生活护理：急性期指导患者卧床休息，保持病室安静满足患者的生理需要，做好各项清洁卫生工作，如皮肤的护理、头发的护理、口腔护理、会阴护理等。②饮食护理:给予高蛋白、高维生素,易消化吸收的食物,保证水分的摄入患者不能经口进食时,给予肠外营养或留置胃管,并做好相关护理工作。③病情观察:密切观察患者的意识、瞳孔及生命体征变化并详细记录出现病情变化时及时报告医生,并配合抢救。

(2)发热的护理:①针对病因进行药物治疗。②物理降温:给予酒精温水擦浴等,局部使用冰帽冰袋、冰槽等降温,小心谨慎,防止冻伤发生。③适量增加液体摄入。④注意保暖。⑤监测体温

(3)用药护理:①用肾上腺皮质类固醇药物时,早期、足量短程合理使用,注意观察用药效果及不良反应。②使用免疫抑制剂时易出现白细胞减少、胃肠道反应、肝肾功能损害等不良反应用药期间需严密观察,监测血常规及肝肾功能。③保持水、电解质及酸碱平衡。

(4)心理护理:及时了解患者的心理状况,关心体贴患者,树立信心,取得患者的信任与配合。

(5)安全护理:①意识障碍或躯体移动障碍的患者给予床挡保护。②患者出现病性发作时要尽快控制发作,遵医嘱正确用药,保持呼吸道通畅,维持生命功能,预防外伤及其他并发症的发生。

(6)呼吸肌麻痹的护理:给予持续吸氧保持呼吸道通畅,膨翻身叩背,及时清理口鼻分泌物,鼓励患者深呼吸及有效咳嗽出现呼吸困难、动脉血氧饱和度下降或血气分析指标改变时要及时报告医生,必要时遵医嘱给予机械通气,根据患者的病情实施面吸氧、气管插管、气管切开等措施。

(二)健康指导

1.疾病知识指导

(1)流行病学本病好发于儿童及青壮年,散发病例多见,四季均可发病,男女发病率差异不大。

(2)形成的主要原因:发病机制尚不清楚,可能与感染、疫在接种或某些药物所引起的免疫反应有关。

(3)主要症状多在感染或疫苗接种后一周急性起病,疾然出现高热、头痛呕吐癫痫发作意识障碍等,脊髓受损平面以下的截瘫或四肢瘫;急性出血性白质脑炎起病呈暴发式,表现高热、头痛、意识障碍进行性加重精神异常瘫痪等,症状和体征迅速发展,死亡率高。

(4)常用检查项目:血常规、血沉脑脊液、脑电图肌电图 CT 检查检查等。

(5)急性播散性脑脊髓炎的治疗:早期使用肾上腺皮质类固醇,抑制炎症脱髓鞘,减轻脑和脊髓的充血和水肿,保护血脑屏障效者考虑使用血浆置换和免疫球蛋白部分治疗效果不明显的患者使用免疫抑制剂。

(6)急性播散性脊髓炎的预后:大多数患者可明显恢复,预后与发病诱因及病情的严重程度有关,部分患者遗留有功能障碍性出血性白质脑炎死亡率高。

2.用药指导

(1)使用肾上腺皮质类固醇药物时,早期、足量、短程治疗,合理用药,减少不良反应密切观察药物效果,减量过程中,注意药物剂量的变化。

(2)服药按时服用,不要根据自己感受减药加药,忘记服药或在下次服药时补上忘记的药量会导致病情波动;不能擅自停药,以免造成"反跳"现象。

3.日常生活指导

指导患者自我护理的方法,提高患者的自理能力,满足患者的各项生理需求定时更改体位,防止皮肤破损呼吸、有效咳嗽、勤翻身、叩背、吸痰,防止肺感染保障营养摄入,促进疾病康复。

(三)循证护理

急性脊髓炎发病急,病变水平以下的运动感觉神经功能障碍,多伴有多种并发症,尤其以颈段性和上升性脊髓炎危害更严重,威胁青壮年的健康和生存质量。通过对29例急性脊髓炎患者的病情进行有针对性的观察并积极采取预见性的护理措施,能使并发症的发生明显降低,并提高抢救成功率结论证明进行针对性的观察病情及采取预见性的护理措施在积极预防并发症,降低致残率、病死率,提高疗效,减轻疾病所致痛苦等方面有着至关重要的作用。

第四节　运动障碍性疾病患者的护理

运动障碍性疾病又称锥体外系疾病,是以运动迟缓、不自主运动、步态及肌张力异常为主要临床表现的神经系统疾病,多与基底核(又称基底节)功能紊乱有关。基底核由壳核、尾状核苍白球丘脑底核及黑质组成,这些结构通过广泛的联系综合调节运动功能临床常见的运动障碍性疾病有帕金森病状核变性等。

一、帕金森病患者的护理

帕金森病(PD),又称震颤麻痹,是种常见于中老年的神经变性疾病该病男女均可发病,女性发病率低于男性,随着年龄的增长,发病率增高主要临床特征为静止性颤、肌强直运动迟步态异常等。

(一)专科护理

1.护理要点

患者需要充足的休息,保证生活环境设施的安全性,给予患者每日充足的营养摄入。严密观察患者的症状及服药后的缓解程度;督促患者按时按量遵照医嘱服用药物。

2.主要护理问题

(1)躯体活动障碍与疾病所致震颤异常运动有关。

(2)有受伤害的危险与疾病所致运动障碍有关。

(3)营养失调:低于机体需要量与疾病所致吞咽障碍及震颤机体消耗量增加有关。

(4)便秘与活动最减少或胃肠功能减退有关。

3.护理措施

(1)一般护理:①为患者准备辅助行走的工具,如拐杖;患者下床活动前做好准备工作,如给予双下肢按摩。②选用质地柔软、宽松易穿脱的衣服,如拉链式或黏贴式衣病室增加扶手,调整室内座椅及卫生间设施高度,有助于患者在室内活动避免使用易碎品,防止患者受伤日常生活用品置于患者易于取拿的位置床旁设置呼叫器。③保证患者每日有足够营养摄入,以满足患者机体消耗鼓励患者规律排便排尿,根据个人排便习惯,选择固定时间及舒适体位进行尝试性排便,同时,可顺时针摩腹部,促进排便。

(2)病情观察及护理:①观察患者用药后的效果及是否出现药物不良反应用药应小剂开始,逐渐增加,直到可以控制疾病症状的剂量,且用药需严格遵照服药时间因此该病患者的用药须专人管理,定遵照医嘱给患者服药,切勿擅自更改药量、漏或停药,如长期如此,会导致各器官严重受损长期服药时,患者会出现药物不良应,如恶心呕吐心律失常"开—关"现象、异动症、剂末现象甚至精神症状,因此,应严密观察患者用药后的反应。②观察患者否出现关节僵直肌肉萎缩,尽早开始肢体功能锻炼早期鼓励患者下床活动,例如大踏步、起坐练习太极拳等,常规功能锻炼后适当增加具有针对性的锻炼,如深呼吸提肛运动晚期不能进行自主功锻炼的患者可给予肢体被动功能锻炼。③观察患者的心理变护士及家属应变换角色,做名良好的听众,由于患病后,患者的生活会受到很大的影响,严重者需长期卧床,活完全不能自理,因此生自卑心理,不愿与他人交流,甚至有轻生的想法,所以作为名听众,应理解患者所想,给心理支持,讲解疾病的相关知识和以往成功病例,树立战胜疾病的信心定时给患者及家属举办座谈会,介绍疾病相关的最新息,鼓励患者之间相互交流,彼此给予信心,这样不仅使患者对疾病有更深入的了解,也可以让家属更了解患者,更好地进行家庭照顾。

(二)健康指导

1.疾病知识指导

(1)概念:帕金森病又称震颤麻痹,是中老年常见的神经系统变性疾病,主要临床体征为静止性震颤、运动迟缓肌强直和姿势步态不稳。主要病理改变是黑质多巴胺能神经元变性和路易小体形成。

(2)病因:①年龄老化帕金森病患者常见于中老年人,说明该疾病与年龄老化有关。②环境因素长期接触杀虫剂或除草剂等工业化学品等可能是本病的危险因素。③遗传因素:据报道10%的患者有家族史。

(3)主要症状:常见于中老年人,女性发病率略低于男性。起病缓慢,进行性加重,先发症状多为震颤,其次为步行障碍肌强直和运动迟缓。

(4)常用检查项目:头 CT 或 MRI,功能性脑影像 PET 或 SPECT。

(5)治疗:包括药物治疗、外科手术治疗及康复治疗药物治疗应从小剂量开始,逐渐加量,目的是以最小剂量达到满意效果。

(6)预后此病为慢性进展性疾病,不可治愈部分患者早期可继续工作,逐渐丧失工作能力也有疾病迅速发展者,多死于感染、肺炎等并发症。

2.饮食指导

(1)鼓励患者进食高热量、高维生素、高纤维素且容易咀嚼的食物,例如蔬菜、水果、奶类等,也可进食适量优质蛋白及营养素,用以补充机体需要指导患者多选择粗纤维食物,如芹菜等,多饮水,预防便秘的发生。

(2)患者发病后,胃肠功能咀嚼功能均有减退,营养摄入不足,加之肢体震颤会消耗大量的能量因此,为满足患者的机体消耗,宜少食多餐,必要时可将食物切成小块状,便于咀嚼。

(3)为患者提供安静的进餐环境,充足的进餐时间,如进餐时间过长,可将食物再次加热后食用餐具尽量使用钢制材料,不易破碎;选择汤匙或叉子等进食,以方便患者使用。

3.用药指导帕金森病患者需长期服药,甚至终身服药,药量及服药时间必须严格遵守医嘱,药物剂量不可随意增减,甚至擅自停药,以免加快病情进展服药后如发生不良反应,应及时告知医生,给予对症处理。

(1)左旋多巴制剂:早期会出现恶心呕吐、食欲减退腹痛、直立性低血压等不良反应,此时可遵照医嘱减少药物剂量或更改服药时间,以缓解症状当出现严重的精神症状如欣快、幻觉、精神错乱意识模糊等,立即告知医生,给予处理长期服用左旋多巴制剂,患者会出现异常运动和症状波动的副作用异常运动是肌张力障碍样不随意运动,表现为摇头,以及双臂、双腿和躯干的各种异常运动波动症状包括"开—关现象"和"剂末恶化"两种开—关现象指每天多次波动于运动减少和缓解两种状态之间,同时伴有异常运动出现开—关现象,可遵照医嘱适当减少每次口服剂量,增加每日口服次数,但每日服药总量不变或加用多巴胺受体激动剂,减少左旋多巴的剂量,以预防和缓解发生。"剂末恶化"指每次用药后,药物的作用时间逐渐缩短,表现为症状有规律性的波当出现剂末症状时,可增加单日总剂量,分多次服用服药期间应避免使用维生素 B_6、氯丙嗪、利血平、利眠宁等药物,防止出直立性低血压或降低药效为延长左旋多巴的使用时间、减少左旋多巴的使用剂及药物不良反应,左旋多巴常配合盐酸普拉克索和(或)恩他卡朋联合口服,但盐酸普拉克索会出现低血压的不良反应,因此在应用此类药物前和服药中应监测患者血压,如血压偏低,及时告知医生,给予调整药物剂量,甚至停药。

(2)抗胆碱能药物常出现口干眼花、视物模糊、便秘、排尿困难,甚至影响智能,严重者会出现幻觉等精神症状此药物较适用于年轻患者,老年患者应慎用,前列腺肥大及闭角型青光眼患者禁用此药。

(3)金刚烷胺:不良反应有口渴心绪不宁、踝部水肿视力障碍等,但均少见哺乳期妇女及严重肾衰竭患者禁用忌与酒同避免睡前服用,以免影响睡眠质量。

(4)多巴胺受体激动剂:常见不良反应与左旋多巴相近,区别在于直立性低血压及精神症状的发生率偏高,异动症的发生率偏低日常。

4.生活指导。

(1)指导家属多了解患者在生活、心理等方面的需要,鼓励患者做力所能及的事,鼓励患者进行自我照顾生活不能自理的患者,应做好安全防护由于患者病程较长,因此,指导家属进行协同护理,掌握相关生活护理方法,以保证患者出院后得到较高质量的生活照顾。

(2)起病初期,轻度运动障碍患者能够做到基本的生活自理,因此只需协助及保证患者安全。

(3)肢体震颤患者,应更为重视安全,避免发生烫伤、烧伤,割伤等给予使用钢制碗筷及大把手的汤匙进食。

(4)对于有精神症状或智能障碍的患者,安排专人进行护理,24 小时监管,保证患者正常治疗及生活安全。

(5)卧床、完全不能自理的患者,保证衣物及床单整洁,定时给予翻身及皮肤护理,必要时也可给予泡沫贴或气圈保护骨隆突处生活用品摆放在病床附近,以便拿取呼叫器设置在床旁墙壁,触手可及,随时呼叫。

(6)协助患者进食或喂食,进食后及时清理口腔,口角有分泌物时及时给予擦拭,保持衣物及个人卫生清洁,从而保证患者形象良好,避免产生自卑心理。

(7)与患者沟通需诚恳和善,耐心倾听,充分了解患者心理及生活需要如患者语言沟通障碍,可为患者准备纸笔进行书面沟通或进行手势沟通。

（8）患者外出需有人陪伴,随时佩戴腕带或患者信息卡(注明患者姓名,住址,联系方式,病史,就诊医院科室),防止走失或出现突发情况。

5.管道维护

（1）患者病情严重时会出现进食、饮水呛咳,甚至吞咽障碍,为保证患者进食充足及避免误吸发生,应评估患者有无食管底静脉曲张,对于食管癌和食管梗阻者,可建议给予鼻饲管置管,讲解管的配合方法注意事项。

（2）部分患者长期服用药物,会出现排尿困难的不良反应,必要时可给予留置导尿尿管及尿袋明确标记留置日期;妥善固定尿管,避免牵拉打折;尿袋勿高于患者膀胱,避免尿液回流,继发感染;医用聚氯乙烯尿袋每日更换一次,硅胶尿管14日更换一次,注明更换日期每日给予2次会阴护理,观察尿液的颜色和性状,避免尿路感染,必要时可遵照医嘱给予膀胱冲洗。

6.康复指导

（1）疾病初期,鼓励患者参加各项社交活动,坚持适当的锻炼,如太极拳散步等,确保身体各关节及肌肉得到适当的活动。

（2）疾病中期,患者会出现运动障碍或某些特定动作困难,所以,可有计划有针对性地进行功能锻炼如患者坐起困难,可反复练习此动作患者处于疾病中期时仍可完成基本的生活自理,因此,可通过完成日常生活自理进行功能训练,如穿脱衣服拖地等鼓励患者大踏步双臂自然摆动进行锻炼,如出现突然僵直,指导患者放松,不可强行牵拉。

（3）疾病晚期,患者卧床,不能完成主动功能锻炼,需要给予被动功能锻炼,活动关节,按摩四肢肌肉,切勿过度用力,以保持关节功能,防止肌肉萎缩发生。

（4）对于言语障碍及吞咽困难的患者,进行鼓腮、伸舌、眨牙紧闭口唇等动作锻炼面部肌肉功能言语障碍者,指导患者练习读单字词汇等,以锻炼患者协调发音。

（三）循证护理

由于帕金森病患者的治疗方法目前绝大部分为药物治疗,仅可缓解患者的不适症状,而非可以完全治愈,因此,患者很容易会产生抑郁心理,研究表明帕金森病患者抑郁症发生率近30%,因此,帕金森病患者的护理中,关心患者心理变化,给予针对性的心理疏.导极为重要。

多项研究表明,帕金森患者的疾病症状及不良心理变化严重影响患者的生活质量及社交能力,因此常规药物治疗同时,给予患者相应的护理干预,有助于提高患者的生活质量,避免抑郁症的发生通过对患者进行护理干预,以汉密尔顿抑郁量表为衡量标准进行对照实验,得出结论护理干预能明显改善帕金森患者的抑郁状态。

二、肝豆状核变性患者的护理

肝豆状核变性(HLD),又称Wilson病,是种遗传性铜代谢障碍所致的肝硬化和以基底节为主的脑部变性疾病童、青少年期起病,也可有少数推迟至成年发病,欧美国家较为罕见,我国较多见临床多表现为精神症状、肝功能损害、肝硬化及角膜色素环(K-F环)等。

（一）科护理

1.理要点为患者提供安静、设施安全的病室,以保证正常生活选择低铜或无铜食物,严格控制铜的摄入严密观察患者的病情变化,如电解质的变化是否出现黄疸等增进与患者的沟通,发现心理问题,及时解决。

2.要护理问题

(1)有受伤害的危险与肢体活动障碍,精神智能障碍有关。

(2)营养失调:低于机体需要量:与疾病所致吞咽困难及不自主运动导致机体消耗量增加有关。

(3)知识缺乏:缺乏疾病知识。

(4)有个人尊严受损的危险与疾病所致个人形象改变有关。

3.护理措施

(1)一般护理

选择安静、整洁的病室病室内、走廊及卫生间设置扶手,方便患者扶住行走;病室地面清洁、平坦;日常生活用品放置在患者触手可扪及的位置;患者下床活动时,专人陪伴,确保患者安全病早期,未影响患者正常生活,如患者正在上学,应指导家属与学校相互沟通,随时监测患者生活状态及是否出现病情变化出现严重肝功能损害表现时,指导患者卧床休息,选择舒适、安静的病房出现神经及精神症状时,应专人护理,佩戴腕带,必要时在家属的同意下使用约束带,保证患者安全,满足患者生活需要。

限制铜的摄入,选择低铜或不含铜的食物,避免进食贝类,动物内脏、巧克力等含铜量较高的食物,避免使用铜质餐具指导患者进食低铜、低脂、高热量高蛋白质高维生素、易于消食物,如水果、蔬菜、面条等。

保持床单位整洁,干净无渣屑,保持患者皮肤完整指导患者避免情绪过度紧张,鼓励其参加适当的运动,如散步。

(2)病情观察及护理

监测患者尿铜及血清电解质的变化,如有异常,应及时通知医生,遵照医嘱给予对症处置。

监测患者是否出现肝损害表现,如黄疸、肝脾增大腹水甚至意识障碍;是否有眼部变化,如 K-F 环(铜在角膜弹力层沉积产生的角膜色素环)。

观察患者是否出现牙限出皮下出甚至鼻腔及消化道出血等,如出现病情变,应及时通知医生。

患者多是青少年起病,病因多为遗传,因此可能在个家族中会有多人患病,患者容易产生很大压力,出现自卑心理,与人沟通减少等护士应担当倾听者的角色,耐心听取患者的倾诉,同时在此过程中,了解患者的心理变化,发现患者的心理问题,给针对性的心理支持向患者讲解疾病相关知识,帮助患者树战胜疾病的信心。

(二)健康指导

1.疾病知识指导

(1)概念:肝状核变性是种铜代谢障碍导致底节性和肝功能损害的疾病。

(2)病因遗传因素。

(3)主要症状:主要有进行性加重的锥体外系症状系统症状肝脏症状及眼部损害。

(4)常用检查项目:血清铜蓝蛋白及铜氧化酶测定,肝功能检查,头 CT MRI。

(5)治疗:控制铜摄入,药物控制铜的吸收(例如锌剂四硫铜酸按等),促进铜的排泄(例如 D-青霉胺乙基四胺等),手术治疗。

（6）预后：早期发现，早期治疗,般较少影响生存质量及生存期少数病例死于急性肝衰竭及晚期并发感染。

2.用药指导

指导患者严格遵医嘱长期服用药物,观察用药后不良反应,及时告知医生,予以处置。

（1）常用抑制铜吸收药物：锌剂,减少铜在肠道中的吸收,可增加尿铜和粪铜的排泄量,不良反应常出现消化道症状,例如恶心呕吐等,出现以上症状,应及时告知医生。

（2）常用促进铜排泄药物：①D－青霉胺,是首选药物应用此药前先进行青霉素皮试,皮试结果为阴性方可使用D－青霉胺当出现发热皮疹等过敏症状时,要及时告知医生,遵医嘱停药服用D－青霉胺,可以出现消化道症状、皮肤变脆容易破损等,长期服用时可出现免疫系统症状,如狼疮综合征、再生障碍性贫血肾病综合征等长期服用D－青霉胺患者,医生建议同时服用维生素 B_6,防止继发视神经炎。②二硫丁二钠,不良反应较轻,可出现鼻腔或牙龈出血。

3.日常生活指导

（1）规范生活习惯,保证充足睡眠如需要,可协助患者完成日常生活,日常用品放置在易于拿取的位置。

（2）指导患者调整情绪,避免过度紧张和情绪激动。

（3）轻者鼓励参加各项社交活动,坚持锻炼。

（4）卧床患者保持病床整洁,定时翻身背,按摩骨隆突处,避免皮肤完整性受损。

4.康复指导肝豆状核变性患者会出现神经系统症状,如肢体不自主震颤动作迟缓等,康复训练可见本章第一节帕金森病患者康复指导。

（三）循证护理

肝豆状核变性患者多为青少年起病,多数患者为学生,每天忙于学习,因此,不但对疾病了解较少,而且对疾病的重视程度低,饮食和生活多不规律,以上都会严重影响疾病的康复通过对患者的护理,相关学者总结体会得出：健康宣教用药指导、饮食护理、心理支持同等重要多位学者通过大量的临床研究及实验,充分证明了对肝豆状核变性患者进行全面护理,对提高患者生活质量,确保治疗效果有很大的益处。

第五节　癫痫患者的护理

癫痫是多种原因导致的脑部神经元高度同步化异常放电的临床综合征此病具有反复性短暂性及突然发作的特点由于所累及的部位不同,临床表现也不尽相同,主要表现为意识感觉自主神经功能障碍癫痫是神经系统疾病中第大疾病,仅次于脑血管疾病,流行病学资料显示普通人群癫痫的年发病(50～70)/10 万,患病率约为 0.5％,其死率是普通人群的 2～3 倍,为 1.3～3.6)/10 的癫痫患者在 900 万以上,每年有 65 万～70 万新发癫痫患者,难治性癫痫约为 25％,少在 150 万以上

一、专科护理

（一）护理要点

癫痫发作时,应立即取卧位,解开领口腰带头偏向侧,保持呼吸道通畅,必要时吸痰静脉注射安定,速度宜缓慢,因安定有抑制呼吸的作用密。切监测患者意识、瞳孔呼吸、血氧饱和度的变化。

（二）主要护理问

1.有窒息的危险与癫痫发作时分泌物增多及喉头痉挛有关。

2.有受伤害的危险与癫痫发作突然出现意识障碍有关。

3.气体交换障碍与癫痫发作喉头痉挛有关排尿障碍与意识障碍有关。

4.有个人尊严受损的危险与意识障碍引起尿失禁有关。

（三）护理措施

1.一般护理

(1)心病房安静、整洁,避免声光刺激,床旁备压舌板。易碎危险品放置在远离患者的位置,避免癫痫发作时,患者受到伤害为患戴腕带及信息卡,指导患者及家属出现前驱症状时立即卧床或在安全的地方躺下,同时向身边的人呼救。

(2)选择宽松质地柔软衣物。

(3)癫痫发作时,立即为患者取卧位头偏向侧,松解腰带领口,清除口腔内分泌物,保持呼吸道通畅,上下臼齿之间放入压舌板,防舌咬伤,同时给予氧气吸入。

2.病情观察及护理

(1)观察癫痫发作的前驱症状。

(2)监测患者的生命体征和瞳孔的变化,保持呼吸道通畅。

(3)监测癫痫发作频次、癫痫发作时的表现、发作持续时间、是否生自伤或他伤以及发作结束后的恢复程度等,给予及时准确完整记录,并告知医生。

二、健康指导

（一）疾病知识指导

1.概念

是各种原因引起的脑部神经元高度同步异常放电的临床综合征,以短暂性、发作性重复性及刻板性为主要临床特点。

2.病因及诱因

(1)遗传因素及先天性疾病因素。

(2)产伤及孕期母体病症因素。

(3)颅内疾病,如肿瘤、脑搓虫等。

(4)脑血管疾病。

(5)营养代谢性疾病,如甲亢糖尿病等。

(6)既往史诱发癫痫发作的病因,如神经系统疾病、用药史、高热惊厥史。

(7)精神因素,过度兴奋或紧张等。

3.主要症状

(1)部分性发作:①单纯部分发作:包括部分运动性发作,即肢体局部描;体觉性发作,即肢体麻木感或针刺感;自主神经性发作,即面色潮红、多汗、呕吐等症状;精神性发作,遗忘症。②复杂部分性发作:以意识障碍为主要特征。部分性发作继发全面性强直－阵挛发作。③全身性发作:肌痉挛、失神发作、阵挛发作、强直发作等。

(2)常用检查项目:脑电图,视频脑电图,血常规,血寄生虫检查,血糖测定,头 CT、DSA。

(3)预后:预后较好,大部分患者需终身服药由于癫痫类型有所不同,因此预后也不尽相同。癫痫持续状态患者多因高热、神经元兴奋毒性损伤及循环衰竭而死亡。

②饮食指导

进食无刺激、营养丰富的食物,切勿暴饮暴食,同时勿过度饥饿;避免选择咖啡酒等刺激性食物。

(二)用药指导

1.癫痫患者的用药要求严格,必须遵照医嘱按时、按量服药,切忌漏服、自行调量或忽然停药,这样可诱发癫痫持续状态或难治性癫痫。

2.常见抗癫痫药物及不良反应:丙戊酸钠、苯巴比妥、卡马西平、水合氯醛等服用丙戊酸钠的患者中可有少量出现胃肠道不良反应,例如:恶心、呕吐消化不良等,苯巴比妥不良反应主要表现为嗜睡,其他可以出现记忆力减退、共济失调、肌张力障碍及胃肠道不良反应等由于苯巴比妥具有强碱性,应指导患者饭后服卡马西平可加重失神和肌痉挛发作,部分患者服卡马西平可出现药疹水合氯醛保留灌肠,应在患者排便后进行,避免灌肠后将药物排出。

(三)日常生活指导

1.指导患者选择舒适柔软、易于穿脱的病服,病室环境安静,避免过度嘈杂,严格限制人员探视,危险易碎物品应远离患者放置。

2.癫痫患者应保证足够的休息,避免情绪过度激动和紧张,避免出入嘈杂及声光刺激较强的场所。

3.部分患者发病前有前驱症状,指导患者此时应立即采取安全舒适体位;如癫痫发作时,指导家属应立即将患者抱住,慢慢将患者放置在床上,通知医护人员,将压舌板置于患者上、下臼齿之间,以防舌咬伤,切忌用力按压患者肢体,以免发生骨折。

(四)康复指导

1.癫痫患者可遗留言语笨拙,鼓励患者进行语训练,先锻炼单字发音,逐渐锻炼词语表达,最后为整句。

2.帮助患者树立信心,鼓励患者多说多练指导家属可以通过聊天的方式锻炼患者的语能力,沟通时不可表现出厌烦,要耐心与之沟通。

三、循证护理

癫痫患者的用药时间较长,服药时间及服药剂量均有严格要求,告知患者服用药物的重要性、自行更改药量的危害性等,此类用药护理尤为重要。因此,为了提高患者的疾病治愈程度,应做好用药指导,以保证患者服药的依从性。

癫痫患者住院治疗是短期的,更多的时间是在院外进行正常的生活,因此,患者出院后进行良好的康复,避免诱发因素,遵医嘱用药至关重要研究显示,影响癫痫患者不遵医行为的因素有疾病知识认识理解差;健康意识薄弱,不易接受理解健康教育;疾病反复,丧失治疗的信心;担心、恐惧药物的不良反应等,因此健康教育与用药指导至关重要,应引起医护人员的重视。

第六节　脊髓疾病患者的护理

脊髓为中枢神经系统的重要组成部分之一,是脑干向下的延伸部分,上端与延髓相接,下端止于第一尾椎的骨膜脊髓全长粗细不同,具有颈膨大和腰膨大两部分脊髓由上而下共有 31 对脊神颈神经对,胸神经 12 对,腰神经对,低神经对,尾神经对,脊髓同样分为 31 个节段,但表面无明显界限。

一、急性脊髓炎患者的护理

急性脊髓炎是指各种感染后引起自身免疫反应所致的急性横贯性脊髓炎性病变,是常见的脊髓疾病之发病年龄无特异性,男女均可发病主要临床表现为运动障碍感觉障碍自主神经功能障碍。

（一）专科护理

护理要点观察患者是否出现运动障碍及感觉障碍水平面上升,观察患者是否出现呼吸困难做好截瘫的护理,排尿障碍者应留置导尿,保持皮肤清洁,按时翻身拍背,预防压疮患者有运动障碍的同时伴有感觉障碍,因要预防烫伤和冻伤的发生。

2.主要护理问题

（1）躯体活动障碍与脊髓病变所导致的截瘫有关。

（2）尿湘与脊髓病变导致自主神经功能障碍有关。

（3）有便秘的危险与脊髓病变导致自主神经功能障碍有关。

（4）感知觉紊乱与脊髓病变水平以下感觉缺失有关。

（5）气体交换障碍与高位脊髓病变导致呼吸肌麻痹有关。

（6）知识:缺乏疾病相关知识。

3.护理措施

（1）一般护理:①保持床单位整洁、无渣屑,每日擦洗皮肤次,每小时给予翻身次,床两侧设置扶手,以便患者自行翻身时,起到辅作用。②鼓励患者进食易消食物,多饮水。③出现尿潴留,立遵医嘱给予留置导尿。④每次翻身瘫痪肢置于功能位,关节和肌肉的被动运动。

（2）病情观察及护理:①观察患者的呼吸频率和深度,是否出现呼吸困难,监测血氧饱和度指标。②观察患者是否出现病变水平面上升,并及时告知医生严密观察患者皮肤完整性,备班次要交接患者的皮肤情况,避免因运动及感觉障碍导致皮肤长时间受压而出现压疮与此同时,部分患者可能会出现尿便失禁,增加了形成压疮和皮肤破溃的危险。③监测用药后的疗效及不良反应。

（二）健康指导

1.疾病知识指导

（1）概念:急性脊髓炎是指各种感染后引起自身免疫反应所致的急性横贯性脊髓炎性病变。

（2）病因:尚不明确,多数患者在出现脊髓症状前 1～4 周有发热、上呼吸道感染或腹泻等病毒感染症状。

（3）主要症状：①感觉障碍：病变水平以下肢体感觉丧失，恢复较慢。②运动障碍急性起病，常表现为双下肢截瘫，早期为脊髓休克期，呈弛缓性瘫痪，肌张力减低腱反射减弱或消失病理反射阴性。③自主神经功能障碍：早期表现为尿潴留，病变水平以下肢体无汗或少汗，易水肿等。

（4）常用检查项目：脑脊液检查，下肢体感诱发电位及 MRI。

（5）预后：若无较严重并发症，可于 3～6 个月内基本恢复至生活自理若出现压疮、泌尿系统感染或肺部感染等并发症时，会有后遗症急性上升性脊髓炎和高颈段脊髓炎预后不良，多因呼吸循环衰竭而在短期内死亡。

2.饮食指导

指导患者进食高蛋白高维生素高纤维素及易于消化的食物，鼓励患者多饮水，供给身体足够的水分及热量，时刺激肠蠕动，以减轻或避免便秘和肠胀。

3.用药指导

（1）急性期可采用甲泼尼龙短程冲击疗法，应用此药物注意现用现配，并配合生理激素分泌特点，上午应用在应用激素的同时注意补钙，避免发生股骨头坏死。

（2）大剂量免疫球蛋白治疗前查肝炎系列梅毒和艾滋病外，此药物价格较高，应用前应取得家属的知情同意讲解皮质类固醇激素类药物应用的必要性，此类药物所治疗时间相对较长，需逐渐减量。

4.日常生活指导

保持床单位清洁无渣屑配合使用气垫床，给予定时翻身叩背，翻身时，指导患者扶床两侧扶手协助翻身。

（2）保持肛周及会阴部清洁干燥，鼓励患者自行咳嗽痰，如无法咳出，给予叩背，如痰液黏稠，可遵照医嘱给予雾化吸入，必要时给予吸痰。

（三）循证护理

急性脊髓炎起病急，大部分疾病发展快，造成机体不同程度的功能损害，同时也会引起患者的心理变化，因此给予患者进行整体的护理必要的整体护理既能保证患者的正常治疗，机体功能得以最大限度的恢复，又可保证患者以良好的心理状态接受并配合治疗，促进患者身心健康。

整体护理能够促进患者身心健康，但患者较为重视的还是受损功能能否恢复，以及恢复的程度，因此急性脊髓炎，患者的康复肌练习格外重要。通过随机分组进行的对照试验表明，早期康复护理可提高患者日常生活活动能力，所以应鼓励及指导患者进行早期康复。

二、脊髓压迫症患者的护理

脊髓压迫症是一组椎管内或椎骨占位性病变引起的脊髓受压综合征随着疾病的不断发展，可出现不同程度的椎管梗阻横贯性损害，同时会出现脊神经根和血管受累分为急性脊髓压迫症和慢性脊髓压迫症急性脊髓压迫症表现为起病急，发展迅速，病变水平以下呈弛缓性瘫痪，各种感觉丧失，尿便潴留慢性脊髓压迫症表现为神经根痛运动和感觉障碍、尿便潴留等。

（一）专科护理

1.护理要点

指导患者减少突然用力的动作,以减轻或避免引起疼痛,评估患者是否出现尿潴留,做好皮肤护理,预防压疮、烫伤或冻伤。

2.主要护理问题

(1)慢性疼痛与脊髓压迫引起的神经根痛有关。

(2)躯体活动障碍与脊髓病变所导致的截瘫有关。

(3)有皮肤完整性受损的危险与双下肢运动、感觉障碍有关。

(4)便秘与疾病导致自主神经功能障碍有关。

(5)睡眠型态紊乱与脊髓压迫导致疼痛有关。

(6)焦虑与疼痛及突然出现的双下肢瘫痪有关。

3.护理措施

(1)一般护理

①保持床单位整洁,协助患者翻身,保持瘫痪肢体功能位1~2小时给予更换体位一次,每个班次要交接皮肤情况。

②鼓励患者多饮水,进食含粗纤维食物,以促进排便如出现尿潴留,立即遵医嘱给予留置导尿管。

③避免在病变节段以下肢体使用热水袋、冰袋等,以防发生烫伤或冻伤静脉输液选健侧、上肢,避免选择患肢,以免引起肢体肿胀。

(2)病情观察及护理

①监测患者生命体征及血氧饱和度。

②观察患者呼吸频率、幅度,排尿、排便情况及肢体活动能力。

③监测用药后的疗效及不良反应。

④观察患者术前和术后症状是否有缓解。

(二)健康指导

1.疾病知识指导

(1)概念:脊髓压迫症是组椎管内或椎骨占位性病变引起的脊髓受压综合征。

(2)病因:①肿瘤较常见。②炎症结核性脑脊髓膜炎、脊髓非特异性炎症等。③滑柱外伤:如骨折、椎管内血肿等。④先天性疾病:如颈椎融合畸形、脊髓血管畸形颅底凹陷症等。⑤血液系统疾病:凝血机制障碍患者,腰椎穿刺术后硬膜外成血肿,可使脊髓受压脊柱退行性病变。

(3)主要症状

1)急性脊髓压迫症:急性起病,发展迅速,常于几小时至几日内脊髓功能完全丧失,表现为病变水平以下呈弛缓性瘫痪,各种感觉障碍,尿便潴留。

2)慢性脊髓压迫症:①心神经根症状:多在疾病早期出现,表现为局部针刺样电击火烙样疼痛,甚至局部皮肤感觉减退或消失咳嗽用力等可使疼痛加剧。②运动障碍病变水平以下呈弛缓性瘫痪。③感觉障碍:病变水平以下痛温觉减退或消。④自主神经功能障碍:可出现尿便失禁,受损肢体无汗等。⑤反射异常:受迫部位不同,会出现不同的异常反射,如锥体束损害时,损害水平以下同侧键反射亢进。⑥脊膜刺激症状:多由于硬膜外病变所引起,主要表现为脊柱局部叩击痛局部自发痛活动受限等。⑦常用检查项目:脑脊髓检查脑脊液常规生化及动力学改变,脊柱CT阳,椎管造影,核素扫描等。⑧预后:取决压迫时间病变程度解压程度及功能障碍程度,般压迫解除越快、受压时间越短,脊髓功能损害也就越小,预后越好。急性脊髓压迫由于不能充分发挥代偿功能,因此预后差。

2.日常生活指导

(1)定时给予更换体位及皮肤护理,可使用多功能气垫床后严格进行轴位翻身。

(2)出现尿潴留时,可给导尿,每日次会阴护理,患者排便应及时给予清洁擦拭及通风,避免发生皮肤破溃。

(3)出现感觉障碍的患者,病变水平以下肢体不可使用热水袋和冰块,以免发生烫伤和冻伤。

(三)循证护理

脊髓迫症所治疗及康复训练时间相对较长,部分患者会生极大的心理负担,产生消极的情绪,此时需要护士给予心理上的安慰,鼓励患者以积极的心态面对疾病,疾病可怕,心理疾病同样怕,此为了患者的身心健康,医护人员需重视对患者的心理护及时给予患者心理疏导。

脊髓压迫症的治疗方法主要以手术或介入治疗为主来消除压迫病因,手术切除压迫肿物,患者的脊髓压迫症状得以缓解相关学者统计分析出:在所统计的病例中术后感染的发生概率为14%,护理中要密切关注预防感染、防止并发症因此,在对患者进行全面护理时,术后护理应受到重视,同时,护士在进行各项操作时应严格遵守无菌操作原则,降低发生感染的概率,促进患者早日康复。

第七节　周围神经系统疾病患者的护理

周围神经系统是指位于脊髓和脑干的软膜外的所有神经结构,即从脊髓腹侧和背侧发出的脊神经根组成的脊神经,以及从脑干腹外侧发出的脑神经,但不包括嗅神经和视神经,它们是中枢神经系统的特殊延伸。周围神经系统分为脊神经、脑神经和自主神。在经神经活动的过程中,周围神经使感受器中枢神经系统及各效应器联系起来,保证机体内各器官的活动统一、协调,也使机体与外界环境间保持相对平衡周围神经疾病是指原发于周围神经系统结构或功能损害的疾病常见的有特发性面神经麻痹、急性炎症性脱髓鞘性多发性神经病等。

一、特发性面神经麻痹患者的护理

特发性面神经麻痹是指茎乳突孔内急性非化脓性神经损害引起的周围性面瘫,又称Bell麻痹或面神经炎。

(一)专科护理

1.护理要点

指导患者饮食宜清淡,富有营养、易消化半流质或软质饮食,加强口腔护理及眼部护理,尽早开始面肌的康复训练,对外表形象较在意的患者,给予正确引导,减轻心理负担,鼓励患者树立战胜疾病信心,指导患者自我形象修饰的方法。

2.主要护理问题

(1)自我形象紊乱与面神经麻痹所致口角歪斜有关。

(2)慢性疼痛与面神经病变累及膝状神经节有关。

3.护理措施

(1)一般护理：①休息与活动：保证患者充分休息，指导患者建立规律的作息时间，睡眠者，采用睡眠辅助方法，如背部按摩热水泡脚等。提供安静舒适的睡眠环境，做好心理护理，消除顾虑，以利于睡眠。②饮食护理：发病初期，患者进食时，食物很容易潴留在瘫痪侧的颊部，因此，应指导患者从健侧进食味觉与咀嚼功能的减退直接影响到患者的食欲，鼓励患者选择富有营养，易消化半流质或软食，饮食宜清淡，避免干硬粗糙的食物，多食水果、蔬菜辛辣生冷刺激食物疾病恢复期应指导患者进食时将食物放在患侧颊部，细嚼慢咽，促进患侧肌群被动锻炼。③生活护理：做好口腔护理，保持口腔清洁；眼睑不能闭合者予以眼罩眼镜遮挡及滴眼药等保护，患者外出时可戴口罩系围巾，或使用其他改善自身形象的恰当修饰。

(2)用药护理：指导患者了解常用药物的用法用量不良反应及注意事项等应用抗病毒药物如注射用更昔洛韦阿昔洛韦时，应指导患者摄入充足水分，加快药物代谢，降低药物毒性。

(3)心理护理：患者于患病初期多出现情绪变化，产生焦虑恐惧忧郁的心理，情绪紧张易激动，担心留下后遗症而悲观绝望，观察患者有无心理异常的表现，鼓励患者表达对面部形象改变的自身感受和对疾病预后担心的真实想法，给予正面引导，以解除患者的心理压力。

(4)康复护理：①早期康复干预：加强面肌的主动和被动运动，指导患者对患侧面部及耳后部位给予湿热敷，温度适中，避免烫伤，然后进行局部按摩以促进局部血液循环，减轻患侧面肌的过度牵拉指导患者使用手根部自患侧口角向上方螺旋式按摩面部，每日3次，每次5～10分钟，促进血液循环。②恢复期功能训练：当神经功能开始恢复后，鼓励患者练习瘫痪侧的面部肌群随意运动，如皱眉、闭眼、吹口哨等，训练可按节奏进行，每天2次，避免肌肉萎缩。

(二)健康指导

1.疾病知识指导

(1)概念：特发性面神经麻痹主要是面神经非细菌性非化脓性炎症，是一种常见病、多发病，多因局部受风吹或着凉而起病，通常认为是局部营养神经的血管因受风寒而发生痉挛，导致面神经织缺血水肿或受压而致病。

(2)病因：面神经炎病因尚未完全阐明目前认为是由于骨性面神经管只能容纳面神经通过，所以面神经一旦缺血水肿必然导致神经受压病毒感染、自主神经功能不稳等均可导致局部营养神经的血管痉挛，神经缺血、水肿而出现面肌瘫痪。

(3)主要症状常在20～50岁的青壮年中发病，单侧患病为多见，病初可有麻痹侧耳后或下颌角后疼。临床表现以一侧面部表情肌突然瘫痪，同侧前额皱纹消失，眼裂扩大，鼻唇沟变浅，面部被牵向健侧为主要特征脑血管疾病所致的中枢性面瘫表现为灶对侧眼裂以下的面瘫，二者应注意鉴别。

(4)常用检查项目：面神经传导检查对早期（起病后5～7日完全瘫痪者）的预后判断具有指导意义。如患侧诱发的肌电位 M 波波幅为对侧正常的30%或以上者，则有望在2月内完全恢复，<30%者，其预后多伴有并发症（如面肌痉挛）。①治疗：治疗原则为改善面部血液循环，减轻面神经水肿缓解神经受压，促进神经功能恢复。心药物治疗，常用药物有皮质

类固醇、B族维生素、阿昔洛韦等。②理疗:超短波速热疗法、红外线照射或局部热敷。③康复治疗:恢复期可行碳离子透入疗法针刺或电针治疗等。

(6)预后:①不完全性面瘫可于起病后1~3周开始恢复,1~2月内痊愈,年轻患者预后较好老年患者发病时伴乳突区疼痛,合并糖尿高血压、动脉硬化等预后较差。②完全性面瘫病后周内检查面神经传导速度可判定预后,病后10天面神经出现失神经电位通常需3个月恢复早期治疗对提高疗效起关键作用。

2.饮食指导

指导患者进食营养丰富的半流食或普食,进食时食物放在患侧颊部,细嚼慢咽,促进患侧肌群被动锻炼,由于咀嚼不便,唇颊之间易积食病情较轻者,进食后及时漱口,清除口腔内侧滞留的食物;病情较重者,进食后做好口腔护理鼓励患者每日饮水量在2000ml以上,有利于药物代谢后由肾脏排泄。

3.日常生活指导

确保患者充分休息,为患者提供安全舒适、整洁的病房,保证患者有充足的睡眠时间,减少用眼、减少光源激,如电视电脑紫外线等;外出时戴墨镜保护,同时滴一些有润滑抗感染营养作用的眼药水,睡觉时可戴眼罩注意面部保暖,出汗应及时擦干用温水洗脸刷牙,不接触冷风,睡眠时勿靠近窗边,外出时戴口罩,避免直接吹风。

4.自我按摩及训练指导

(1)自我按摩:按键侧肌运动方向按摩患侧,按摩手法应柔软适度、持续、稳重,每天早晚各1次为宜。

(2)表情动作训练:进行皱眉、闭眼、吹口哨、鼓腮、示齿等运动,训练时可按节奏进行,每天训练3次以上。

5.预防

复发避免去人多、气污浊的场所注意气候温热变化预防面瘫复发最好的办法是平时要注意保持良好的心情及充足的睡眠,并适当进行体育运动,增强机体免疫力此外,还应注意睡眠时避免吹风。

(三)循证护理

特发性面神经麻痹常规药物治疗能减轻炎性反应,而良好的心理活动能够提高神经系统的调节能力,使大脑皮层处于兴奋状态,将神经系统的调节能力达到最大水平,以促进运动功能的恢复,学者认为不同层次员对自身的形象要求不同,护理从事公众性强的工作的患者,如演员、教师等人群,应着重帮助患者在心理上战胜自己护理人员极有必要提高心理护理技巧,尝试对医疗无法解决的问题用护理方法来弥补,使生理上的缺陷尽可能少地影响患者生活和工作,使不同层次的患者人群生活和工作愿望得到尽可能的展现有学者研究表明运用健康信念模式教育在面瘫患者的护理中具有重要的意义通过对患者进行健康信念模式教育,使患者认健康行为益处和障碍,改变不良的心理负性情绪,使健康教育达"知、信、行",从而树立战胜疾病的信心,促进疾病的早日康复。

二、急性炎症性脱髓鞘性多发性神经病患者的护理

急性炎症性脱髓鞘性多发性神经病(AIDP),又称吉-巴雷综合征(GBS),为急性或亚急性起病的大多可恢复的多发性脊神经根(可伴脑神经)受累的一组疾病主要病理改变为周围神经广泛炎症性节段性髓鞘和小血管周围淋巴细胞及巨噬细胞的炎性反应病前可有非特

异性病毒感染或疫苗接种史,部分患者病前有空肠弯菌感染史。

（一）专科护理

1.病理要点

呼吸麻痹是 GBS 危及生命的主要症状,应密切观察患者的呼吸型态,及时采取急救措施,防止患者因呼吸肌麻痹而窒息死亡给予高热量、高蛋白、高维生素、易消化的流质饮食,有进食障碍及尿障碍患者给予鼻饲及导尿加强生活护理及皮肤护理,注意肢体体位的摆放,早期协助患者进行康复训练。

2.主要护理问题

（1）低效型呼吸型态与呼吸肌麻痹有关。

（2）躯体活动障碍与四肢肌肉进行性瘫痪有关。

（3）吞咽障碍与脑神经受损所致延髓麻痹咀嚼肌无力等因素有关。

（4）恐惧与呼吸困难、濒临死感或害怕气管切开等因素有关。

3.护理措施

（1）首要护理措施:①严密观察患者的呼吸频率、深度、型态及胸廓起伏变化;有无胸闷、发绀、烦躁、出汗、摇头等症状,特别是患者发病的第 1 周是病情进展的高峰期,患者极易出现呼吸肌麻痹而致的呼吸困难,甚至呼吸骤停严密观察呼吸困难的程度,把握气管插管、气管切开指征。②保持呼吸道通畅及通气功能的良好状态。③头偏向一侧,定时翻身、叩背、吸痰,给予雾化吸入抗生素、化痰药物,体位引流,以利于呼吸道分泌物及时排出,预防肺不张及肺部感染。④根据患者缺氧状态给予鼻导管或面罩吸氧;抬高床头、半坐位,及时发现患者缺氧症状,配合医生进行急救处理。⑤准备好气管插管、气管切开的用配合医生气管插管气管切开,必要时转入 ICU 使用呼吸机辅助通气;急重症患者做好重症监护护理。

（2）一般护理措施:①休息与活动急性期卧床休息,保持肢体功能位,恢复期指导患者进行肢体功能训练。②饮食护理:延髓麻痹不能吞咽进食者应给予鼻饲管置管,予以高蛋白、高维生素、高热量且易消化的流质食物,保证机体足够的营养供给进食时和进食后 30 分钟抬高床头,防止食物反流引起窒息生活护理帮助患者取舒适体位,向患者及家属说明翻身及肢体运动的重要性,每 2 小时翻身一次,保持床单位整洁燥;每日口腔护理 2~3 次,并行温水全身擦拭,保持皮肤清洁,促进血液循环。

（3）用药护理:按医嘱正确给药,注意药物的作用不良反应如使用丙种球蛋白时,应讲解药物应用的计算方法[0.4g/(kg·d)],在应用前签署知情同意书。药物昂贵,避免渗出以及不必要的浪费,镇静安眠类药物可产生呼吸抑制不能轻易使用,以免掩盖或加重病情。

（4）心理护理:本病起病急,进展快,恢复期较长,患者常产生焦虑恐惧心理及急躁情绪,而长期的情绪低落不利于康复及时了解患者的心理状况,主动关心患者,耐心倾听患者的感受帮助分析解释病情,告知本病经积极治疗和康复锻炼大多预后良好,使患者增强自信心,去除烦恼,积极配合治疗。

（5）康复护理:①防止瘫痪肢废用:在患病早期保持患肢良肢位;防止肩关节、髋关节外展、足下垂姿势的发生。在恢复期做好患肢的被动、主动功能训练,步态训练,以利肢体功能恢复。

②预防压疮使用预防压疮的具如气垫床、软垫、压贴等,以减轻受压部位的压力;保持床单位患者皮肤的清洁燥,定时擦浴翻身,防止局部皮肤因汗时间过长而引起压疮。

（二）健康指导

1.疾病知指导

（1）概念：急性炎症性脱髓鞘性多发性神经病是种自身免疫介导的周围神经病，常累及脑神经。

（2）病因：确切病因尚不明确，般认为本病属种迟发型自身免疫性疾病，病理及发病机制类似细胞介导的实验性变态应性神经病，病原体的某些组分与周围神经髓鞘的某些组分相似，机体免疫系统发生错误识别，产生自身免疫性细胞与自身抗体，并针对周围神经组分发生免疫应答，引起周围神经髓鞘脱失。

（3）主要症状

运动障碍：急性或亚急性起病，四肢对称性无力，多从双下肢开始，逐渐向上发展，出现弛缓性瘫痪，于数日至周达到高峰病情危重者在1～2日内迅速加重，出现四肢对称性弛缓性瘫痪严重者可累及呼吸肌，出现呼吸肌麻痹，甚至死亡。

①感觉障碍：肢体远端感觉异常或手套袜子型感觉缺失脑神经损害：双侧周围性面瘫多见。

②自主神经症状：多汗皮肤潮红手足肿胀及营养障碍。

③神经反射异常：深反射减弱或消。

④心理社会现：由于起病急，肌力减退逐渐加重，甚至出现呼吸困难等严症状患者常出现焦虑恐惧精神抑郁。

⑤并发症：窒息肺部感染心力衰竭等。

（4）常用检查项目

①脑脊液检查：特征性表现为蛋白细胞分离即蛋白含量增高而细胞数目正常1～2周后蛋白质开始升高，4～6周后可达峰值。

②肌电图：最初改变是运动单位动作电位降低，发病2～5周可见纤颤电位或正相波神经传导速度检查早期可仅有波或反射延迟或消失，F波异常提示神经近端或神经根损害，对BS诊断有重意义；晚期可见神经传导速度（NCV）减慢，运动潜伏期延长，波幅正常或轻度异常提示脱髓鞘改变，轴索受损波幅明显减低。

腓脑神经活检：可作为GBS辅助诊断方法活检可见炎症细润及神经脱髓鞘。

（5）治疗

①血浆置换。

②药物治疗：常用药物有免疫球蛋白皮质类固醇抗生素等。

③辅助呼吸。

④对症治疗和防治并发症。

（6）预后

本病具有自限性，预后较好瘫痪多在周后开始恢复，多数患者个2月至1年内恢复正常，约10％患者遗留较严的后遗症60岁以上，病情进展迅速并需要辅助呼吸以及运动神波幅降低者预后不良。

2.饮食指导

（1）急性期：指导患者进食高热量、高蛋白、高维生素、易消化的软食，多食新鲜蔬菜、水果，补充足够的水分；延髓麻痹不能进食者、气管切开者给予鼻饲流食，维持水、电解质平衡。

（2）恢复期指导患者合理进食，改变不良的饮食习惯，如少食油炸、烧烤、膨化食品等，多食新鲜蔬菜水果,避免粗糙、干燥、辛辣等刺激性食物。

3.用药指导

及时向患者及家属进行用药宣教,耐心讲解药物的作用机制,如神经生长因子可以促进神经组织损伤后突触的神纤维长出侧芽,提高神经递质的生物活性,具有使轴索、髓鞘再生的作用而早期使用免疫球蛋白则可中和 IgG 抗体阻断抗体介导的免疫损害作用,促进神经再生用药后应密切观察药物疗效及不良反应。

4.日常生活指导

(1)指导患者及家属掌握本病相关知识及自我护理方法,鼓励患者保持心情愉快和情绪稳定,增强体质和机体抵抗力,避免淋雨受凉、疲劳和创伤等诱因。

(2)加强肢体功能锻炼,肢体被动和主动运动均应保持关节的最大活动度,运动过程中专人陪护,防止跌倒受伤。

5.康复指导

(1)运动疗法:运动疗法是周围神经损伤的重要康复疗法,有明显瘫痪的患者应保持患肢功能位,采用人力或器械进行患肢被动运动和按摩,其主要作用是保持关节活动度,防止关节挛缩变形,保持肌肉的长度和肌张力、改善局部循环,防止肌肉萎缩,按摩的手法要轻,长期强力按摩有加重肌萎缩的危险。

(2)物理疗法:包括温热疗法、激光疗法、水疗及电疗法,均可促进局部循环,促进细胞生长,缩短瘫痪病程作用。

(3)作业疗法:经上述康复治疗大多病例可明显恢复,如仍留有明显的运动障碍,可采用作业疗法,治疗中不断增加训练的难度和时间,以增强肌肉的灵活性和耐力缩短康复时间。

6.预防复发

(1)加强营养,增强体质和机体抵抗力,避免淋雨、受凉、疲劳和创伤,防止复发。

(2)当费者出现胃区不适腹痛柏油样大便、肢体肿胀疼痛及咳嗽咳痰发热、外伤等情况立即就诊。

(3)遵医嘱正确服用药物。

(三)循证护理

吉兰-巴雷综合征是神经内科较为常见的一种疾病,呼吸肌麻痹是该病患者的主要死因研究表明对出现面瘫、延髓部症状及自主神经功能障碍的吉兰-巴雷综合征患者应提前做好呼吸机治疗的准备,了解预测呼吸机治疗因素有助于医护人员观察病情、提高对危重患者的重视程度护理过程中密切关注病情进展,重视呼吸道管理,保持呼吸道通畅是本病护理的关键在救治患者生命的同时,还应考虑患者预后,对四肢瘫痪的患者早日实施康复训练,预防肌肉萎缩,使患者早日回归社会。

第八节　神经-肌肉接头和肌肉疾病患者的护理

神经-肌肉接头疾病是一组神经-肌肉接头处传递功能障碍疾病,有遗传性和获得性之分肌肉疾病是指骨骼肌疾病,临床表现主要为肌无力肌张力低下或强直肌萎缩或肥大等,不伴感觉障碍和肌束震颤。

一、重症肌无力患者的护理

重症肌无力(MG)是乙酰胆碱受体抗体(AChR－Ab)介导的,细胞免疫依赖及补体参与的神经－肌肉接头处(NMJ)传递障碍的自身免疫性疾病病变主要累及神经－肌肉接头突触后膜上的乙酰胆碱受体在我国南方发病率较高,任何年龄均可发病,常见 20－40 岁,女性多于男性发病诱因多为感染精神创伤度疲劳妊娠、分娩等起病隐袭,多数患者眼外肌最先受累,受累肌肉呈病态疲劳,多于下午或傍晚劳累后加重,早晨或经休息后可减轻,呈现规律的"晨轻暮重"波动性变化病情缓慢进行性发展逐渐累及其他脑神经支配的肌群,如面肌延髓肌颈肌及四肢近端肌群亦常受累呼吸肌受累可有咳嗽软无力呼吸困难等表现,重者可出现呼吸肌麻痹而窒息死亡。

(一)专科护理

1.护理要点

此病具有晨轻暮重休息后症状减轻的特点,应指导患者充分休息,避免疲劳宜选择清晨休息后或肌无力症状较轻时进行活动进餐前充分休息或服药后进餐密切观察病情,观察患者是否有重症肌无力危象发生,密切观察呼吸型态,防止呼麻痹而窒息,备好抢救物品,随时准备抢救有躯体移动障碍的患者,注意肢体功能位的正确摆放,防止压疮。

2.主要护理问题

(1)有发生肌无力危象的危险与病变累及延髓不能正常呼吸有关。

(2)生活自理缺陷与眼外肌麻痹眼睑下垂或四肢无力运动障碍有关。

(3)有误吸的危险与病变侵犯咽、喉部肌肉造成饮水呛咳有关

(4)知识缺乏缺乏疾病相关知识

3.护理措施

(1)严密监测肌无力危象,及时配合抢救与护理重症肌无力危象指呼吸肌受累时出现咳嗽无力甚至呼吸困难,需用呼吸机辅助通气,是致死的主要原因重症无力危象分为种类型:①肌无力危象:最常见的危象,疾病本身发展所致,多由于抗胆碱酯酶药量不足如注射依酚氯按或新斯的明后症状减轻诊断。②胆碱能危象:较为少见,由于抗胆碱酯酶药物过量引起,患者肌无力加重,并且出现明显胆碱酯酶抑制剂的不良反应,如肌束颤动及毒蕈碱样反应可静脉注射依酚氯铵 2mg,如症状加重立即停用抗胆碱酯酶药物,待药物排除后可重新调整剂量。③反拗危象:由于对抗胆碱酯酶药物不敏感而出现严重的呼吸困难依本分氯铵试验无反应,此时应停止抗胆碱酯酶药,对做气管插管或切开的患者可采用大剂量类固醇激素治疗,待运动终板功能恢复后再重新调整抗胆碱酯酶药物剂量。

(2)一般护理措施:①休息与活动:指导患者充分休息,避免疲劳活动宜选择清休息后或肌无力症状较轻时进行,自我调节活动量,以省力和不感疲劳为原则。②饮食护理给予高热量高蛋白、高维生素、富含钾钙的软食或半流食,避免干硬和粗糙食物进食时尽量取坐位,进餐前充分休息,或服药 15～30 分钟后产生药效时进餐给患者充足的进食时间,指导患者少量多餐,细嚼慢咽。

生活护理肌无力症状明显时,应协助做好洗漱进食、个人卫生等生活护理,保持口腔清洁,防止外伤感染等并发症。

(3)用药护理:监测药物的疗效及不良反应,抗胆碱酯酶药物宜自小剂量开始,用药间隔

时间尽可能延长,必须按时服用,有吞咽困难者应在餐前分钟口服,处于感染或月经前期常需增加药应用皮质类固醇激素应观察并发症应用免疫抑制剂应监测血注意肝、肾功能变化。

(4)心理护理:重症肌无力症状影响着患者的正常生活,此病的病程长且易复发,患者往往精神负担重,易出现悲观恐惧的情绪,影响治疗效果护理人员对患者做好心理护理,可以增强患者胜疾病的信解释病情,详细告诉本病的病因临床过程治疗效果,让患者了解只要配合治疗,避免诱因,预后较好此外,也应告知患者家属给予情感支持,使患者保持良好心态,以助其早日康复。

(5)康复护理:心有严重语言障碍的患者给予语言康复训练,鼓励患者多与他交流,并为其准备纸、笔画板等交流工具,指导患者采用文形式和肢体语言表达自己的需求。

有躯体移动障碍的患者,注意保持肢体功能位的正确摆放,避免由于痉挛产生的异常姿势影患者的生活质,注意体位变换床上运动训练(Bobatb 握手、桥式运动、关节被动运动)坐位训练、站立训练、步行训练,平衡共济训练等。

(二)健康指导

1.疾病知指导

(1)概念:重症肌无力是乙酰胆碱受体抗体介导细胞免疫依赖及补体参与的神经-肌肉接头处传递障碍的自身免疫性疾病。

(2)病因:本病是种与胸腺异常有关的自身免疫性疾病,但可能与某些遗传因素也有关。

(3)主要症状:①多数患者眼外肌最先受累,表现为眼睑下垂、斜视和复视;②面肌受累时鳞纹减少、表情动作无力;③延髓肌受累时出现吞咽困难、进食时间延长、饮水呛咳、构音不清、咳嗽无力呼吸困难;④颈肌及四肢近端肌群受累时表现为,屈颈抬头无力、四肢乏力,受累肌肉呈病态疲劳,呈规律的"晨轻暮重"波动性变化。

(4)临床分型:①成人型:a.Ⅰ眼肌型(15%～20%):病变仅限于眼外肌,出现上睑下垂和复视。b.ⅡA 轻度全身型(30%):可累及眼面、四肢肌肉,生活多可自理,无明显咽喉肌受累。c.ⅡB 度全身型(2 5%四肢肌群受累明显,除伴有眼外肌麻痹外,还有较明显的咽喉肌无力症状,如说话含糊不清、吞咽困难、饮水呛咳、咀嚼无力,但呼吸肌受累不明显。d.Ⅲ急性重症型(15%):急性起病,常在数周内累及延髓肌肢带肌、躯干肌和呼吸肌,肌无力严重,有重症肌无力危象,需做气管切开,死亡率较高。e.Ⅳ迟发重症型(10%):病程达 2 年以上,常由Ⅰ、ⅡA、ⅡB 型发展而来,症状同Ⅲ型,常合并胸腺瘤,预后较差。f.Ⅴ肌萎缩型:少数患者肌无力伴肌萎缩。②儿童型:a.新生儿型:母亲患 MG,约有 10%可将 AChR 抗体 IgG 经胎盘传给新生婴儿患儿出生后即哭声低吸吮无力肌张力低作减少经治疗多在周至几个月缓解。b.先天性肌无力综合征:出生后短期内出现持续的眼外肌麻痹常有阳性家族史,但其母亲未患 MG。c.少年型:多在 10 岁后发病,常表现为单纯眼外肌麻痹,部分伴吞咽困难及四肢无力。

(5)诱因:多为感染、精神创伤过度疲劳妊娠分娩等,这些因素也可使病情加重甚至诱发重症肌无力危象。

(6)常用检查项目尿和脑脊液检查,重复神经电刺激、单纤维肌电图 AChR 抗体滴度检测胸腺 CT 阳检查、甲状腺功能检查。

(7)治疗:①心胸腺治疗胸腺切除可解除患者自身免疫的始动抗原,适用于伴有胸腺肥大和高 AChR 抗体效价者;伴胸腺瘤的各型重症肌无力患者,年轻女性全身型 MG 患者;对抗胆碱酯酶药治疗反应不满意者的患者术后症状缓解或治愈年龄较大或其他原因不适于做胸腺切除者亦可胸腺放射治疗。②药物治疗常用药物有胆碱酯酶抑制剂肾上腺皮质激素和免疫抑制剂肾上腺皮质激素可抑制自身免疫反应,减少 AChR 体的生成,改善神经一肌肉接头的传递功能。③血浆置换:起效快,但疗效持续时间短,随抗体水平增高而症状复发且不良反应大,仅适用于危象和难治性重症肌无力。④免疫球蛋白:大剂静脉注射免疫球蛋白,可作为辅助治疗缓解病情。⑤预后:重症无力患者般预后良好,但危象的死亡率较高,特别是 1~2 年内,易发生肌无力危象。

2.饮食指导

(1)进食高蛋白、高维生素、高热量、富含钾与钙的软食或半流食,避免干硬或粗糙食物。

(2)进餐时尽量取坐位,进餐前充分休息或在服药 15~30 分钟后产生药效时进餐。进餐过程中如感到疲劳,可适休息后再继进食,要分次少量慢咽。

(3)在安静的环境下进餐,减少环境中影响患者进食的不利因素,如交谈电视声等,不要催促和打扰患者进食。

3.用药指导

(1)本病病程长,需长期服药治疗,要严格遵医嘱服药,不可自行增减药量避免因服药不当而诱发肌无力危象和胆碱能危象。

(2)抗胆碱酯酶药物:小剂量服用,逐步加量,以维持日常生活起居为宜常用药物为澳毗斯的明、新斯的明必须按时服用应在餐前 30 分钟口服密切观察有无恶心呕吐、腹痛腹泻汗、流涎等不良反应。

(3)肾上腺皮质激素:临床多采用大剂量递减疗法,症状改善后维持用量,逐渐减量长期服用糖皮质激素,要注意有无消化道出血、骨质疏松、股骨头坏死等并发症,必要时服用抑酸剂、胃黏膜保护剂。

(4)本病应禁忌服用氨基糖苷类抗生素(庆大霉素、链霉素、卡那霉素,阿米卡星等)、奎宁、普鲁卡因胺、普萘洛尔、氯丙嗪,以及各种肌肉松弛剂(氨酰胆碱、氯化琥珀胆碱)、镇静剂等,以免使肌无力加剧或诱发危象,免疫球蛋白:副作用有头痛感冒样症状,1~2 天内症状即可缓解。

4.日常生活指导

(1)生活规律:养成良好的作息习惯,按时睡眠,不要熬夜,注意劳逸结合,眼肌型重症肌无力的患者要注眼睛的休息,不要用眼过度,少看电视。

(2)增强营养注意合理调整饮食,增加高蛋白高脂肪的食物,加强营养,增强身体的抵抗能力。

(3)注意锻炼:散步打太极拳或其他的健身操等对重症肌无力患者增强身体免疫力有一定的帮助,患者可以根据自己的病情选择合适的锻炼方法,但不可操之过急。

(4)防感患者本身抵抗力差,常因感冒诱发或加重病情,因此生活中注意预防感冒,做好保暖措施,避免加重病情。

5.管道维护气管插管的护理

(1)固定导管,检查其深度保持气管插管下端在气管分叉上 1~2cm,插管过深导致一侧肺不张,插管过浅易使导管脱出择适当牙垫,以利于固定和吸痰。

(2)保持人工气道通畅、湿润,气道内定时滴注湿化液加强气道冲洗雾化吸痰。

（3）吸痰时注意痰的颜色、量性质及味,发现异常及时通知医生,并给予相应处理。

（4）吸痰时严格执行无菌操作,使用次性吸痰管,吸痰顺序为气管内－口腔－鼻腔,每个部位更换一次吸痰管次吸痰时间不能超过 15 秒。

（5）监测气囊压力,放气囊前先吸引口腔及咽部的分泌物,4～6 小时将气囊放气 5 分钟。

（6）保证充足的液体入,每日 2500～3000ml,更换体位时,避免气管插管过度牵拉、扭曲。

（7）拔管前应指导患者进行有效的咳嗽训练。

（8）拔出气管插管后应密切观察病情变化,注意呼吸频率深浅度,保持呼吸道通畅。

6.康复指导

患者进行康复训练时应遵循由少到多由易到难由简单到复杂原则,循序渐进。

7.预防复发

（1）严格遵医嘱服药。

（2）避免各种诱因的发生。

（3）防止并发症:①心预防误吸或窒息:掌握正确的进食方法,当咽喉、软腭和舌部肌群受累出现吞咽困难、饮水呛咳时,不能强行服药和进食,以免导致窒息或吸入性肺炎。②预防营养失调:家属应了解患者的吞咽情况和进食能力,记录每天进食,发现患者摄入明显减少体重减轻或消瘦、精神不振,皮肤弹性减退等营养低下表现时,应及时就诊。③预防危象遵医嘱正确服用抗胆碱酯酶药,避免漏服自行停药和更改药,防止因用药不足或过导致危象发生。

（4）育龄妇女应避免妊娠流产,防止诱发危象。

（5）如出现下列症状时应立即就诊:①上呼吸道感染症状:如寒战发热咳嗽虚弱加重。②肌无力复发现象如呼吸困难无法将痰液咳出吞咽困药物过量征象:如肌肉虚弱腹部绞痛严重腹泻。

（三）循证护理

症肌无力作为一种慢性疾病,病程长且易反复发作,对患者习均可造成不同程度的影响护理作在重症肌无力患者的治疗过程中发挥着重要的作用研究结果表明加强对患者切观及有效护理保证治疗成功的关键,应在作中对重症肌力的常见症状及相应护理措施进行总结,针对重症肌无力的症采取具有针对性的护理措施护理人员除了对患者要进行心理护理,及时疏导患者焦躁恐惧的心理状态,帮助患者增强信心外,还要在患者治疗期对各种临床症进行观察护理,监督患者合理用药,提醒患者日常注意事项,这些对防止并发症及疾病复发提高患者的治疗效果都有积极作用胸腺异常是重症无力特征性改变,胸腺扩大切除术是治疗重症肌无力的首选方法,其疗效可达 81.8%～91.5%,重症肌无力患者进行以胸腺切除为主的综合治疗,病情均有不同程度的缓解,效果满意。

二、周期性瘫痪患者的护理

周期性瘫痪是以反复发作的骨骼肌弛缓性瘫痪为特征的一组疾病,其发作多与血钾代谢有关依照发病时钾的水平,将本病分为低钾型、高钾型和正常钾型三型,临床上以低钾型最常见。低钾型周期性瘫痪以 20～40 青壮年发病居多,男性多于女性多在夜间饱餐后睡眠中发病,肌无力症状以肢体为主,多由双下肢开始,向上累及,肢体近端重于远端,下肢重于上肢症状于数小时至数天达到高峰,以后逐步恢复,最先累及的部位最先恢复。

（一）专科护理

1.护理要点

发作期间指导患者卧床休息，防止跌伤进食高钾、低钠的饮食，少食多餐。观察心率及心律的变化，以防重症者出现休克、心力衰竭、心搏骤停观察呼吸型态，呼吸肌麻痹者应予辅助呼吸，密切监测血钾浓度变化，静脉应用补钾药物时，严格控制静脉滴注速度。

2.主要护理问题

(1)活动无耐力与钾代谢紊乱所致双下肢无力有关。

(2)生活自理缺陷与肢体瘫痪卧床有关。

(3)知识缺乏：缺乏疾病相关知识。

(4)恐惧与健康状况改变有关。

3.护理措施

(1)一般护理：①环境：为患者提供安静、温暖、舒适的环境，尽量减少探视护理操作应相对集中进行，动作轻巧，防止过多干扰患者。②休息与活动：在发作期间指导患者卧床休息，有心功能损害的患者限制活动量，恢复初期活动适，防止跌伤；待病情稳定后鼓励患者正常工作和生活，建立健康的生活方式。③饮食护理：进食高钾、低钠的饮食，少食多餐，多食蔬菜、水果。④生活护理：肢体乏力、限制活动或卧床休息的患者协助其洗服药等，日常生活用品放到床旁，便于患者随时取用，保证患者日常生活需要。安全护理防止跌倒，确保安全床铺设有床挡；走廊厕所有扶手，地面干燥、防滑防湿，去除门槛；病室宽敞明亮时刻陪伴，防止意外发。

(2)用药护理：①口服补钾药物：口服氯化钾多有胃肠不适，可稀释于果汁或牛奶中餐后服，减少胃肠道反应。②静脉补钾药物：见补钾，不可静脉注射，静脉滴注速度不宜太快，般浓度为 0.3%，速度以 30～45 滴/分为宜，建议使用精密输液器或输液泵控制输液速度，保证输液安全由于氯钾具有强刺激性，静脉滴时要注意血管选择的计划性，般选择较粗大的，避免在同一条血管反复输液，防止因机械性刺激而引起静脉炎。③补钾期间应禁止使用保钠排钾药物及胰岛素，以免病情。④定时巡视病房，发现有药物外渗，及时处理，建议使用静脉留置针，以免药物外渗导致局部皮肤红肿、静脉炎甚至坏死。

(3)病情观察及护理：①评估运动障碍的程度范围，注意呼吸脉搏的变化，观察有无呼吸肌无力的表现，注意血钾浓度变化。②观察心率及心律的变，必要时电监护，重症者可出现心力衰竭心室颤动或室扑动心搏骤停。③准确记录小时尿，发现异常及时报告医生。

(4)心理护理：营造和谐舒适的休养环境，当患者病情变时，给患者心理援助提供有关疾病治疗及预后可靠信息告知患者本病随着年龄增长，发作频率会逐渐减少鼓励患者表达自身感受，适应角色的转变，增强自我照顾的能力和信心。

（二）健康指导

1.疾病知识指导

(1)概念：低钾型周期性瘫痪为周期性瘫痪中最常见的类型，以发作性肌无力、血清钾降低、补钾后能迅速缓解为特征。

(2)病因：为常染色体显性遗传性疾病，其致病基因主要位于号染色体长臂，该基因编码肌细胞二氢吡啶敏感的型钙离子通道蛋白，是二氢吡啶复合受体的部分，位于横管系统，通过调控肌质网钙离子的释放而影响肌肉的兴奋—收缩偶联。

(3)发病年龄:任何年龄均可发病,20—40岁青壮年发病居多,男性多于女性,随年龄增长而发作次数减少。

(4)常见诱因:疲劳饱餐、寒冷、酗酒、精神刺激等。

(5)主要症状:发病前可有肢体疼痛、感觉异常、口渴多汗、少尿、潮红、嗜睡、恶心等常于饱餐后夜间睡眠中或清晨起床时发现肢体肌肉不同程度的对称性无力或完全瘫痪,下肢重于上肢近端重于远端,可伴有肢体酸胀、针刺感。

(6)持续时间:自数小时至数日不等,最先累及的肌肉最先恢发作频率不等,一般数周或数月发作一次,个别病例每天发作,有数年一次甚至终身仅发作一次者发作间期正常。

(7)常用检查项目离子、心电图、肌电图。

(8)治疗:发作时给予10％氯化钾或10％枸橼酸钾40～50ml顿服,24小时内再分次口服,一日总量为10也可静脉滴注氯化对发作频繁者,发作间期可口服钾盐10g,次/日;螺旋内酯200 mg,以预防发作严重患者出现呼吸麻痹时应给予辅助呼吸,积极纠正心律失常。

(9)预后预后良好,随年龄增长发作次数趋于减少。

2.饮食指导指导患者平时多食含钾高的食物及水果,如橙汁、香蕉、蘑菇、瘦肉、西瓜、橘子、菠菜及植物的根茎等忌食或糖类食物,限制钠盐,宜少量多餐勿过进食碳水化合物饮食,避免过饱,忌酒,以减少发病机会。

3.用药指导

(1)口服补钾患者告知补钾重要性,应按时服药,避免漏服,口服补钾时可能会有胃肠不适,可稀释于果汁或牛奶中餐后服。

(2)对发作频繁者,发作间期可口服钾盐、螺旋内酷以预防发作。

(3)静脉补钾时不要随意调节滴速,如有疑惑请询问护士,静脉穿刺处如有疼痛肿胀立即告知护士,以及早发现是否出现药液外渗。

4.日常生活指导

生活有规律,适当运动,避免寒冷和过度劳累,养成良好的生活习惯,忌烟酒。

(2)告知患者情绪波动及焦虑均可诱发本病,帮助患者解除心力,保持乐观心态,树立信心,减少发作次数。

(3养成良好饮食习惯,合理进食。

5.预防复发

(1)遵医嘱正确用药,随身备有口服补钾药物。

(2)出现口渴、出汗肢体酸胀以及嗜睡等前驱症状时及时就医。

(3)定期复诊,复查心电图、血钾,观察疗效。

(三)循证护理

低钾型周期性瘫痪为常染色体显性遗传或散发的疾病,我国以散发多见,是神经内科常见病,病情严重时可引起呼吸肌麻痹及心脏骤停该病早期诊治对预后至关重要发作时血清钾测定及心电图的特征性改变具有诊断意义通过积极有效的护理,可促进患者早日康复研究表明低钾型周期性瘫痪以青壮年多发,但各年龄组低钾程度无明显差异,临床表现和低钾程度并不平行,其救治成功的关键在于及时有效地补钾低钾型周期性麻痹的诱发因素大多为上呼吸道感染及劳累后发病,男性青壮年居多,夜间发病多于白天。因而,对此类患者及家属做好疾病的预防与保健知识的宣教是非常有必要的临床上遇到周期性瘫痪患者,应结合病史体征心电图、血清钾等尽快明确诊断,因人因病情选用合理补钾方式,尽快纠正低钾状态的同时,应积极查找原因、消除诱因患者应特别注意预防,避免诱发因素。

第九节　神经内科系统临床特殊患者的护理

近些年,在神经内科的临床工作中多次收治些内科疾病伴有神经系统症状如艾滋病患者伴发神经系统症状的患者,以及少数以自主神经功能障碍为突出表现如雷诺病的患者等,虽然例数不多,但是确实给神经科的临床护理工作提出了更高的要求和挑战,对于这些患者的护理,不仅要求护士灵活运用多学科的专业知识和技能,还要培养护士科学严谨的临床思维根据临床实际病历,将护理经验加以总结和凝练,希望给读者以帮助。

一、艾滋病神经系统并发症患者的护理

艾滋病,即获得性免疫缺陷综合征(AID),是由人类免疫缺陷病毒-1(HIV-1)感染所致主要通过性接触和血液传播前,艾滋病已成为严重威胁世界人民健康的公共卫生问题,尚无有效治疗艾滋病的疫苗和药物,随着医疗护理水平的不断进展以及人们自我防护意识的提高,艾滋病已经从种致死性疾病变为种可控的慢性病艾滋病患者中30%～40%有神经系统受累,且10%～27%为首发症状开始有轻度头晕头痛,进行性加重后出现痴呆、幻觉性格改变下肢瘫痪癫痫及脑神经炎等;常见的中枢神经系统机会性感染有各种病毒性脑炎隐球菌性脑膜炎形虫脑病、类圆线虫性脑炎等。

(一)专科护理

1.护理要点

加强营养,以高蛋白质及高热量的食物为主,做好心理护理,鼓励家属陪伴,护士进行各项操作时,采取自我防护措施严格执行消毒隔离制度,患者的血液、排泄物和分泌物应进行消毒,进展期患者应注意双向隔离。

2.主要护理问题

(1)恐惧与绝望:与预后不良缺乏社会支持有关。

(2)营养失调:低于机体需要量与食欲下降、进食障碍有关。

(3)有感染的危险:与机体免疫力下降有关。

3.护理措施

(1)预防与消毒隔离:①发现感染者应及时上报,对感染者和家属进行田相关知识的普及,以避免传染给其他人感染者的血液、体液及分泌物应进行消毒艾滋病期患者应在执行血液/体液隔离的同时实施保护性隔离。②避免不安全的性行为,严禁注射毒品,不共用牙具或剃须刀不到非正规医院进行检查及治疗。③医务人员严格遵守医疗操作程序,加强自我防护,避免职业暴露作台面用75%酒精消毒,血液或体液污染的物品或器械用2%次氯酸钠或漂白粉等消毒液进行擦拭或浸泡,也可高温消毒,接触患者的血液或体液时应戴手套、穿隔离衣。④职业暴露的处理流程:出现职业暴露后,应立即向远心端挤压伤口,尽可能挤出损伤处的血液,再用肥皂液和流动的清水冲洗伤口;污染眼部等黏膜时,应用大量生理盐水反复对黏膜进行冲洗;75%的酒精或0.5%聚维酮碘(碘伏)对伤口局部进行消毒,尽量不要

包扎即请感染科专业医生进行危险度评估,决定是否进行预防性治疗,如需用药,应尽可能在发生职业暴露后最短的时间(2小时内)进行预防性用药,最好不超过24小时,但即使超过24小时,也建议实施预防性用药同时还需进行职业暴露后的咨询与监测向家属宣教上述处理方法防止感染。

(2)一般护理:①休息与活动:鼓励家属关爱患者,共同协助患者做力所能及的事,满足患者的合理诉求注意休息,避免劳累,做好自我保护,预防感冒感染,注意保暖预防各种呼吸道疾病。②饮食护理:提供舒适的用餐环境,给予高蛋白、高热量、维生素、易消化饮食,保证营养的供给,增强机体抗病能力注意食物的多样性,保证色香味,少量多餐,细嚼慢严重恶心、呕吐的患者可在餐前30分钟服用止呕药,腹泻患者应鼓励其多饮水,进少渣少纤维素、高蛋白高热量、易消化的流食或半流食;不能进食或吞咽障碍者给予鼻饲,必要时静脉补充营养和水分。③生活护理:满足患者日常生活需要,鼓励患者做力所能及的事情晚期重症患者使用气垫床,保持床单位干燥整洁,加强翻身叩背,每小时按摩骨隆突处,每日温水擦浴,禁用刺激性洗洁用品。

(3)病情观察:中枢神经系统机会性感染,患者的病情观察详见第二章"中枢神经系统感染性疾病患者的护理";密切观察患者有无其他系统机会性感染的发生,及早发现,及时治疗。

(4)用药护理:早期抗病毒治疗可减少机会性感染注意观察药物的疗效及副作用,严格遵医嘱用药使用齐多夫定(AZT)治疗者,注意其严重的骨骼抑制反应观察有无口腔溃疡,化验血型,做好输血准备定期检查血象,中性粒细胞少于0.5×10^9/L时,应告知医生抗病毒药物如阿昔洛韦应注意在小时内匀速静脉滴注,小时后鼓励患者多饮水,因为此时尿液中药物浓度最高,防止发生肾小管内药物结晶;注意不宜与氨基糖苷类药物合用,以免加重肾毒性。

(5)心理护理:①心对患者的支持:艾滋病患者不仅要面对疾病的折磨死亡的威胁,还要承受来自社会和家庭的压力和歧视,因此常常出现情绪异常,甚至自杀倾向护士应密切观察患者的心理变化,详细了解患者的职、文、家庭及个人经历等情况,注意倾听患者诉说,讲解成功的病例,建立良好的信任关系,帮助他们树立起对生活的信心,激发他们求生的欲望。②对家属的指导:艾滋病是一种可控的慢性传染病,家属应了解关于艾滋病的传播方式如何防治等基本信息不歧视不远离,心给患者精神上的支持,帮助他们树立生活的信心同时注意自我防护,防止HIV的进一步传播。

(二)健康指导

1.疾病知识指导

(1)概念:艾滋病是由人类免疫缺陷病毒－1(HIV－1)感染所致。

(2)主要原因:HIV侵入人体后,直接侵犯人体免疫系统,把人体免疫系统中最重要的T4淋巴组织作为攻击目标,寄生于T4巴细胞内最为核心的部位,成为一种"患者基因"的痼疾,随免疫细胞DNA复制而复制,大量破坏淋巴组织,产生高致命性的内衰竭,使人体产生多种不可治愈的感染和肿瘤,最终导致患者死HIV作为艾滋病的致病因子,不仅是一种造成机体免疫缺陷的嗜淋巴细胞病毒,亦是危险的嗜神经病毒,感染早期即可侵犯神经系统同性恋、多个性伴侣静脉吸毒史血友病多次输血。HIV感染者的婴儿是罹患本病的高危人群。

(3)主要症状:HIV感染的不同阶段产生不同的神经系统表现,依据起病急缓、病程长短病毒侵及神经系统的部位不同及是否伴有其他病原体感染可将AIDS的神经系统感染分三类:①神经系统 HIV 原发性感染:a.急性原发性感染急性可逆性脑病;急性化脓性脑膜炎;单发脑神经病(如 Bell 麻痹)、炎症性神经病(如吉兰－巴雷综合征)。b.慢性原发性感染 AIDS－痴呆综合征;复发性或慢性脑膜炎;泡样脊髓病;周围神经病;肌病。②中枢系统机会性感染:脑弓形虫病为 AIDS 最常见的机会性感染,其次还可见于真菌感染、病毒感染、细菌感染、寄生虫感染。③HIV 继发性神经系统:因细胞免疫功能被破坏,使其对某些肿瘤的易感性增加其中原发性淋巴瘤是艾滋病中最常见的。④继发性脑卒中:肉芽肿性脑血管炎可引起多发性脑血管闭;非细菌性血栓心内膜继发脑栓塞;血小板减少导致脑出血或蛛网膜下腔出血。

(4)检查项目:HIV 原原及抗体测定血培 CSF 病原学、EEG、头 CT、头 MRI 等。

(5)治疗:①主要治疗原则是积极抗 HIV 治疗增强患者免疫功能和处理机会性感染及肿瘤等神经系统并发症。②HIV 治疗:常用药物有核苷逆转录酶抑制剂;非核甘逆转;录酶抑制剂;蛋白酶抑制剂。③增强免疫功能:可应用异丙肌苷、甘草酸、香菇多糖、白介素－2、胸腺刺激素等,或进行髓抑制、胸腺移植、淋巴细胞输注等免疫重建。④治疗机会:性感染脑弓形体病可用乙胺嘧啶或磺胺嘧啶,单纯泡疹病毒感染可用阿昔洛韦,菌感染用两性霉素治疗。⑤中医药及针炎治疗:研究证实部分中药和针灸可提高 AIDS 者免疫系统功能,并能一定程度的抑制 HIV。

(6)预后:病情稳定进展或因并发机会性感染急剧恶化,AIDS 患者在 1～3 年内死亡。

2.饮食指导

营养支持对艾滋病患者起着辅助治疗的作用,同时改善了患者的生活质量,应指导其充分认识到保证营养充足的重要性评估患者的营养状况以及食欲,指导患者进食高热量、高蛋高维生素、易消化饮食,以保证营养供给,增强机体抗病能力根据患者饮食习惯,注重食物的色味,尽量能激发患者的食若有呕吐,宜在餐前 30 分钟给予止呕药若有腹泻,能进食者鼓励患者多饮水或果汁肉汁等,忌食生冷及刺激性食物。

3.用药指导

注意观察药物的疗效及副作用,严格遵医嘱用药使用 ZDV AZT 治疗者,注意其严重的骨髓抑制作用;应用免疫调节药物如干扰素时应注意有无头痛、乏力、肌痛全身不适等"流感样症状"应用抗病毒药物时,应注意患者肝、肾功能变化。

4.日常生活指导

指导家属遵守保密原则,营造一个友善宽松和健康的生活和治疗环境对患者尤其加强性道德教育,讲解感染时的症状和体征,避免过劳,适当限制活动范围防止继发感染,出现症状、感染或恶性肿瘤者,应住院治疗患者及 HIV 带者的血液、排泄物和分泌物应进行消毒,进展期患者应注意保护性隔离严禁献血、献器官及精液,性生活使用避孕套已感染 HIV 的育龄妇女避免妊娠、生育,哺乳期妇女应人工喂养婴儿。

(三)循证护理

艾滋病患者的心理复杂,一般会经历 5 个时期,应根据不同患者不同时期的心理特征予以相应的护理措施,使每位患者都能正确对待疾病护理 HIV 感染的患者是一件极具挑战性但又非常有价值的任务高度复杂的心理社会因素使护理工作面临着极大的困难,只有根据不同患者不同时期的心理特征予以相应的护理措施,才会更大程度地帮助艾滋病患者回归社会,重拾自我调查结果显示,护理专业人员对 AIDS 基本知识有定的了解,尤其对 AIDS 的血液、母婴传播途径的回答正确率大于 95%,但有很多知识知之甚少,因此多举办护理专业人员 AIDS 知识专题学习班已势在必行。

二、雷诺病患者的护理

雷诺病又称肢端动脉痉挛病,是阵发性肢端小动脉痉挛而引起的局部缺血现象,表现为四肢末端(手指为主)对称性皮肤苍白发,继之皮肤发红,伴感觉异常(指或趾疼痛),多见于青年女性,寒冷或情绪激动可诱发继发于其他疾病的肢端动脉痉挛称为雷诺现象。

(一)专科护理

1.护理要点给予患者高蛋白质和高维生素饮食,不宜食生冷、油腻、辛辣刺激性食物。密切观察患者肢端皮肤、指甲色泽及温度变,预防坏疽发生。日常注意肢体保暖,尽可能避免接触冷水,加强皮肤护理,皮肤痛痒时勿抓挠,以免皮肤破溃感染。对于发生溃疡者应保持皮肤清洁干燥。

2.主要护理问题

(1)感知觉紊乱与肢端小动脉痉挛引起局部缺血有关。

(2)焦虑与疾病反复发作有关。

(3)知识缺乏缺乏疾病相关知识。

3.护理措施

(1)一般护理:①休息与活动:日常生活注意休息,劳逸结合,保证充足睡眠,活动时注意安全,尽量避免手指或脚趾操作、溃疡,导致疾病发作。②饮食护理:鼓励患者进食高蛋白质高维生素饮食,宜食温性物,如羊肉、鸡蛋、牛奶等不宜进食生冷、油腻、坚硬、辛辣、刺激性冷饮、冰水、绿豆、辣椒、咖啡等,忌暴饮暴食。③生活护理:情绪激动或精神紧张可诱发本病,因此对患者的心理护理十分关键护士应及时了解患者的心理与精神状态,主动与患者沟通,耐心倾听患感受,帮分析、解释病情,安慰患者,使患者正确面对疾病,保持乐观的情绪,积极配合治疗。

(2)用药护理:按医嘱正确给药,告知患者药物的作用、不良反应及使用药物期间的注意事项,应用钙通道指抗剂时常有面部发发热头痛、踝部水肿心动过速等不良反应。

(3)心理护理:情绪激动或精神紧张可诱发本病,因此对患者的心理护理十分关键护士应及时了解患者的心理状况与精神状态,主动与患者沟通,关心想者,耐心倾听患者的感受,帮助分析释病情,安慰患者,使患者正确面对疾病,保持乐观的情绪,积极配合治疗。

(二)健康指导

1.疾病知识指导

(1)概念:雷诺病是血管神经功能紊乱引起的肢端小动脉异常痉挛性疾病。

(2)病因:雷诺病病因不清,可能与以下因素有关。①交感神经功能紊乱:研究发现,患者末梢神经 α-肾上腺能受体的敏感度增高受体密度增加及 β-突触前受体反应性增强受寒冷刺激时,指(趾)血管痉挛性或功能性闭塞引起肢端局部缺血,皮肤苍白;血管扩张时局部血液淤滞引起皮肤发绀。②血管敏感性因素:肢端动脉本身对寒冷的敏感性增加所致。③血管壁结构因素:血管壁组织结构改变可引起正常血管收缩或血中肾上腺素出现异常反应。④遗传因素:某些患者的家属常有血管痉挛现象。

(3)主要症状:表现为间歇性肢端血管痉挛,伴有疼痛及感觉异常,发作间歇期除表现为指(趾)寒冷感及潮湿感,可无其他异常,典型的临床发作可分为 3 期:①缺血期:当遇冷后或情绪激动时,双手指或足趾、鼻尖耳郭可发生对称性小动脉痉挛,毛细血管也随之痉挛,表现为末端开始的发白、发凉、肢端皮肤温度降低,同时皮肤出冷汗,伴感觉麻木减退、蚁走感及疼痛感等。②缺氧期:毛细血管扩张淤血,肢端呈青紫色,界限明确,受压时消失,且伴疼痛,延续数小时至数日,然后消退或转入充血期。③充血期:动脉充血,皮肤温度上升,色泽先转为潮红,以后恢复正常,部分晚期病例指尖有溃疡或坏疽,肌肉和骨质轻度萎缩。

(4)诱因:多于冬季发病,寒冷是最重要的诱发因素,少数可因情感变化而诱发。

(5)常用检查项目:血彩色多普勒超声激发试验(包括冷水及握拳试验)、主动脉造影手部微循环检查免疫指标检测。

(6)雷诺病的治疗:①预防发作:注意保暖,包括手足及全身保暖经常手部按摩,改善肢端循环保护皮肤,涂抹乳膏防止干裂戒烟,避免精神紧张、激动及操作振动机器等诱因。②药物治疗:可选用钙离子拮抗剂血管扩张剂和前列腺素等药物。③其他治疗:包括外科治疗血浆交换治疗条件反射和生物反馈疗法等。④预后雷诺病经积极治疗:预后较好由自身免疫性风湿病引起的雷诺现象,一般预后较差。

2.饮食指导

指导患者加强营养,多食营养丰富的食物,增强体质和机体抵抗力,禁食生冷、油腻辛辣、刺激等食物。

3.用药指导

指导患者如何正确服用药物,及时询问患者服用口服药的情况与不良反应等告知患者不可随意调节药物的剂量、停药,以免影响治疗效果。

4.日常生活指导

督促患者适当的运动锻炼,提高机体耐寒能力,以减少并发症,促进康复指导家属理解和关心患者,锻炼过程中有家人陪同,防止跌倒受伤。

(1)严格遵医嘱服药。

(2)避免各种诱因的发生。

(三)循证护理

雷诺病是血管神经功能紊乱引起的肢端小动脉异常痉挛性疾病临床特点是阵发性肢端对称的小动脉痉挛引起皮肤苍白发绀,痉挛动脉扩张充血导致皮肤潮红,伴感觉异常,但病因目前尚不明确,加强保暖避免诱因可降低本病发病率,该病的治疗也在进步探索中,有学者认为经过中草药治疗可提高疗效,外用熏洗药物可促进血液循环,解除血管痉挛另外对继发性雷诺综合征要针对原发病采用中西医结合疗法,发挥各自优势,方可取得好的疗效研究表明臂丛神经与星状神经节阻滞是疼痛治疗中较常采用的方法,必须密切观察患者的反应;经动脉药物灌注治疗,患者肿胀刺痛等症状明显改善。

第三章　神经科患者特殊阶段的护理

第一节　心内膜炎患者妊娠期致脑栓塞的护理

一、概述

感染性心内膜炎是指病原微生物,如细菌、真菌、立克次体等,经血液直接侵犯心内膜、心瓣膜或邻近的大动脉内膜所引起的感染性炎症,伴赘生物的形成,主要病因为器质性心脏病,如风湿性心瓣膜病、室间隔缺损、动脉导管未闭、法洛四联症等血管细菌毒素和赘生物脱离形成栓子,引起动脉性栓塞和血管炎栓塞多见于其次为肾、脾,常为无菌性梗死当血液中的各种栓子(如心脏内的附壁血栓、动脉粥样硬化的斑块脂肪、肿瘤细胞、显微软骨或空气等)随血液进入脑动脉而阻塞血管,侧支循环不能代偿时,引起该动脉供血区脑组织缺血性坏死,出现局灶性神经功能缺损,即为脑栓塞具有发病急,症状重,梗死面积大,病情迅速进展达高峰,预后差等特点感染性心内膜炎患者妊娠期间,机体为了预防产后出血,凝血因子Ⅱ、Ⅶ、Ⅷ、Ⅸ均增加仅凝血因子Ⅺ、ⅩⅢ低,使血液处于高凝状态,这也增加了妊娠期患脑栓塞的危险性在护理妊娠期患心内膜炎致脑血管病患者时,既要重视患者颅内再栓塞的发生,又要做好妊娠期生产的护理。

二、案例介绍

患者女性,25 岁,妊娠 27 主因"左侧肢体无力伴头痛天",急诊以"先天性心脏病(房间隔缺损)伴脑栓塞"收入院"。

院前 7 天咽痛伴发热,体温 38.3℃,前一天凌晨四时突感左侧肢体无力及右侧颞枕部持续性疼痛。既往患者 15 岁体检时发现胸骨左缘肋间收缩期杂音,确诊为先天性房间隔缺损,未给予治疗,无高血压糖尿病及脑卒中病史。

入院时查体:体温 36.7℃,心音亢进,可闻固定分裂音、腹部膨隆,宫低脐上两指。神经系统查体:左鼻唇浅,示齿口角右偏,左上肢、下肢肌力均为 0 级,肌张力低,健反射活跃,巴宾斯基征阳性头颅显示:右壳核、尾状核、放射冠脑梗死。

入院后予以降纤、抗血小板、降颅内压、纠正贫血等治疗、治疗过程中出现不规则型低热,体温最高 37.5℃血常规中白细胞计数增高($10.3 \times 10^9 \sim 14.5 \times 10^9$/L),红细胞计数降低($2.54 \times 10^{12} \sim 3.21 \times 10^{12}$/L),纤维蛋白原持续增高($5.16 \sim 7.49$mg/dl)。入院第 4 天心脏彩色多普勒超声检查可见尖瓣赘生物(后叶瓣根部 10mm×8mm 的赘生物,瓣体部 7mm×4mm 赘生物)。入院第 5 天发现皮肤散在暗红色疲血点,第天血培养阳性(红血链球菌),诊断为感染性心内膜炎活动即刻给予头孢曲松 2g,每日静脉滴注 2 次,后体温有所下降,头痛减轻但第 8 天再次突感头痛,神智转为嗜睡,言语不能。复查 CT 显示:左侧脑室旁新的低密度病灶,提示心瓣膜赘生物再次脱落引起新的脑栓塞,2周后,患者出现明显的子宫收缩,进入产程。在硬膜外麻醉下行子宫下段剖宫产(妊娠30周临产,宫缩条件,宫颈不成熟,感染性心内膜炎,脑血栓),术中取出男婴,阿氏评分10术后患者病情稳定,由于给予了针对性的治疗与护理,患者病情逐渐恢复,可进行简短对话,按指令行事,住院3个月病平稳出院,院外随诊等待心外科手术治疗。

三、护理过程

(一)护理评估及监测

1.再栓塞的评估

感染性心内膜炎所形成的赘生物易脱落成为栓子,随血液进入脑动脉而阻塞血管形成脑栓塞心患者已是由于心内膜炎栓子脱落致脑栓塞入院,心脏彩色多普勒超生检查可见二尖瓣赘生物;纤维蛋白原持续增高(5.16~7.49mg/dl),此时患者妊娠27周,血液处于高凝状态提示:患者心瓣膜赘生物可再次脱落引起新的脑栓塞。

入院后1~7天患者一直神志清楚,监测血氧饱和度波动在95%~100%,血压124~148/76~92 mmHg,无不适主诉,肢体肌力左侧上下肢均为0级,右侧上下肢为Ⅴ级,无进展;第8天患者突然出现头痛,意识转为嗜睡,言语不能,报告医生后复查。脑CT显示:左侧脑室旁新的低密度病灶,提示有新的脑栓塞,但未发生肺栓塞及下肢栓塞。

2.感染性心内膜炎并发心力衰竭的评估与监测

患者住院后心音亢进,可闻及固定分裂音,皮肤散在暗红色淤血点,血培养阳性(红血链球菌);第4天心脏彩色多普勒超声检查可见尖瓣赘生物提示:感染性心内膜炎仍处在活动期,随时有发生心力衰竭的可能患者入院后体温36.7~37.5℃呼吸16~28次/min心率76~100次/min,为窦性心律,未发生心律失常和心力衰竭,白细胞计数高,有不规则形低热,遵医嘱严格合理使用抗生素治疗。

3.患者妊娠期临产监测心胎儿

动态监测胎儿位置胎动心住院期间胎儿一直处于枕左前位,胎动3~5次压胎心137~165min;产妇:认真听取患者主诉,监测宫缩的情况,密切观察有无阴道流血及破水,如发现胎儿心音低于120次/min高于160/min出现不规律宫缩等早产先兆,应立即通知医生并协助处理。入院第14天,患者子宫收缩明显,阴道分泌物为淡红色,主诉腹部疼痛,有下坠感及便意,已进入产程。本产妇因宫缩条件差,宫颈不成熟,又患有感染性心内膜炎及脑血栓,医生在硬膜外麻醉下行子宫下段剖宫产,术中取出男婴,阿氏评分10分。

(二)护理措施

1.脑栓塞并发症的护理

(1)压疮的预防及护理压疮评分:应用Braden评分法动态观察与评价患者压疮的风险程度;保持床单位平整、清洁,温水擦浴2次/d,大小便后及时清洗,避免使用刺激性强的清洗剂清洁皮肤;翻身q2h,做好防护措施,使用气垫床。

肺部感染的预防及护理少保持病室清洁,空气清新,严格消毒,限制探视,严格执行无菌操作原则;每日保持半卧位不小于4小时;口腔护理q6h,进食后协助患者漱口,以保持口腔清洁,防止细菌生长。产后使用振动排痰机转速以10~15 cps/min进行叩背,并鼓励患者多咳嗽,将痰液咳出,防止呼吸道感染。

下肢静脉血栓的预防及护理少穿弹力袜,做肢体被动运动,帮助患者瘫痪肢体进行屈伸运动,这样有利于促进瘫痪肢体血液循环,防止静脉血栓的形成,促进肌力和关节活动度,防止肢体挛缩变形。

2.感染性心内膜炎的护理

(1)取得患者的治疗配合感染心内膜炎的病原体隐藏在赘生物内和内皮下,需坚持大剂量全疗程较长时间的抗生素应用才能杀灭,告诉患者目前胎儿已经发育成形,用药治疗对胎儿不会影响太大,使得患者能够心情愉快地接受治疗,积极配合护士严格遵守医嘱,准确准时给药,确保维持患者有效的血药浓度,使其不规则发热在用抗生素天后就得到了有效控制,皮肤散在暗红色淤血逐渐消退。

(2)控制情绪,防止心率加快引起栓子脱落感染性心内膜炎患者,当心脏搏动过快时,赘生物栓子易脱落,且在怀孕期间突然患重病,最担心的就是预后会给胎儿造成不良影响,且再栓塞后患者出现语言障碍,继而出现负面情绪,表现出焦躁不安哭泣、失责任护士常常在患者床边,应用写字板和其他沟通方法安抚患时常帮助患者用手不断自我抚摸腹部,感受胎动,告知胎心正请来妇科医生给患者讲解孕期与胎儿生理成长的关系,解除患者顾虑,控制患者情绪,避免了因情绪不稳定所造成的心率加快。

(3)积极预防便秘引起的栓子脱落患者卧床、引用脱水药物都会引起便秘,而排便用力会导致心脏用力收缩,血流速度加快,栓子在快速血流的冲击下,更容易脱落给予患者缓泻剂或口服香 10ml,qd,保证饮水 1000ml/d,必要时使用人工排便的方法协助排便,保证排便正常。

3.脱水治疗的护理

脑梗死急性期脑水肿易引起脑疝,因此患者应用了甘露醇,但由于患者的妊娠,甘露醇可通过胎盘,在大剂量应用时可引起胎儿脱水,影响胎儿发育妊娠期应用脱水剂主张以塞米为主,甘露醇为辅。本患者使用了小剂量甘露醇＋呋塞米的治疗方法,即甘露醇 125ml/次,q8h;呋塞米 20mg/次,q6h,静脉给予,这不仅有较好的脱水降颅压的效果,而且还减轻了患者的心脏负荷,此治疗的过程中,护士严格遵守给药时间,胎儿胎心正常,患者无不适主诉,心率波动在正常范围,每日水出入量保持在平衡状态。

4.准备生产的护理

做好待产用物及产程中可能发生并发症的抢救用物的准备,密切监测胎心、胎动胎位,认真听取患者不适主诉;在病情允许时应尽可能多给予左侧卧位,保证胎盘的血流量;保持病房安静,各项治疗及护理操作动作轻柔,相对集中,让患者充分休息。

5.产后并发症的护理

心患者由于患有心内膜炎,需应用抗生素,所以不具备母乳喂养的条件,因此应积极预防产后乳腺炎的发经常用温开水擦洗乳头、乳晕区,以增强乳房皮肤的抗感染能为防止乳液淤积,应用吸奶器尽量将乳汁吸空,可用手轻轻挤压按摩,使乳汁排空如果乳房结块胀痛,可用芒硝外敷,以促其后抑郁的预防护理情绪是人们心理上的一种表现形式,在心理活动中占有重要地位,具有较强的顺应性,它既可以保持机体的正常运转,又可以造成机体功能的紊乱,影响健康因此,医护人员用友好、真诚的言语及相关的健康知识教育,给患者以心理上的安慰及精神上生活上的帮助有针对性地向患者进行脑栓和心内膜炎的健康宣教,使其获得知识上的支持,积极配合治疗及康复。

营养支持营养和水电解质的平衡决定着抢救的成败对于重症患者应激期应降低能量供

给[20～25 kcal/(kg·d)],以减轻代谢负担,但是由于孕期需要的营养要丰富,加上患者贫血等情况,遵医嘱给予高营养液 150ml/d,80ml/L 加鼻饲泵入,以增加机体抵抗能力。满足孕妇和胎儿的营养需求患者应用肠内营养期间无腹胀、腹泻、消化道出血等并发症的发生。

7.健康指导

告诉患者及家属有关心内膜炎病因与发病机制,以后就医时应说明自己有心内膜炎病史在实施口腔手术如拔牙、扁桃体摘除术上呼吸道手术或操作,泌尿、生殖消化道侵入性检查或其他外科手术治疗前,应预防性使用抗生素。嘱患者出满月后尽少去公共场所,减少病毒及细菌感染的机会,定期到医院进行心功能复查。

（三）护理评价

入院后又继发了新的脑栓塞,但由于治疗护理与康复及时未发严重的并发症和意外事件,且患者能够接受事实,积极配合治疗和康复失语及肢体偏瘫情况稍有缓解治疗上通过合理使用生素,患者感染心内膜炎症状得到控制,并成功剖宫产出一名健康男婴,患者产褥期间未发生并发症。

四、护理重点、难点

此患者为心内膜炎致脑栓塞,且正处于妊娠期,神经内科护士接触较少,孕妇及胎儿的观察及关键的护理成为难点当患者出现再次病情加重时,失语导致患者沟通障碍,因此患者从妊娠期到生产期,护士只有给予较好的监测与护理手段方可观察到患者的异常情况,最终才可保证母子平安。

五、相关知识拓展

1.妊娠期生理特点

妊娠期是指胚胎和胎儿在母体内发育成熟长大的过程。妊娠期由于膈肌升高,心脏向左向上、向前移位血容量自妊娠周开始增加,至妊娠 32～34 周达到高峰,约增加 35%,平均增加 1500ml 如孕妇合并心脏病,因心脏负荷较重,需密切观察病情,防止心力衰竭妊娠期凝血因子Ⅱ、Ⅶ、Ⅸ、Ⅹ均增加,仅凝血因子Ⅺ、ⅩⅢ降低,使血液处于高凝状态,如合并脑血管疾病,有增加脑血栓发生的危险。

2.孕产期用药

根据药物对胎儿的危险性,国际上通常采用美国 FDA 制定的标准(简称 FDA 分类)将药物分为五级(见下表分级说明)

分级	说明
A	监控下的人类药物实验证明其对胎儿无任何风险;此类药物是最安全的。
B	此类药物的动物实验显示对胎儿没有危险,其人类实验研究并未开展;或是动物实验显示对胎儿有危险,但在严格监控下的人类实验却证明其没有危险。
C	此类药物没有开展足够的动物或人类实验研究;或者其对胎儿的影响已在动物实验中得到验证,而人类实验研究没有足够的资料可供开展。
D	有证据表明此类药物对胎儿有影响,但在某些情况下(如生命受到威胁,一些危重的疾病不能使用对胎儿更安全的药物或对胎儿更安全的药物无效时)使用此类药物的益处超过其对胎儿的风险。
X	此类药物对胎儿的危险性远超过其对机体的益处。

妊娠期应用脱水剂应以呋塞米为主,甘露醇为辅。甘露醇可以通过胎盘,在相当大剂量时可引起胎儿脱水,影响胎儿发育虽然有的临床报告胎儿耐受良好,但使用时仍应从严掌握指征,尽可能给予小剂量孕妇心脏容量从早孕到孕末期增加约 10%,心率增加 10~15/min,在孕末期,其血容量均高于正常未孕妇女 40%。选用呋塞米作为脱水剂,不仅其脱水降颅压效果好,而且有利于减轻心脏负荷选用激素应慎重,鉴于激素的不良作用,应避免大量长期应用脱水剂效果欠性可多次给予腰穿放出脑脊液,效果较好。

3.感染性心内膜炎的并发症

栓塞是感染性心内膜炎的常见并发症,多见于病程后期,但约 1/3 的患者是首发症状当心脏跳动过快,赘生物栓子易脱落特别在全身用力时,心脏用力收缩,血流速度加快,栓子在快速血流的冲击下,更容易脱落要严密监测患者的主诉与一般症状,主要是有无心慌憋气头晕血压下降等尤其在给予护理时要动作轻柔,叩背时,击的力度要小,防止栓子脱落同时,充血性心力衰竭和心律失常也是感染内膜炎最常见的并发症早期不发生,后期瓣膜功能不全,或原有的功能不全加重,是产生心力衰竭的主要原因;另外,感染也可引起心肌炎症栓子心肌局部脓肿或大量微栓子落入心血管,进入冠状动脉引起心肌梗死等均可引起心力衰竭。

4.感染性心内膜炎

患者血标本的采集未经治疗的亚急性患者,应在第一日间隔 1 小时采血 1 次,共三次。如次日未见细菌生长,重复采血 3 次后,开始抗生素治疗已用过抗生素者,停药 2~7 后采血,必要时需补充特殊营养或采用特殊培养技术,以提高血培养阳性率。采血时间应选在寒战或体温正在升高之时,每次采血 20ml,做需氧和厌氧培养,每次采血要求不同的部位在 5 分钟之内采集 2 套,并至少连续培养。

5.妊娠期供氧

对于昏迷时间较长的孕妇,尤其早期妊娠,应做治疗性的人工流产因为昏迷的患者,呼吸受到不同程度的影响,妊娠早期缺氧可使胎儿发生先天畸形为患者吸痰每次不超过 10 秒,以防过度刺激引起喉痉挛,造成母婴窒息意识不清时给予面罩吸痰,流量 8 L/min 与 4L/min,q2h 交替使用前者可提供高动脉血氧分压改善脑的氧代谢,保护脑细胞及脑电活动;此外,还可使绒毛间隙的血氧分压增加,反射地引起孕妇体内的血管舒张,进一步改善胎儿缺氧后者为避免持续高流量吸氧导致子宫血管挛缩而减少胎盘血灌流量,影响氧的供应,最终使患者血氧饱和度维持 97% 以上。

第二节 脑皮层脉血栓形成患者的监护

一、概述

脑静脉系统血栓形成(CCT)种特殊类型的、低发病率的脑血管病,当血栓使脑静脉窦或脑静脉闭塞时,血液回流受阻,脑组织水肿,颅内压升高,脑皮层或皮层下点片状出血或出血性梗死重症 CVT 可引起颅内压增高、癫痫持续状态精神障碍和昏迷而危及生命,死亡率为 13%~48%颅内压增高最为典型,常为突发性,病情随时发生变化,呈阶梯样进展 CVT 中癫痫的发生率较动脉系统疾病高,发病初期的发生率为 12%~15%,病程中的发生率 40% CVT 可发生于静脉窦、皮层静脉和深静脉脑皮层静脉血栓的形成除了具有 CVT 形成的共同特点(颅内压增高)外,还具有起病更急、更重,呈突发性特征性表现因而及早诊断,采取脱控制颅内压、进行抗凝或溶栓治疗及抗癫痫治疗对于疾病的治疗显得尤为重要。CVT病情复杂、多变,在监护过程中严密监测患者生命体征、颅内压增高的前驱症状,早期及时发现病情变化给予及时处理,对于疾病的治疗也起到了不容忽视的作用。

二、案例介绍

患者男性,67岁,主因头痛头晕10天,发作性意识丧失伴四肢抽搐搐3天,意识障碍1天收入院。入院前10天无明显诱因出现头痛,未予处理天前出现头晕、头沉,但无视物旋转、恶心及呕吐,于当地医院行颈椎X线片及头颅CT扫描,未见明显病变,予前列腺素静脉输液治疗天前突发双上肢屈曲,双下肢强直一阵挛发作,伴意识丧失和口吐白沫,持续4~5分钟缓解查头颅CT扫描可见左侧顶叶混杂低密度影,提示出血性脑梗死。2天前患者睡眠增多,右侧肢体活动减少,并间断出现打人、骂人等精神症状。入院当日晨起出现呼之不应,意识障碍加重,为进一步诊断及治疗,收入神经内科ICU入院时患者神志处于浅昏迷状态,GCS评分9分,体温36℃,心率70次/min,呼吸20次/min,135/80mmHg,双侧瞳孔等大等圆,直径2.5mm,对光反应灵敏双眼视盘神经水肿四肢肌力;左侧肢体可见自主活动,但不配合查体,右侧肢体肌力0级。入院后患者意识障碍加重,当日行头颅阳检查显示左顶叶混杂密度病灶,周围脑组织水肿明显,脑室受压,中线向对侧移位,提示左侧顶叶脑梗死伴出血为进一步诊断,当晚在全麻下行全脑血管造影术DSA查,可见左侧横窦受压,皮质静脉排空延迟,考虑皮质静脉血栓形;入院后予抗凝、脱水、降颅压加强抗感染维持水电解质平衡、营养支持治疗。尽管予以抗凝、脱水、降颅压等积极治疗,但入院后患者病情持续加重,颅内压增高明显,意识状态从浅昏迷加重到中昏迷,GCS评分6分,左侧瞳孔直径2mm,右侧瞳孔直径2.5mm,对光反应迟钝,血压73/90mmHg,心率52次/min,繁发生脑疝。复查头颅CT扫描示左侧顶叶脑出血较前增多,周围组织水肿明显,中线移位。由于颅内压进行性增高,患者于入院第七天出现深昏迷,转入神经外科行左额颞顶去骨瓣减压术,脑内血肿清除术脑组织活检病理也支持临床诊断即皮层静脉血栓形成入院第9天转回神内ICU,仍为深昏迷状态,GCS评分4分,呼吸机辅助呼吸,并继续抗凝、脱水等治疗复查头颅CT扫描示左额颞去骨瓣后,肿较前吸,但水肿仍明显,中线移位。第14天,患者意识好转至浅昏迷状态,CS评分11分,去除呼吸机辅助呼吸。第22天患者完全清醒,头颅CT扫描示左侧顶叶脑梗死,血肿基本吸收,病情平稳,可进行简单交流,并进行康复治。

三、护理过程

(一)护理评估

1.颅内压增高的观察

患者入院前曾出现过头痛视盘神经水肿等颅内压增高的症状体征。入院后患者意识障碍逐渐加重,从浅昏迷加重到中昏迷状态,GCS评分6分,双侧瞳孔不大,左侧直径2mm右侧直径2.5mm,对光反应均迟钝,血压173/90mmHg,心率52/min,呼吸7/min,提示脑疝形成。

2.用药效果观察及病情评估

脑症形成后立即给予甘露醇50ml快速静脉输注,加大脱水降颅压治疗的力度给予脱水药物后密切观察脑症缓解程度及各重要脏器的功能持续监测生命体征,15~30分钟记录一次生命体征,尽早发现脑疝的前驱症状以便及时处理。

本例给予20％甘露醇250ml静脉输入后,神志转为浅昏迷状态,GCS评分9分,双侧瞳孔等大等圆,直径2.5 mm,对光反应灵敏,血压13/75 mmHg,心率80次/min,呼吸16次/min,脑症症状暂时缓解。

因颅内出血较前增多,病情不断加重,脑组织水肿更加明显,单纯给予静脉脱水药物已不能缓解脑疝症状为抢救患者生命,考虑使用外科治疗方法缓解脑茹症状充分评估目前患者病情后决定行左额颞顶去骨瓣减压术和脑内血肿清除术告知家属患者目前病情危重并签署手术知情同意书。

3.抗凝药物使用前对凝血功能的评估

患者入院后行全脑DSA检查,可见左侧横窦受压,皮质静脉排空延迟,考虑皮质静脉血栓形成。因此选择使用肝素化抗凝治疗,阻滞静脉血栓的进一步形成,延缓病情快速进展在进行肝素化抗凝治疗前需检查患者凝血四项,询问家属患者有无肝素过敏史,对于肝素过敏有出血倾向、血小板功能不全和血小板减少紫癜、严重高血压细菌性心内膜炎肝肾功能不全消化性溃疡患者禁用本患者在进行肝素化抗凝治疗前已向家属询问,患者无肝素过敏史及其他既往史,抗凝前凝血四项检测示:活化部分凝血酶时间(APTT)29.6秒,凝血酶原时(PT)14.3秒,凝血酶原时间活动度(PT％)84％,纤维蛋白原(Fib)6.29g/L。

(二)护理措施

1.去骨瓣减压术准备

是由于患者病情危重,在推往手术室行去骨瓣减压术的途中应连接便携式心电监护仪,准备好简易呼吸器、氧气袋等一级供氧装置,抢救用药及物品,并由医务人员专门陪同,做好转运过程中的安全护理本患者术前生命体征为:63次/min,呼吸14次/min侧瞳孔不等大,左侧直径2mm,右侧直径2.5mm,对光反应均迟钝,血压170/85 mmHg,再次出现脑症的前驱症状,立即遵医嘱给予20％甘露醇250ml快速静脉输注。给予20％甘露醇后患者生命体征为:心率66次/min,呼吸14次/min,双侧瞳孔等大等圆,直径2.5mm,对光反应均灵敏,血压160/80 mmHg,脑疝症状有所改善,立即送往手术室行左额颞顶去骨瓣减压术运送患者途中已备好简易呼吸器、氧气袋等一级供氧装置抢救药物便携式心电监护仪等抢救物品,并由医护人员专门陪同,运送过程中未发生意外,安全送至手术室。

(2)患者手术期间的准备 ICU护士应做好患者回ICU的准备,包括呼吸机急救药品以及输液泵、微量泵等急救设备并详细进行护理记录。

2.去骨瓣减压术

术后监测本患者由于病情危重,术后转入神ICU观察治疗,术后第2天转回神内ICU继续治疗。返回ICU房时患者处于深昏迷状态,GCS评分4分,体温37℃,心率72次/min,呼吸16次/min(为呼吸及辅助呼吸),血压138/76 mmHg;双侧瞳孔等大等圆,直径2.5mm,对光反应灵敏返回ICU病房后根据患者的病情危重程度以及相应的护理难度,采取了有针对性的护理措施。

(1)颅内压的观察:患者行去骨瓣减压术后,颅内压增高的症状得到了一定的缓解,但患者脑组织水肿仍较明显,仍有发生脑疝的危险性因此,术后对于颅内压增高的监测仍是护理的重点者给予患者有创颅内压监测注意鉴别病变与诱发因素导致的高压当患者出现颅内压增高时,首先应判断是否为病变引起的颅内压增当患者出现咳嗽、烦躁尿潴留或留置尿管折曲,给予患者翻身、吸痰等均可使颅内压升高,此时应给予患者对症处理保证患者各条管路通畅,保持呼吸道通畅,进行各项操作时动作轻柔,集中操作,减少对患者的刺激。

(2)生命体征及症状的观察:当患者出现血压增高、心率减慢呼吸减慢,并出现意识障碍程度加重,呕吐及瞳孔不等大时应高度警惕脑疝的发生当出现呕吐时需鉴别是由于颅内压增高引起的呕吐还是由于胃肠功能紊乱引起的呕吐颅内压增高引起的呕吐为喷射性呕吐,无恶心,有时改变头位时便可诱发;而胃肠功能紊乱引起的呕吐为非喷射性呕吐当出现喷射性呕吐时应立即观察瞳孔变化,并予以处理本患者曾出现过一次喷射性呕吐,血压升至178/90 mmHg,立即观察双侧瞳孔为等大等圆,直径 2.5mm,对光反射迟钝,给予 20％露醇250ml 快速静脉输注再次观察患者瞳孔为等大等圆,直径 2.5mm,对光反射灵敏,脑疝症状缓解。

(3)骨窗张力及头部伤口观察:去骨瓣减压术后,进行护理操作时注意保护头部伤口,避免受压,及时观察伤口渗血渗液情况,及时给予换药。患者术后初期由于脑组织水肿明显,骨窗张力较高,触似鼻尖感随着病情的进一步好转,脑水肿逐步消退,骨窗张力逐渐降低,触似唇感。

3.出血倾向的观察

患者入院后进行肝素化抗凝治疗在进行肝素化抗凝治疗过程中严密监测凝血四项,每 4小时监测 1 次,注意患者有无上消化道出血颅内再次出血泌尿系出血等出血倾向在护理过程中动作轻柔,进行有创操作时集中操作,提高成功穿刺率,穿刺后按压时间大于 10 分钟,注意有无皮下出血、瘀斑每日给予患者肠内营养时,需监测胃内残留,监测有无上消化道出血;观察患者排便情况,注意有无下消化道出血;观察患者尿液颜色,保持管路通畅,避免抻拽打折,注意有无尿道出血;每日进行口腔护理时动作要轻柔,并观察牙龈出血情况常规准备肝素解毒剂鱼精蛋白,当出现肝素过量时给予缓慢静脉注射。

4.CT 团及 DSA 检查前准备及检查后的处理

入院后患者病情复杂、多变,且急剧加重,给临床诊断带来一定的困难,单凭临床经验很难确诊,因此需借助一系列的仪器检查来协助诊断。

(1)DSA 查前准备:患者入院后为明确诊断在全麻下经股动脉行全脑 SA 检查检查前给予患者禁食、水、药,急查 ABO 型、Rh 血型,配血、备皮(双腹股沟处),检查手术区皮肤有无破溃、感染、瘢痕等皮肤情况、监测生命体征,给予术前针:阿托品 0.5mg,苯巴比妥钠 0.1g,术前 30 分钟肌内注射。

(2)DSA 检查后的观察:患者进行 DSA 检查返回病房后,应了解检查过程中患者的基本情况,穿刺处伤口、双侧足背动脉搏动情况,并仔细交接,做好观察记录患者进行 DS 检查过程中意识处于麻醉状态,血压 132/76mmHg,心率 75/min,双侧瞳孔等大等圆,直径 2.5mm,对光反应灵敏返回病房后进行了详细的交接与监测,股动脉穿刺处带鞘未拔除,予弹力绷带加压包扎,未见渗血渗液,双侧足背动脉搏动良好,77 次/min,皮温皮色正常,予以术侧下肢制动护理人员于返回病房后小时内每分钟进行次足背动脉的观察并详细记录,每 15～30 分钟进行生命体征的观察并记录手术操作者于术后小时将动脉鞘拔除,穿刺处未见渗血渗液及皮下瘀斑。

(3)CT\MRI 检查前准备及检查后的护理:患者入院后为了解病情的发展情况及去骨瓣减压术后的效果,曾多次进行 CT、MRI 检查由于患者病情危重,进行 CT、MRI 检查前应做好充分准备出检查前评估患者的神志,监测瞳孔血压等生命体征,给予有效吸痰,保持气道通畅,准备简易呼吸器、氧气袋等面罩加压给氧装置,抢救用药,便携式心电监护仪等物品,外出时需有医护人员专门陪同检查结束返回病房后,立即进行监护,并根据检查结果调整治疗方案患者入院后最初天内进行 CT、MRI 检查显示脑水肿愈发严重,并出现脑干压迫,通过调整脱水药用量并不能缓解患者病情,因此考虑进行去骨瓣减压术去骨瓣减压术后再进行 CT、MRI 检查显示脑水肿逐渐减轻,颅内血肿逐渐吸收,脑干压迫症状逐渐缓解。

5.患者的康复训练

患者行去骨瓣减压术后带入经口气管插管、胃管、尿管等各种管路返回病房早期通过给予患者翻身叩背吸痰等方法促进患者排痰,减少呼吸道分泌物,通过定期夹闭尿管训练膀胱功能后期患者病情逐渐好转,意识状态逐渐变清,训练患者进行有效咳嗽早期给予患者肢体功能位的摆放,待病情平稳以肢体康复功能锻炼。

(三)护理评价

1.去骨瓣减压术后患者的效果评价患者于去骨瓣减压术前频繁出现脑疝,进行去骨瓣减压术后患者病情逐渐趋于平稳、好转。

(1)手术前后患者神志瞳孔变化见表3-1。

表3-1 手术前后患者神志、瞳孔变化

日期	GCS 评分	左侧瞳孔		右侧瞳孔	
		大小(mm)	对光反应	大小(mm)	对光反应
入院当日	浅昏迷,9分	2.5	++	2.5	++
入院第4日	中昏迷,6分	2.5	++	2.5	++
术前	深昏迷,4分	2.	+	2.5	+
术后第2日	深昏迷,4分	2.5	++	2.5	++
术后第4日	中昏迷,6分	2.5	++	2.5	++
术后第7日	浅昏迷,9分	2.5	++	2.5	++
术后第15日	神清	2.5	++	2.5	++

(2)手术前后患者血压骨窗张力的变化见表3-2。

表3-2 手术前后患者血压、骨窗张力的变化

日期	血压(mmHg)	骨窗张力
入院当日	135/80	—
入院第4日	173/90	—
术前	170/85	—
术后第2日	138/76	触额骨感
术后第4日	136/77	触鼻尖感
术后第7日	133/77	触唇感
术后第15日	130/69	触唇感

2.抗凝药使用的效果评价

患者在使用抗凝药期间监测凝血四中的 APTT 根据 APTT 参值调节肝素钠的用,使 APTT 维持在 100 秒左右,并严密观察用药并发症在用药期间患者未发出血倾向,阻止了静脉窦血栓的进一步形成,为下步的治疗争取了宝贵的时间和治疗时机。

3.患者康复后的效果评价

由于患者呼吸功能的逐渐恢复,逐步将呼吸机脱去,成功将经口气管插管拔除,并能自行咳痰将经口气插管拔除后患者可以与医护人员交流,可自行进食将胃管拔除早期进行膀胱功能锻炼,患者在入院后第 22 天将尿管拔除自行排尿患者四肢肌力早期左侧肢体可见自主活动,但不配合查体,右侧肢体肌力 0 级。术后患者处于深昏迷状态,四肢肌力均为 0 级,为防止废用综合征的发生,给予患者肢体功能位的摆放;后期患识障碍逐渐减轻,病情逐渐平稳后予以肢体康复功能锻炼,患者四肢肌力恢复至左侧肢体肌力 III 级,右侧肢体肌力为 I。

四、护理重点、难点

脑皮质静脉血栓形成为发病率较低的脑血管疾病,但重症脑皮质静脉血栓形成起病急、病情重,给临床治疗带来很大困难。其最危急生命的症状为脑疝形成,因此在临床中对于脑疝的治疗与监护显得尤为重要。本患者入院后病情逐步发展,多次出现颅内高压增高、脑疝形成为解决脑症症状,采取左额颞顶去骨瓣减压术,脑内血肿清除术。此手术虽为神经外科常见手术,但对于神经内科还是相对陌生的,因此对术后的观察及监护水平相对要求较高。包括术后返回病房时患者的意识、手术窗口的观察,术后骨窗张力的观察及术后并发症的观察等本患者虽术后未直接返回本病房,但术后第 2 天便返回病房,此时为术后水肿期,对于患者瞳孔及骨窗张力的观察均有一定的难度本患者入院后曾采取抗凝治疗,这对于护理也提出了很高的要求定期监测凝血四项,观察患者全身各个器官、部位有无出血倾向(包括皮下出血及内脏出血),进行护理操作时动作要轻柔,要集中操作,进行有创操作时提高穿刺的成功率,避免反复操作。

五、相关知识拓展

(一)CVT 的诊断

CVT 为低发病率的脑血管疾病,其自然病程多变,临床表现多样,给临床诊断带来一定困难随着影像技术的发展,CVT 的诊断有了很大的突破在影像检查中,磁共振成像(M 阳)和磁共振静脉血管造影(MRV)CVT 的首选检查,具有无创、方便、快捷、便于随诊等优点,对于团或 MRV 中高度怀疑 CVT 时应进一步进行检查 DSA CVT 确诊检查的准确性达 75%~100%。

(二)CVT 的治疗

CVT 的治疗包括抗凝治疗、溶栓治疗,对于恶性颅内压增高者可采取去骨瓣减压术,对于有癫痫症状的患者给予抗癫痫治疗。

1.抗凝治疗:抗凝治疗对于部分性、活动性、进展性血栓形成有效。

(1)肝素抗凝:①心机制:AT-III 围是凝血酶的抑制物,肝素与 AT-III 结合后增强了 AT-III 的作用,达到抗凝作用。由于肝素分子量较大,经皮下或肌内注射吸收良好,大剂量时给予静脉输入,静脉给药后 10 分钟起效,4 小时血药浓度达到高峰,持续 12 小时以上,适用于紧急状态下的抗凝。②给药方法:首次负荷剂 80U/kg,静脉滴注;然后以 18U/(kg·h),持续静脉泵注;若 APTT≤1.2 倍,需增加泵注速度到 22U/(kg·h),总量控制在 80U/kg;APTT=1.2~1.5 倍,需增加泵注速率至 20U/(kg·h),总量控制在 40U/kg;APTT1.5~2.3 倍,泵注速率不变;若 APTT2.3~3 倍,需降低泵注速率到 16U/(kg·h);APTT>3 倍,降低泵注速率到 15U/kg·h。③观察、护理重点:定期监测 APTT,每日 4~6 小时 1 次,使 APTT 维持在 100 秒左右,遵医嘱根据化验参数调整剂量;定期监测血尿便常规,血小板计数,凝血四项,观察皮肤、黏膜胃肠道有无出血倾向观察患者意识状态四肢肌力变化,及早发现颅内出血;对于肝素过敏,有出血倾向,血小板功能不全和血小板减少、紫癜,严重高血压,细菌性心内膜炎,肝肾功能不全,消化性溃疡患者禁用;护理过程中动作要轻柔,进行创操作时集中操作,并要有高水平穿刺技术,保证一次穿刺成功,减少反复穿刺引起的皮肤受损,穿刺后按压时间应大于 10 分钟,减少出血的发生;常规准备肝素解毒剂鱼精蛋白,当出现肝素过量时遵医嘱给予鱼精蛋白缓慢静脉注射。

(2)华法林抗凝机制:阻断维生素环氧化物还原成维生素华法林的抗凝作用是间接的;给药方法:在肝素停药后使用,常规量为 5mg/d 观察、护理重点:定期监测血尿便常规,凝血四项凝血酶原时间为首选的监测指标观察皮肤黏膜内脏出血倾向;禁忌证同肝素;凝血功能低下或出血倾向时立即停药,并用维生素 K 对抗。

2.溶栓治疗

(1)时机:重症 CVT 患者(如颅内高压增高,癫痫持续状态);经积极降颅压治疗病情未得到控制;部分抗凝治疗未见好转,此时考虑进行溶栓治疗。

(2)方法:①心静脉溶栓:在临床中静脉溶栓使用最多、最广的药物是尿激酶,主要机制是激活纤溶酶原使其成为纤溶酶,纤溶酶步溶解纤维蛋白,起到溶栓作用。②局部溶栓:局部溶栓的方法较多,不同的方法都有其优势及局限性颈静脉穿刺溶栓法:颈静脉穿刺导管的行程短,感染机会少,但其操作危险性大,需患者密切配合;③股静脉穿刺溶栓法:穿刺操作危险性小,但是行程长,有致肺动脉栓塞和并发感染的可能;④经颅静脉窦穿刺溶栓法:前囟穿刺溶栓治疗方法简单,适用于前冈未闭的婴幼儿,经颅骨切开穿刺溶栓治疗操作复杂,创伤大,感染机会多。

(3)时间:窗选择静脉系统血栓溶栓的时间窗,不像动脉血栓溶栓的要求严格,但原则上愈早愈好。

(4)观察、护理:①重点心静脉溶栓:溶栓过程中密切观察给药时间及病情变化,进行详细记录;定期监测凝血四项,血尿便常规,密切观察有无出血倾向,如皮肤黏膜、消化系统、泌尿系统;观察患者肌力的变化,防止血栓再形成而致偏瘫偏身感觉障碍的发生,观察患者神志变化,当患者出现烦躁不安瞳孔异常意识障碍加重,并伴有鼻出血和四肢肌力瘫痪加重等各种异常变化时,应及时通知主医,停止溶栓,病情允许时行 CT 检查,防止颅内出血;减少侵入性操作,穿刺技术要熟练,避免多次穿刺而引起局部的出血和瘀斑。②动脉溶栓:了解术中患者情况,监测生命体征;观察患者穿刺处皮肤情况,穿刺处皮肤有无渗血渗液术后穿刺处是否带鞘;回病房 2 小时内监测足背动脉搏动,15 分钟/次,观察患者患肢皮色;术后患肢制动 8 小时,平卧 24 小时;密切进行出血倾向的监测。

3.颅内压增高的治疗

颅内压增高是 CVT 中最为常见的症状常呈突发性,随时可能发生变化,呈阶梯样进展 CVT 引起的颅内压增高单纯使用脱水剂很难使颅内压降至正常,且病情变化迅速,为抢救患者生命,考虑使用外科有创治疗缓解脑疝症状而去骨瓣减压术是针对颅内压增高造成继发性脑损害在药物无法控制下进行的一种救治手段,也称"救命手术"

4.抗癫痫治疗

CVT 中癫痫的发生率较动脉系统疾病高,发病初期的发生率为 12%～15%,病程中的发生率为 40%因此对于癫痫的治疗也是 CVT 的治疗重点。

第三节　严重颅内静脉窦血栓形成患者的护理

一、概述

脑静脉窦血栓(CVST)是一类少见的缺血性脑血管疾病,由于发病率低、病因复杂、症状和临床表现高度多变而无特异性,以往由于缺乏有效的检查和治疗手段,临床误诊、漏诊较多,死亡率较高。

本病无特异性症状和体征,表现为头痛、呕吐视盘水肿颈抵抗等颅内压增高征,癫痫发作和局灶神经功能缺失,重症患者可同时出现影像学检查是确诊 CVST 的主要手段。MRI 结合 MRA 是诊断 CVST 的最佳方法。全脑血管造影是诊断颅内静脉窦血栓形成的金标准。

二、病例介绍

患者女性,20 岁,主因"头痛,呕吐 9 天,意识障碍 5 天"于 2006 月收入当地医院神经内科治疗,患者发病前 6 天出现。右左下肢发凉且活动力弱,行 CT 示蛛网膜下腔出血,入院后晚出现双眼上吊,双上肢屈曲,双下肢伸直抽搐,伴意识不清,四分钟后缓解,发作频繁,予地西泮静推苯巴比妥肌内注射后抽搐可缓解,次日出现意识不清,体温 38℃,CT 示可疑矢状窦血栓形成,日后行全脑血管造影术并予尿激酶 50 万 U 静脉窦溶栓,术后予肝素钠抗凝治疗,溶栓效果不明显,出现呼吸不规则,予经口管插管接呼吸机辅助呼吸,即转入神经内科 ICU 步治疗,诊断为静脉窦血栓形成,继发性脑出血入院后小时患者处于浅昏迷状态体温 38.5℃,双侧瞳孔直径左侧 3mm 右侧 5mm,光反应均(+),四肢肌张力低,便失禁,双肺呼吸音粗,偶可闻及痰鸣,双下肢水肿,仍予气管插管接呼吸机辅助呼吸、冰毯机使用脱水降颅压、抗凝、抗感染等对症治疗,5 日后患者神志转,体温降至正常 13 日后停用呼吸机,15 日后成功拔除气管插管,转往康复科进步行肢体康复训练护理过程。

(一)护理评估

1.临床症状的评估

该患者头痛呕吐系颅高压表现,肢体无力考虑双侧皮质脊髓束受累,癫痫抽搐系皮质受累导致脑细胞神经异常放电,患者随后出现意识障碍考虑脑疝形成由于颅高压导致缺血缺氧,双侧大脑皮质受累该患者入院时处于浅昏迷状态,不能配合进行腰椎穿刺术,要严密监测血压瞳孔的情况来判断颅内的变化护理人员密切观察意识状态的改变,做好癫痫发作后的防护与抢救配合,做好安全护理及心理护理。

2.溶栓后的评估

静脉窦血栓患者溶栓后所致的主要并发症是在溶栓和抗凝情况下脑内致命性出血因此术前准备到位,术后密切监测生命体征,防止继发性出血,做好患肢制动尤为重要。

（二）护理措施

1.溶栓的护理

（1）动脉溶栓护理流程：①术前：完善各项检查、备皮、碘过敏试验、术前指导；②术中：备齐用物、建立静脉通路、准备给药；③术后：术后交接,每15分钟监测生命体征,伤口及局部皮肤,足背动脉,动脉鞘情况;4～6小时拔鞘,绷带加压包扎24小时拆除绷带。

（2）术前准备：首先做好术前各项检查准备,包括血尿便常规生化、凝血、肝肾功能等化验,询问患者药物过敏史,给予碘过敏试验,阳性及异常结果及时通知医生,以防术中出现意外其次进行双侧腹股沟区及会阴部备皮,防止术中感染,全麻患者给予留置尿管,术前小时禁食禁水,女性患者了解月经情况,不在月内方可给予手术。

（3）术前心理：护理及健康教育给予患者及家属相应的术前心理指导,介绍手术的方法目的及效果,简单的程序及术中配合要点,使其对手术有所了解,必要时列举成功的病例增强患者对手术过程的信心,消除恐惧焦虑心理,赢得患者最佳的配合。

（4）术中配合：备齐抢救物品、仪器药品及手术所需导管,并熟练掌握使用方法给予持续心电监护,密切监测术中的生命体静脉窦溶栓为血管介入性操作,医护人员应有高度的责任心,严格执行无菌操作规程,防止出血及全身感染护理人员应熟悉手术步骤,建立有效静脉通路,溶栓过程中遵医嘱及时给药溶栓后妥善固定动脉鞘,无菌纱布覆盖穿刺点,并予贴膜妥善固定,松紧适宜,过松易致鞘管脱出,过紧易造成皮肤损伤。

（5）术后护理：术后交接患者由介入中心返回重症监护病房后,护士应与手术人员交接患者术中意识状态、生命体征溶栓情况给予的药物及剂量、穿刺点周围有无渗血及出血。动脉鞘固双侧足背动脉搏动,皮温色泽等情况。留置鞘管的护理小时内应每15分钟观察1次生命体征,伤口有无渗出,局部皮肤有无皮下血肿,双侧足背动脉搏动及皮温色泽,动脉鞘固定情况;护理人员在观察伤口敷料有无渗血渗液的同时,还要用手触摸穿刺周围组织及腹股沟等部位有无深部的肿块;动脉鞘留置4～6小时后由介入科医生将动脉鞘拔除,拔除导管后压迫用力不当,易发生下肢血管栓塞,因此笔者采用拔管后迅速用无菌纱布压迫穿刺点,压力以既能扪及动脉搏动,又无穿刺点出血为宜,压迫时间过长压力过大会影响下肢血液循环,所以必须严密观察肢体皮肤颜色、皮肤温度、足背动脉搏动情况,有无疼痛、感觉异常、活动障碍等现象,以便及时发现是否出现下肢血管栓塞;在停止人工压迫止血时先轻轻掀起无菌纱布,观察穿刺处有无渗血,如仍有渗血,迅速覆盖无菌纱布继续按压,一般按压时间为10～15分钟,直到穿刺处无渗血后,再用绷带"8"字法加压包扎固定;患肢严格制动时,患者绝对卧床24小时后由介入科医生将绷带拆除制动期间,应密切注意下肢皮温、色泽,防止因长时间受压及制动引起下肢静脉血栓监测生命体征时,血压不允许从患肢测量同时该患者处于浅昏迷状态,应与家属沟通,给予肢体保护性约束,以保证有效制动。

2.并发症的观察与护理

（1）穿刺部位血肿：是血管内穿刺治疗最常见的并发症小的血肿可自行吸收,出血量大时易引起压迫症状,导致肢体远端静脉回流受阻或动脉搏动消失,应及时处理先给予局部湿热敷,笔者所在医院试行给予中医外敷方效果较好,6小时后仍无效应行血肿清除术。

（2）溶栓后致命性出血：此时应细心观察患者牙龈、黏膜及皮下有无出血点，患者有无头痛呕吐、抽搐烦躁不安、排便异常等表现，防止穿刺点颅内及其他脏器出血。

（3）脑血管痉挛：由于导管在血管内停留时间较长，容易诱发脑血管痉挛，表现为头晕、头痛呕吐、失语、短暂的意识障碍肌力下降等，12～24小时内发生，早期发、早处理可避免因脑缺血而出现的神功能损害。

3.肝素化抗凝的护理前抗凝治疗CYST全性与有效性已逐渐被国内外患者所接受。该患者于7月31日首次开始给予肝素化治疗。具体方法：给予生理盐水48ml加肝素钠12 500静脉续泵入，由400 U/h逐渐加量至1800 U/h，每日用量不超过4万U用至患者神志转清，颅内压下降至正常水平，凝血四项中活化部分凝血活酶时间（APTT）不超过120抗凝药物的使用增加了全身出血的危险，护理中应密切观察有无皮肤黏膜瘀斑、皮下血肿尿及便血症状同时监测由于穿刺后延长时间压是否增高，否定时监测凝血四项是否嘱准确调节肝素钠用量，保证药液持续有效静脉过针对性的护理，患者的监测情况（见表3－3）。

表3－3　监测结果及肝素钠调节情况

神志	瞳孔直径(mm)及对光反射		肝素钠泵入剂量(U/h)	APTT(秒)	纤维蛋白原(g/L)	PT－INR(国际标准化比率)
	左	右				
昏睡	5(＋＋)	5(＋＋)	400	112.5	5.053	1.34
	5(＋＋)	5(＋＋)	800	36.9	5.396	1.09
	5(＋＋)	5(＋＋)	1000	37.7	5.163	1.13
	5(＋＋)	5(＋＋)	1200	38.4	5.520	1.07
	5(＋＋)	5(＋＋)	1400	37.2	5.369	1.05
	5(＋＋)	5(＋＋)	1600	43.6	5.053	1.09
	5(＋＋)	5(＋＋)	1800	42.5	5.053	1.15
嗜睡	3(＋)	3(＋)	1600	101.2	7.49	1.31
	3(＋)	3(＋)	1400	49	5.227	1.13
	3(＋)	3(＋)	1200	63.4	5.227	1.16
	3(＋)	3(＋)	1000	59.9	8.05	1.06
	3(＋＋)	3(＋＋)	400	55	6.2	1.32
	3(＋＋)	3(＋＋)	200	41.6	6.2	1.69
	3(＋＋)	3(＋＋)	停止	38.7	4.48	2.06

（＋＋）灵敏（＋）迟

4.基础护理

（1）保证有效通气：做好人工气道的护理该患者给予经口气管插管接呼吸机辅助呼吸预防感染及气道的湿化，保证有效通气是护理重点因此密切观察呼吸机的工作情况，及时分析报警原因并给予处理。患者常伴有烦躁不安等症状，妥善固定气管插管，定时监测气囊压力尤为重要，以保证有效通气，减少气道损伤。

（2）呼吸机管路的管理：众多研究表明，呼吸机管路容易滋生细菌，该患者痰培养药敏示耐甲氧西林的金黄色葡萄球菌（MRSA），给予多重耐药菌患者隔离措施。文献报道，针对重症脑功能损伤患者给予每日更换消毒呼吸机管路次,呼吸机管路的细菌菌落数明显减少因此可根据患者情况为患者准备两套呼吸机管路,交替给予使用,撤下的呼吸机管路由供应室统进行消毒吸机管路积水罐内的冷凝水要及时倾倒在装有 2000mg/L 浓度的含氯消毒液的小桶中,以保证 24 小时倾倒冷凝水的溶液在有效浓度(500 mg/L)呼吸机积水罐置于最低位,防止冷凝水逆流入气管插管内。

(3)癫痫针对性护理:对于癫痫发作的具体机制与规律迄今为止尚未完全阐明,但其发作与电生理改变是一致的,即发作时大脑神经元出现异常的过度的同步性放电近年来的研究表明,这种同步性放电与离子通道、神经递质神经胶质细胞接触传递及缝隙连接有密切的关系因此应保持病室安静,避免强光、噪声刺激,各项护理操作尽量集中,动作轻柔,注意观察发作前的先兆,严密观察扫描发作的频率、持续时间、伴发的其他临床表现准确及时地遵医嘱给予药物治疗,保持呼吸道通畅,加强防护,备好各种抢救用物。

(4)高热的护理:持续高热可诱发扫描,进而加重脑缺氧脑水肿和脑神经细胞坏死的危险,超高热可由于蛋白质变性和酶功能异常引起脑细胞不可逆的损害该患者入院后体温波动在 38～39.5℃之间,监测体温波动,遵医嘱给予持续冰毯机使用。使用中保持冰毯机输送管道通畅,避免扭曲、打折,温度传感器与接触部位紧密连接,防止脱落,影响温度的测为达到有效的降温效果,体表与降温毯大面积接触,应密切观察患者的皮肤情况,防止引发冻伤及压疮。

(5)肠内营养支持的护理:患者处于浅昏迷状态,为保证营养及热量的正常摄入,给予患者高纤维素胃肠营养液鼻饲治疗首日 500ml 以 50ml/h 鼻饲入,逐渐加量至 1000ml/d 以 80ml/h 鼻饲入。

(6)心理与康复护理:患者神志逐渐转清,停用呼吸机并拔出气管插管后,能够进行语言交该患者正处于学习期间,思想负担重,担心学业及病情,家属由于不能随时探视同样焦虑这时应加强对患者及家属的健康教育,多使用安慰性语言,增强安全感,最大限度地满足患者的各种生活需要,协助家属关心体贴患者,消除悲观情绪,给予患者鼓励与支持,防止患者因情绪波动诱发再出患者生命体征平稳后,由专业治疗师指导及早进行肢体功能语言功能训练,良好的康复护理对于该患者减少并发症降低致残率、提高生活质量具有十分重要的意义。

(三)护理评价

该患者溶栓后,未发生鞘管脱出皮下血肿等并发症术后给予脱水降颅压、抗凝、抗感染等对症治疗后,在严密的临床监测及精心护理下,患者神志转清,腰穿复查脑脊液压力为 190mmH$_2$O 停用呼吸机并拔除气管插管后,自主呼吸良好,经过后期康复训练,生活基本自理。

四、护理重点、难点

静脉窦血栓形成是脑血管病中的特殊类型,病因复杂,临床症状多样,病情危重,死亡率高,且易被误诊,延误治疗而导致严重后果因此,严密的病情观察过硬的抢救技术熟练的护理技术在临床中尤为重要该患者是重症静脉窦栓患者,高颅压、意识障碍、癫痫发作情况合并存在,加之接触性溶栓治疗静脉窦血栓是近几年开展的新技术,这就要求护理员在临床工作具有敏锐的观察能力,熟练使用各种抢救仪器设备,过硬的医护配合能力静脉窦血栓一旦形成,就有反复发生的特点,治疗中既要溶栓,更要长期抗凝,因此治疗期如何好溶栓后护理血的观察及患者肝素化的监测是救治的重点。

五、相关知识拓展

（一）CVST

CVST致病原因较为复杂,能引起静脉血流异常脉内炎性反应或渗出处于血栓前状态者均可导致CVST按病理性质可分为感染性和非感染性两类,感染性原因主要是头面部感染或全身感染,以金黄色葡萄球菌最常见非感染性原因括妊娠产褥期,口服避孕药和其他药物,手术外伤和局部压迫,以及各种原因引起的血液呈现高凝状态的疾病,如系统性红斑狼疮肾病综合征白塞病,此外还有先天或遗传因素引起的血液高凝状态,如蛋白C、蛋白S缺乏,抗凝血因子Ⅲ缺乏,抗磷脂抗体综合征等。尽管如此,仍有约30%的患者找不到确病因或危险因素

（二）CVST临床表现

本病无特异性症状和体征,表现为头痛、呕吐、视盘水肿颈抵抗等颅内压增高征癫痫发作和局灶神经功能缺失,重症患者上述症状可同时出现。

（三）CVST诊断治疗方法

影像学检查是确诊CVST的主要手段。MRI结合MRA是诊断和随访CVST的最佳方法。全脑血管造影曾是诊断颅内静脉窦血栓形成的金标准,可清楚显示颅内静脉窦闭塞程度,测定静脉窦显影时间,般认为超过秒为静脉窦显影延迟,但因为是有创性检查,目前只有在CT、MRI(磁共振成像)/MRV(核磁共振静脉血管造影)不能确诊的情况下应用。通过经静脉途径溶栓治疗,使闭塞的静脉窦主干再通,为动脉溶栓治疗提供条件经动脉溶栓治疗的优点是,溶栓药物随着血液循环流经皮质静脉和深静脉,促进血栓溶解,随着皮质静脉和深静脉的血栓溶解,患者神经功能症状迅速得到改善肝素可使CVST的绝对危险率下降14%,死亡或完全致残率下降15%,相对危险率下降70%和56%因此,欧洲已将肝素钠(剂量调节性静脉肝素或低分子肝素钠)作为CVST的一线治疗药新治疗技术的应用要求护理人员迅速掌握护理要点、术前准备术中配合、术后观察以及加强基础护理,顺利完成患者的救治。

第四节　病毒性脑炎伴剖宫产术后患者的监护

一、概述

病毒性脑炎一般急性起病,表现为发热头痛、意识改变和脑实质受累症状,如癫痫、局灶性脑功能异常昏睡后昏迷及颅压增颅内压大于$2000mmH_2O$即为颅内压升高,常以头痛恶心视盘水肿为重要表现其不良后果是去皮质状态、脑死亡脑移位与脑症妊娠期机体各系统均发生改变,在此期间合并病毒性脑炎不仅危及母体生命而且影响胎儿发育目前对于病毒性脑炎无特效抗病毒药物,主要以对症治疗和支持疗法为主实施合理治疗及护理措施可以挽救母婴生命。

二、案例介绍

患者女性,21岁,孕33周,主因"头痛7天,意识障碍2天"2008月收入神内监护室患者

病前有腹泻史孕前检查均正常,既往身体健康,无传染病接触史,无服药史入院时患者体温39.9℃,处于浅昏迷状态,GCS 评分 7 分,左侧肢体肌力 Ⅱ 级,右侧上肢肌力 Ⅲ 级,右侧下肢肌力 Ⅱ 级,肌张力正常,双侧瞳孔直径 2.5 mm;对光反应(一),颈抵抗明显,头颅 CT 示右侧丘脑低密度改变,双侧脑室系统扩大。入院后进行腰椎穿刺术,脑脊液压力大 300mmH$_2$O,最终诊断为"病毒性脑炎"由于患者妊娠 33 周,入院第二天患者阴道有大量黄色液体流出,妇产科会诊为胎膜早破,并给予床边产程及胎儿胎心监护,但是患者子宫收缩无明显进展,根据患者病情需要及家属要求,立即实施局麻下子宫下段剖宫产术,

健康女婴产后给予患者持续经口气管插管接呼吸机辅助呼吸,并安返监护室由于患者为产妇,故由产科护士监护室护以及医生组成了抢救小组,时时动态监测患者的病情变化监测过程中患者出现高颅压脑疝,给予脑室引流等方法进行救治,经过积极抢救与剖宫产后患者的监测,患者呈去大脑强直状态,呼吸机辅助呼吸,生命体征平稳。

三、护理过程

(一)剖宫产前评估及监测

孕妇患有病毒性脑炎,伴有意识障碍高热颅内压增高等症状,同时患者出现胎膜早破,这两种情况均可危及孕妇及胎儿生命严密监测胎儿的胎心及产程,适时终止妊娠、减轻高颅压症状是挽救母子生命的关键途径。

1.患者产程的监测

为了将患者生命的危险性降到最低,根据患者的病情与产程的变化,立即请产科有经验的护士进行相关病情的监测。患者入院后第 2 天出现大量黄色液体从阴道流出,根据阴道流出液的性状、颜色气味,产科医护人员确认为胎膜早破此时胎儿宫内缺氧的表现胎心、胎动的监测显得最为重要因此立即给予胎心监护仪进行胎儿的监测,同时观察有无子宫收缩但是患者在胎膜早破后,未见子宫收缩,因此为了保障胎儿的安全,同时根据患者高颅压、缺血、缺氧等病情的逐步加重,适时终止分娩才可保障胎儿安全,故通过与家属的沟通后,最终同意给予剖宫产手术。

2.患者产前的准备

患者出现胎膜早破后,临床上不仅给予了密切监测,同时为了防止脐带脱垂,给予患者侧卧位或平卧位,并将臀部垫高,以防止肪带脱垂造成胎儿宫内窘迫,同时抬高患者的头部,减轻高颅压症状,立即给予手术部位备皮,剑突下至双大腿 1/3 处备皮,并清洁肚脐;禁食、禁水,抽出胃内残留液;留置导尿等手术前的准备,准备后立即进行手术患者术中给予气管插管,持续呼吸机辅助呼吸,未出现高颅压脑症的症状发现胎膜早破小时,患者产下健康女婴

(二)剖宫产术后的评估与护理

患者实施子宫下段剖宫产术后进入产褥期,此期间严密监测患者病情变化,防止患者病情加重。

1.产褥热与感染监测

(1)产褥期体温监测:产后第一天体温稍高,为 37.5℃,大于 38℃应考虑为产褥感染因此需严密监测体温的变化由于产后内淋巴和静脉充盈,乳管不畅,乳房肿胀,可轻度发热,体温监测时应避免使用腋温监测,可选择肘部或肛温但是患者因意识障碍不能配合,故选用肘部

进行体温的监测其次严密观察腹部伤口敷料有无渗出,伤口周围有无红肿感染的发生。

(2)半卧位:产后患者床头抬高30°此卧位可减轻腹部伤口张力,防止伤口裂开及腹腔感染;患者经口气管插管接呼吸机辅助呼吸,半卧位减少呼吸机相关性肺炎的发生;产后胃液分泌减少,尤其是胃液中盐酸分泌减少,胃肠肌张力及蠕动减弱,半卧位可减少误吸的发生。

(3)会阴护理每天使用1:5000高锰酸钾进行会阴冲洗两次,勤换会阴垫,便后使用清水冲洗会阴,保持会阴部清洁,防止感染。

2.患者产后子宫的观察

(1)子宫复旧:正常情况下,患者产后当天宫底在脐下一横指或平脐,以后每日下降1~2cm,产后十天降入骨盆腔内,在耻骨联合上方触不到宫底。因此,患者产后入室30分钟、1小时,2小时各观察了1次子宫高度位置、软硬度,并按压宫底以免血块淤积,影响子宫收缩,诱发大出血最终患者子宫复旧得较好,产后第12日子宫基本降入骨盆腔内。

(2)监测患者恶露的排除:更换会阴垫并记录宫底高度,同时监测恶露的排出情况,随时记录恶露的颜色性质、量、气味等异常情况,如发生异常应及时排空膀胱,按压腹部,使用子宫收缩剂产后当天禁用热水袋外敷,以免子宫肌肉松弛造成过多出血。

3.患者产后乳房护理

(1)由于患者脑炎的症状严重,不能哺乳,因此产后次日根据医嘱给予退乳不应等到乳液增多胀痛时再给予芒硝退乳,如果乳房胀痛时应建议每小时一次给患者吸出乳液,保持乳管的通畅,切忌置之不理,否则患者就会出现乳疮,出现乳房深部的感染。

(2)使用芒硝250研碎装入纱布袋内分别持续敷于两乳房,芒硝出现干块或受潮时,应立即给予更换,直至乳房不胀为止。保持乳房清洁干燥,经常使用清水擦洗,切忌使用肥皂及酒精擦洗以免皮肤干裂。

4.产后患者并发症的观察

(1)防止下肢静脉血栓形成,产后一段时间内产妇血液处于高凝状态,以便胎盘剥离创面迅速形成血栓,减少产后出血,纤维蛋白、凝血酶原在产后一周内降至正常在此期间由于患者卧床,易形成下肢静脉血栓,在护理过程中抬高下肢20°~30°下肢远端高于近端,增加下肢的被动运动,防止血栓形成,注意足背动脉搏动情况及下肢有无肿胀,同时给患者应用弹力袜。

(2)脑疝的急救产后给予患者脱水降颅压治疗,同时严密监测生命体征。产后第一日患者出现血压增高,双侧瞳孔不等大,脑疝形成,因此立即给予了甘露醇进行脱水降颅压治疗,同时实施了右额角穿刺脑室外引流术,当日引流出脑脊液量为150ml,最终给予持续引流,使施脑疝急救流程。

(3)准确记录出入量,防止出现电解质紊乱,首先严格遵医嘱限制每日液体入量,准确记录患者出入量变化,观察尿量、尿色变化、监测电解质情况。根据患者的病情给予每小时监测出入量,并记录热卡,保证患者产后的热量,每日保证营养热量2000kcal,用高蛋白肠内营养剂1000ml,50ml/h鼻饲泵入以适应产后胃肠蠕动减弱,减少胃内残留及误吸的发生。

(4)注意脱水药的应用由于患者应用了大量的脱水药,故要注意以下事宜:①心甘露醇应用时要因人而异、剂量适当、速度适宜,无心功能不全的患者应在15分钟滴完125ml,防止药物结晶。大剂量甘露醇输入可发生甘露醇肾病,对肾功能不全患者应严格限制入量,尤其是老年患者,外避免合用肾毒剂药物。②使用甘油果糖应严格控制输液速度,250ml在1

～1.5 小时内输完,过快易引起溶血,过慢影响脱水效果。③使用呋塞米脱水时在用药 1 小时后评估尿量。联合使用时应交替给予,严格管理用药时间。

(三)护理效果评价

通过对本例患者的急救与监测,患者意识状态未见好转,同时多次出现脑疝并及时给予脑室引流穿刺,保证了患者颅内压的正常以及生命体征的平稳,最终保证胎儿安全娩出。剖宫产后,患者腹部伤口恢复良好,7 日拆线,未发生伤口及产褥感染,子宫复旧成功退乳。

四、护理重点、难点

患者在妊娠期间患病毒性脑炎,为挽救孕妇及胎儿生命应及时进行剖宫产术,内科重症病房进行剖宫产手术实属罕见为了保证患者与胎儿的安全,早期由多科室参与成立了急救小组,早期实施关键性的措施,及时给予了剖宫产术,既让胎儿安全娩出,又不致引起患者高颅压脑疝发生所以产前患者高颅压的监测与产后剖宫产的监护内容使内科系统护士受益匪浅,尤其产后患者的子宫观察、恶露的监测以及乳房的护理是产后监测的关键针对此例患者既有高颅压又有剖宫产术,如何做好相应的护理,保证患者的安全是护理的难点与重点。

五、相关知识拓展

(一)病毒性脑炎相关知识

世界各地散发性病毒性脑炎、单纯疱疹病毒性脑炎(herpessimplex virus encephalitis,HSE)最为常见,占所有脑炎 5％～20％单纯疱疹病毒(herpes simplex virus,HSY DNA)病毒,按其抗原分为两型 HSY－Ⅰ和 HSV－Ⅱ。HSV－Ⅰ HSV－Ⅱ感染常见。HSV－Ⅱ宫内胎儿和产道内新生儿威胁最大,成年人经性传播感染,并经血行播散到脑内。

(二)脑症的相关知识

当颅内某一分腔压力大于邻近分腔压力时,通过颅内正常的腔隙或裂孔,致使脑组织压力高的一侧向压力低的一侧移位,产生挤压,即称脑疝临床脑疝常见的有小脑幕切迹疝和枕骨大孔疝。

1.小脑幕切迹疝

病灶侧疝叶沟回常常压迫同侧中脑,出现病灶侧瞳孔先缩小后扩大,并伴有不同程度的意识障碍随着病情的进展,病灶侧瞳孔明显散大,对光反射消失;意识障碍加重,直至深昏迷;病灶对侧偏瘫。

2.枕骨大孔疝

由于颅内压增高而导致两侧小脑扁桃体及邻近小脑组织经枕骨大孔向下疝入颈椎管上端,疝入的脑组织被嵌压在硬脑膜间隙或露骨孔道中,脑干的延髓组织受压,引起呼吸障碍,呼吸幅度深慢,继之呼吸节律不整,可呼吸骤停,随着呼吸停止相继出现血压迅速下降,患者突然昏迷,心律失常,心脏骤停。

(三)产科相关知识

胎膜早破指胎膜于临产前破裂,可导致早产围生儿死亡,宫内感染及产褥感染率明显增加。患者阴道有少量黄色液体流出,应迅速鉴别是否是胎膜早破。在进行妇科肛诊检查时将胎先露部上推可见液量增多,阴道液检查 pH≥7.0。

第五节 小儿难治性癫痫行生酮饮食治疗的护理

一、概述

小儿难治性癫痫是指经过两种或两种以上抗癫痫药物正规治疗年以上,仍不能完全控制发作虽然新药不断问世,手术及迷走神经刺激术治疗不断推广,但仍有 20％左右的小儿不适合手术治疗,而难以有效控制发作,这部分小儿可选择生酮饮食疗法治疗。大量文献报道认为生酮饮食对儿童癫痫发作的控制率达 30％～50％,是采用高比例脂肪,低比例蛋白质和碳水化合物的饮食配方,通过产生酮体模拟身体对饥饿的反应来治疗癫痫,与药物应用相比,方法产生的毒副作用少因此用有效的生酮饮食治疗不仅可减少抗癫痫药物的用量及药物所致的肝肾功能的不良反应,还可解除患及家属的痛苦,提高患儿的生活质量。迄今为止,40 多个国家已开展此项治疗,但是,目前国内只有很少的癫痫中心开展此项工作因国内饮食习惯及家属认同性与国外差异较大,治疗过程繁琐,护理难度大,特别是进行生酮饮食治疗的患儿可能会出现恶心呕吐脱水低血糖食欲低下腹泻、便秘、电解质紊乱癫痫发作次数增加严重的酮症酸中毒等不良反应,故家属与患儿无法接受与面对同时护理的管理监测与针对性护理措施的给予缺乏经验,需要逐步地完善与成熟。

二、案例介绍

患者男性,1 岁 7 个月,主因"发作性肢体抽搐 9 个月伴意识丧失"急诊以"症状性癫痫多发性硬化"收入院患儿自入院前一个月无明显诱因出现双上肢较大幅度缓慢抽动,每次待 1～2 钟,每天 4～5 次,病后十余天就诊,诊断为症状性癫痫,给予丙戊酸钠口服,控制不佳,再次复诊,加用硝基西泮,但患儿嗜睡增多,后于睡眠中出现发作性意识不清,口吐白沫口唇青紫,双眼上翻,双上肢不自主抽动,每次发作 10 余分钟,每天次,停用硝基西泮,改用丙戊酸钠糖浆与拉莫三嗪治疗,近 10 天发作频繁,每次持续 10 余分钟,4～6 次/d,为进一步治疗收入院,患儿智力较同龄儿童迟缓,外院脑电图示异常幼儿睡眠脑电图,CT 示结节性硬化,脑发育不良,阳示脑发育不良伴结节性硬化,丙戊酸钠血药浓度 35.1μg/ml 查体:患儿情绪不稳定,喜啃食手足,尚不能独立行走及呼唤父母,全身多处皮肤可见色素脱失斑。

入院当日进行一般资料评估,做好家属入院教育及安全宣教,遵医嘱给予丙戊酸钠及拉莫唉药物治疗日晨取血查血常生化全项、尿便常规,请营养师会诊与医师共同制定饮食治疗方案,第一日开始给予脂肪与蛋白质＋碳水化合物之和的比例 1：1、2：1、3：1 逐步过渡到 4：1 的生酮饮食治疗,患者发作每日 1 次,为复杂部分性发作,无强直-阵挛发作,每日监测前、睡前晨起空腹共五次血糖,波动在 3.2～5.2 mmol/L 之间,只有开始治疗第 2 日凌晨为 2.1 mmol/L,给予糖水 20ml 口服,每次排尿后查尿酮体,使之维持在(＋＋)～(＋＋＋),复查生化全项前后无明显变化由于改变了饮食内容,第日起患儿烦躁,哭闹,进食少,逐渐适应后进食量增加,烦躁消失出院后随访,一年内只有第 3 个月由于呼吸道感染后导致强直-阵挛性发作 1 次外,患儿身高、体重逐渐增加,生化全项较前无变化。

三、护理过程

(一)护理评估

1.一般资料评估

患者男性1岁9个月,体重15 kg,智力发育较同龄儿童迟缓、喜啃食手足。此患儿无忌口,喜欢喝甜水,近3~7天进食量为每日三餐,每日主食三两,爱吃菜,早晚喝牛奶100ml/d,无过敏食物,护士为营养师针对个体配制最适合的饮食提供准确的资料,也为下一步的治疗护理奠定基础。

2.了解家属需求及知识水平

知晓其自信度家属文化程度均在大专以上,已多方求医但效果不著,经常上网为孩子寻找治疗方法,对生酮饮食治疗了解很少,非常希望医护人员给予讲解家属依从性很好,坚持给孩子按时规律服药,极少漏服。

3.临床症状及化验的评估

(1)密切观察患儿发作情况入院前10天,患儿发作表现为意识不清,双眼上翻,口吐白沫,口唇青紫,双上肢屈曲,双下肢伸直,四肢扫描,每次10余分钟,4~6次/d,行生酮饮食治疗开始后,患者发作每日仍有1次,为复杂部分性发作,无强直一阵挛发到出院时,发作停止。

(2)每日监测餐前睡前、晨起、空腹共五次末梢血糖,均波动在3.2~5.2 mmo讥,只有开始治疗第2日凌晨为2.1mmol/L,给予糖水20ml口服后复查血糖3.8 mmol/L。

(3)生酮饮食治疗期间,评估患儿每餐进食量,患儿开始1~2天因改变了饮食习惯,食欲下降,每日进食为总量的1/4~1/3,后逐渐过渡到全量监测生命体征q6h,护士要特别注意当末梢血糖降低时,心率可变快。

(4)每次排尿后查尿酮体,第二日开始出现尿酮体(+),慢慢增加,使之维持在(++)~(+++),观察患儿意识情况,有无厌食疲乏、恶心、呕吐、腹泻、便秘、体重不增等不良反应发生。从第2日起患儿烦躁、哭闹,随着进食量的增加后逐渐好转,无腹泻及便秘,体重无下降,治疗前后生化全项、氧化碳结合率无变化。

4.治疗方法的选择采用改良方法,不禁食,脂肪与蛋白质＋碳水化合物之和的比例由1:1、2:1、3:1逐渐过渡到4:1后开始全量生酮饮食治疗,1000kcal/d,保证热量及蛋白质供给在此同时给予监测生命体征q4h,血糖/d,每次排尿后测量尿酮体察出入量、服药及癫痫发作情况,以及不良反应的发生,随时做好急救的准备定期复查血常规、肝功能、血脂变化,教会家属自行配制生酮饮食及观察记录方法,做好出院指导。

(二)护理措施

1.个体化健康指导

增强家属自信心,取得配合此患儿经过了多家医院正规药物治疗而发作无法控制,生长发育落后于正常儿童,智能差,家属治疗心情急切,但精神沮丧,存在焦虑抑郁情因此,护士首先要注意应用,心理暗示及松弛疗法有效地消除其紧张、焦虑恐惧心理。虽然生酮饮食治疗在国外已经使用很多年,但在国内还是近期引进并使用的方法,家属对这种治疗缺乏了解,存在着疑虑,又惧怕长期食用高脂饮食会发生并发症治疗初始期由于饮食习惯的改变,患儿会出现拒食,家属会认为难以接受而放弃治疗针对家属的心理变化,护士详细讲解了生酮饮食治疗的目的、方法相关注意事项,并发放有关的资料,积极调动家属正性心理,树立治疗信心,采用心理疏导及正面鼓励的方法修正负性心理对疾病治疗的影响其次,护士要关心体贴家属及患儿,建立良好的护患关系,要让他们能及时说出自己的烦恼,然后针对原因进行解释、诱导,使之看到治疗中的有利因素,提高自信心始期护士对家属早期成功的心理干预是此项治疗成败的关键之一通过给予家属的告知、宣教,最终发现家属意志力强,而需养的年龄小的患儿更易执行比项治疗。

2.生酮饮食治疗过程中的护理

此患儿采用了改良方法进行治疗,即不禁食,逐渐过渡到生酮饮食的给予。起始阶段护士要特别注意详细记录患儿的每餐饮食量、口味适应度、拒食食物种类,并及时通知营养师进行调整。一岁多的患儿食物在制作时过于粗大会无法下咽,若吞服后易出现消化不良,故应特别注意食物的细碎、软硬度,而脂肪比蛋白质+碳水化合物的量转化成食物的量要精确到克,需用天平或电子秤秤重,生酮饮食治疗是一个长期过程,需要家属特别地精心护理及配合,因此护士还要逐步教会家属自己秤量食物、配制食谱及食品,根据个体调整口味。

3.病情观察

做好病情观察,及早发现并发症,降低不安全因素在治疗早期,由于改变了饮食习惯,患儿会出现不同程度的拒食、哭烦躁,关键的是易导致低血糖而患儿不能准确描述不适,临床表现不易观察,因此,血糖的监测是病情的护理重点经末梢血糖监测发现患儿在凌晨 2~4 时易出现末梢血糖不同程度的降低,最低时为 2.1 mmol/L 可根据患儿体重及末梢血糖检测结果给予糖 10~30ml 口服,来纠正低血糖的发生治疗起始期还要密切观察尿酮体出现时间及维持情况,每次排尿后均要送检,使之调节在(+++),同时注意生化值及血气的变化,纠正电解质紊乱及重度酸中毒的发生此患儿各种指标在治疗前后无太大变化密切观察患儿饮食治疗期间癫痫发作的情况,并及时做好护理记录。

4.服药护理

选择生酮饮食治疗后,原来应用的抗癫痫用药不能突然停止,必须根据具体情况进行必要的调整,此患儿仍用丙戊酸钠+拉莫三嗪原量治疗。护士要发药到口,协助家属喂药,并教育家属走出误区,避免自行调药、减药、停药,提高用药依从性,防止癫痫持续状态的发生。

5.出院指导

有资料分析生酮饮食治疗依从性与年龄疗效及不良反应有关,由于生酮饮食的疗效一般需要治疗 1~2 个月后才能完全体现,过早下结论就会导致错误的终止治疗因此出院指导尤为重要,出院前护士向家属详细说明生酮饮食治疗的疗效及不良反应,树立战胜顽固性癫痫的信心,教会家属饮食精确配制方法观察记录服药发作情况以及突发事件的处理与应急方法定时复诊,建立随访病例,保持通信的畅通,随时解答疑问,长期有效的随访可帮助家属及时解决所遇到的问题,提高治疗的自信心及治疗的依从性。

(三)护理评价

患儿经过精心治疗及护理,癫痫发作得到控制后出院,随访一年,家属仍在医护人员的指导下坚持给予患儿生酮饮食治疗,能按时复诊反馈患儿情况:癫痫发作明显降低,只有第 3 个月出现上呼吸道感染后导致强直-阵挛性发作 1 次,患儿已经适应新的饮食内容并养成习惯,每日餐能全量进食,血糖维持在正常水平,身高重增加,尿酮体维持(++)~(+++),生化全项较前无变化。

四、护理重点、难点

生酮饮食治疗是通过模拟饥饿过程让机体达到和维持一种酮症状态,从根本上改变了传统的饮食结构,安全性更是人们非常关注的问题。文献报道,生酮饮食可以为药物难治性癫痫患儿提供切实可行的治疗手段,而国内开展生酮饮食也为治疗小儿难治性癫病提供了一条新的途径,其治疗费用低、疗效可,但是如何调动家属积极性,树立其自信心、增强其意志力提高依从性是此项治疗成功的关键患儿年龄小,病情变化不易察觉这是护理的重点及难点。

五、相关知识拓展

1.结节性硬化特点

为常染色体显性遗传病散发病例比较常见,典型病例表现为面部皮脂腺瘤,癫痫发作,智能减退,多在儿童期起病,男多于女 85％患儿出生后就有 3 个以上直径 1mm 长、树叶形色素脱失斑,沿躯干四肢分布癫痫发作自婴儿痉挛症开始能减退多呈进行性加重,常伴有情绪不稳,行为幼稚,易冲动和思维混乱等精神症状头颅发现侧脑室结节和钙化,皮质和小脑的结节具有确诊意义。

2.生酮饮食治疗的适应证

生酮饮食适合于各种类型的药物难治性癫痫及癫痫综合征继发性全面强直－阵挛发作West 综合征 Lennox－Gastaut 综合征等,适合于年龄在 2～10 岁之间的男女患儿,也适合于抗癫痫药物有效但难于忍受药物副作用的患儿。

3.生酮饮食的禁忌证

患有进行性的中枢神经系统疾病、非病性发作或假性发作、有遗传代谢病患有严重的心肝肾或血液系统疾病严重的智能障碍不能接受静脉治疗的严重营养不良伴有生长发育迟缓者。

第六节　注射肉毒毒素中毒患者的护理

一、概述

肉毒毒素中毒通常是由肉毒梭状芽孢杆菌感染引起。特点是对称性下行性运动神经迟缓性瘫痪和自主神经功能障碍。当厌氧肉毒梭状芽孢杆菌泡子产生的蛋白神经毒素阻断了神经肌肉传递时,即出现此症状瘫痪常常开始于脑神经,然后影响到上肢和呼吸最后累及下肢严重时呼吸肌广泛受累,导致呼吸泵衰竭,除非机械通气支持,否则将导致患者死亡,此肉毒毒素中毒患者在急性期应立即急救,防止呼吸衰竭的发生此过程中,患者关键是要向医生提供真实病史,才可及时、准确、迅速地给予救治,否则易耽误患者的抢救。

二、案例介绍

患者女性,25 岁,主因"咽痛伴吞咽困难 2 周,呼吸肌麻痹 2 天"于 2006 年 6 月以"肌无力待查"收入院病史患者两周前出现咽痛,吞咽困难,伴恶心呕吐,无发热,症状为持续性,晨轻暮重的特点,按上呼吸道感染给予相应治疗后,症状进行性加重,不能进食,声音嘶哑,呼吸自觉费力,天前突发意识丧失、血气分析示Ⅱ型呼吸衰竭,自主呼吸消失,二便失禁,立即给予经口气管插管接呼吸机辅助呼吸,并及时给予留置胃管、尿管,丙种球蛋白及补液治疗后,转入神经内科ICU救治ICU后患者神志清楚,体温37℃,血压160/90 mmHg,双侧瞳孔等大等圆直径2.5mm,光反应(＋＋),双上肢肌力Ⅱ级,双下肢肌力Ⅴ级,气管切开予呼吸机辅助呼吸,机械通气方式A/C,呼吸频率16次/min,潮气0.45L/min,氧浓度30％,同时给予维生素、弥可保、水溶性维生素、β一七叶皂苷等药物静脉输液,溴化吡溴斯的明60mg,q8h腰穿示脑脊液压力210mmH_2O,外观清亮透明,化验结果细胞个,蛋白12mg/dl,不符合蛋白一细胞分离现象,进一步询问病史,最终患者提供曾在美容院注射型肉毒毒素,故考虑肉毒毒素中毒,进一步化验结果证实为型肉毒毒素中毒弱阳性,故入院周后起给型肉毒抗毒素10000U,q12h肌内注射,11天后病情明显好转,自主呼吸逐步恢复,呼吸机方式调整为SIMV,并逐步撤机,成功拔除胃管及尿管,并尝试对气管切开套管进行堵管,但在堵管过程中,患者明显焦虑,后给予百忧解口服并加强心理护理,逐步完成堵管过程,并于8月21日成功拔管,肢体肌力明显好转为左上肢肌力近端、Ⅳ＋级,远端Ⅴ级,右上肢肌力近端Ⅳ级,远端Ⅴ级,双下肢肌力Ⅴ级,生活完全自理。

三、护理过程

(一)护理评估

1.临床症状的评估

肉毒毒素中毒可产生严重的中枢神经系统症状,死亡率很高,其致命并发症为肉毒毒素引起呼吸肌麻痹导致的呼吸衰竭该患者短时间内即出现自主呼吸消失,要求护理人员在发现这一病情变化时,及时通知医生进行抢救,抢救过程中建立有效人工气道及呼吸道管理极为重要。

2.心理评估

该患者入院时隐瞒了在美容院注射型肉毒毒素的经历,给临床诊断治疗造成了一定影响,护理人员在与患者沟通过程中,应耐心热情,及时发现患者的难言之隐,帮其消除顾虑,使其把真实的情况提供给医护人员,保证治疗护理工作有效及时开展

(二)护理措施

1.当患者出现呼吸困难呼吸衰竭时,或根据患者病情立即给予面罩加压通气气管插管机械通气,这不仅是呼吸系统疾病患者抢救的重要措施,同时更是神经科呼吸泵衰竭患者急救的最为有效方法。由于肉毒毒素中毒患者发病急骤,护士应密切监测病情,做好抢救的每一个环节。

(1)监测当患者出现血氧饱和度下降、呼吸困难、发绀、二氧化碳分压上升或出现高碳酸血症需立即通知医生,同时通知麻醉科进行气管插管。

(2)面罩加压通护士等待麻醉师过程中,根据患者的病情给面罩加压通、气道吸引排痰、停止肠内营养并抽吸胃内残留,减少患者急救过程中发生误吸面罩加压给氧是徒手给予开放气道,解除呼吸道梗阻最有效的方法,能够在短时间内改善患者氧合状况,使患者血氧饱和度保持在95％以上,其供氧效果与气管插管后供氧效果相同,因此对患者良好预后起到促进作用加压通流程:将患者去枕、头后仰去掉假牙,清除口腔分泌物→必要时插入口咽通气道,防止舌咬伤和舌后坠→连接氧,氧流8～10L/mim→用压额抬颏法或双颊抬举法打开患

者气道保持通畅→EC面罩紧扣患者的口鼻→另只手挤球体,将气体送入肺中,规律性地挤压球囊提供足够的吸气/呼气时间(成人:12～15次/min,小孩:14～20次/min)

(3)气管插管的护理插管物品的准备:与患者匹配的插管、导丝喉镜牙垫(口咽通气道)气囊压力表、一次性5ml注射器气管切开负压吸引吸痰管简易开放静脉通路,检查气囊,润滑气管插管至气囊上部3～4cm处,插入金属导管芯,取下患者义齿,清除口鼻分泌物,随时进行气道吸引让患者平卧位,头后仰,后头部垫一软枕,使头部高于肩部,口轴线和喉轴线尽量接近直线,插管后要做线胸片确认插管的位置。气管插管后的固定:可使用口腔保护套与口咽通气道进行固定。气管插管的维护,插管后保证有效的入气道,每班进行监测与维护适宜深度,妥善固定,并使用气囊压力表监测气摄压力,使其波动在$15-25cmH_2O$之间保持呼吸道通畅,及时清除气道内分泌物,保证气道的湿化早期患者诊断不明确,自主呼吸完全消失,患者无力咳痰,使用负压吸引器协助排痰,应用时调节适宜的强度,防止损伤气道黏膜,必要时联合使用人工叩背及震动排痰,呼吸机的应用与监测:做好呼吸机的管理及支持的护理。

肉毒抗毒素应用的护理肉毒毒素是一种嗜神经毒素,可作用到运动神经突触和胆碱能神经末梢,干扰和阻断神经-肌肉接头释放乙酰胆碱,阻断神经-肌肉接头的正常传导,从而使运动神经麻痹,导致呼吸肌麻痹肉毒毒素中毒一经诊断,不论病程轻重,均要给予肉毒抗毒素治疗,目前仅有抗毒素是最有效的特异性药理学治疗方法治疗前需做过敏试验。

(1)抗毒素过敏试验:可用皮肤过敏试验或眼过敏试验进行测试皮肤过敏试验方法:皮下注射抗毒素盐水稀释1:100的抗毒素血清0.1ml,如果既往有过敏史,皮下注射盐水稀释1:1000的抗毒素血清0.05ml,5～30分钟观察结果其阳性表现:充血性的丘疹。眼过敏试验:容易操作,即稀释1:10的抗毒素滴滴入一侧眼内,盐水对照滴入另一侧眼内阳性表现:流泪和结膜炎阳性反应表现时立即注射1:1000的肾上腺素1ml。

(2)脱敏治疗:过敏患者要进行脱敏治疗,即抗毒素1:20稀释0.05ml皮下注射,1:10稀释0.1ml皮下注射,1:10稀释0.3ml下注射,不稀释0.1ml皮下注射,不稀释0.2ml皮下注射,不稀释0.5ml皮下注射,治疗剂量肌内注射。

(3)患者抗毒素应用:该患者化验结果为型肉毒毒素中毒(弱阳性),给予抗毒素皮试阴性,故遵医嘱给予Ⅰ型肉毒抗毒素10000U,q12h肌内注射,11天后病情逐渐好转护理人员应遵医嘱按时始终给予抗毒素注射,并密切观察患者的反应及病情变化,未见抗毒素应用后的颤抖、发热、皮下水肿、关节疼痛等不良反应。

3.基础护理

(1)预防感染:做好呼吸机管理,"待气管如血管",防止其他并发症的发生。

(2)心理护理:患者给予机械通气后,神志转清,对口中的气。管插管多有不适,应加强解释,告知患者气管插管的重要性,防止患者拔管为插管造成语言交流障碍的患者使用特别设计的沟通卡,及时了解患者的主诉随着病情的好转,患者自主呼吸逐步恢复,但由于长期给予机械通气,患者对呼吸机产生了依赖心理,即便各项化验结果表明已可撤机时,患者仍有顾虑,此时护理人员应加强与患者的交流,给予患者安全感,帮助患者逐步完成撤机的过程。撤机后患者又面临拔除气管切开套管的难关,通过之前的交流,患者已对医护人员产生了信任感,在拔管前的堵管试验过程中,护理人员应继续给予患者鼓励,消除患者的恐惧感,密切观察患者的生命体征,协助医生完成管路的拔除。

（3）做好肉毒毒素中毒的宣教：告知患者不能随意进行肉毒毒素的应用,特别是近年因美容的兴起,使肉毒毒素中毒的概率增加危险性增大注射部位不当或是剂量过大,均可导致肉毒毒素中毒,因此,医护人员应特别做好宣教工作,减少其发病率的增加。

（三）护理评价

该患者经过有效的机械通气、肉毒抗毒素、营养神经等药物的治疗后,病情趋于稳定,在护理人员密切的监护和悉心的心理辅导后,患者成功撤机并拔除气管切开套管,逐步康复出院,生活完全自理,继续迈上工作岗位

四、护理重点、难点

肉毒毒素中毒严重时可引起呼吸肌泵衰竭,病情危急且患者表现为呼吸突然停止意识丧失如果不及时进行急救,患者的很难保护更何况本例患者隐瞒了病史,这就给疾病的诊断治疗带来了一定困难但是通过护理过程中的有效沟通,患者叙述了病史真相,获取到第一手资料,保证了治疗护理工作有效开展毒毒素导致肌肉疾患,引起呼吸衰竭,主要是呼吸驱动力不足,既有低氧血症又伴有二氧化碳潴留,肺实质并无严重病变,抢救过程中建立人工气道及有效的机械通气,是治疗的关键护理作者应熟练掌握建立人工气道的指征,气管插管的配合及一级供氧和呼吸机使用的方法在患者神志转清后,加强心理护理,缓解患者在撤机和拔管过程中的恐惧心理尤为重要,此时患者不能正常说话,需要靠手势或书写的方式进行交流,护理人员应多与患者交流,给予照顾和帮助,满足患者需求,与患者共同努力,促进机体康复。

五、相关知识拓展

（一）肉毒毒素中毒分类

1.根据肉毒毒素中毒途径不同临床分为五类食物传播性肉毒中毒、伤口感染性肉毒中毒婴儿肠道感染性肉毒中毒、成人肠道感染性肉毒中毒注射肉毒毒素中毒五类。

2.根据其抗原结构可分为 A,B,C,D,E,F,G7 每一菌株仅能产生单一型毒素,其中型是引起人类发病的主要毒素,如不及时治疗,病死率较高型为 60%～70%,10%～30%,型为30%～50%。

（二）肉毒毒素中毒临床症状

该病潜伏期 12～36 小时,最短为 2～6 小时,长者可达 8～10 中毒剂量愈大则潜伏期愈短,病情亦愈重,起病突然,病初可有头痛头昏眩晕、乏力恶心呕吐(E 型菌恶心呕吐重、菌及型菌较轻。稍后,眼内外肌瘫痪,出现眼部症状,如视力模糊复视、眼睑下垂、瞳孔散大对光反射消失口腔及咽部潮红,伴有咽痛,如咽肌瘫痪,则致呼吸困难肌力低下主要见于颈部及肢体近端由于颈肌无力,头向前倾或倾向一侧腿反射可呈对称性减弱自主神经末梢先兴奋后抑制,故泪腺、汗腺及涎腺等先分泌增多而后减少,血压先正常而后升高,脉搏先慢后快常有顽固性便秘、腹胀尿潴留病程中神志清楚,感觉正常,不发热轻者 5～9 日内逐渐恢复,但全身乏力及眼肌瘫痪持续较久。治疗原则包括减少毒素吸收、抗生素治疗、促进神经肌肉的功能恢复、静脉输液,对症支持治疗。

（三）注射肉毒毒素的应用

1817 年,Justinus Kerner 首先认识到肉毒梭状芽孢杆菌毒素潜在治疗作用,它可麻痹

骨骼肌和副交感神经,并可治疗斜视、眼睑痉挛和其他面神经疾病,以及颈部肌张力障碍 2002 FDA(食物与药物管理局)批准型肉毒毒素美容剂可以用来去皱,一般可用来去除面部皱纹、颈部皱纹,1 周起效,可维持 3~4 个月作用分为三类局部副作用,为注射部位疼痛红斑、瘀斑、血肿形成可通过缓慢注射冷敷局部麻醉来缓解;区域性副作用,注射部位近出轻瘫或瘫痪,可通过减少剂量和注射速度来减少注射物质的扩散;系统性副作用较少,但对人血白蛋白过敏或有神经肉病史的患者禁忌。

第七节　急性铊中毒患者的护理

一、概述

铊是一种质软银白色棒状金属,毒性高蓄积性强,其水溶液无色、无味,服后 12~24 小时开始出现症状,致死 10~15 g/k 急性中毒后可出现胃肠炎脱发和神经系统症状,也可有精神、皮肤、心血管系统及免疫系统的异常症状和肝肾功能损害铊中毒国内较少报道,主要以消化道症状为首发症状以神经系统症状为首发症状的更为罕见临床上,急性佗中毒目前还不能被人们所认识,当患者出现神经系统症状后,才到医院就诊,易误诊与漏诊。

二、案例介绍

患者男性,36 岁,主因"四肢麻木无力 26 天"于 2008 年 12 月急诊,以"四肢无力原因待查"收入神经内科病房入院前 26 天患者无明显诱因出现恶心、呕吐,伴上腹部持续疼痛,阵发性绞痛,2 天后又出现四肢麻木无力并伴有双下肢肌肉酸痛,就诊于当地医院,经治疗未见明显好转,转入某大医院入院时患者意识清楚,表情淡漠,面色苍白营养状态差,头发稀疏,四肢肌力Ⅳ级,中上腹部压痛明显,无反跳痛入院当天下午患者感憋气,呼吸困难,烦躁不安,医嘱给予持续低流吸氧及血气分析的检查腰椎穿刺术,测得压力为 $68cmH_2O$,脑脊液:蛋白 0.172 g/L WBC 4.1×10^9/L,蛋白细胞分离肌电图示:周围神经损害,经治疗症状未见明显好转,医生追问病史,家属诉入院前 10 天患者开始出现脱发,医生考虑为铊中毒,急查铊浓度,血铊 $36\mu g$/L,尿铊 $1000\mu g$/L,确诊为急性铊中毒,遵医嘱给予血液灌流治疗,并给予症状护理,心理护理等 30 天患者痊愈出院。

三、护理过程

(一)护理评估

1.基本情况评估

患者 36 岁,城市居民,既往身体健康,无特殊用药病史。职业,个体经营运输生意,社交广泛提示患者可能有重金属及毒物接触史。家庭和睦,生病后家人积极陪同到处求医,确诊后患者及家属反复询问医生患者中毒原因,血液灌流治疗是否有效,能否治愈提示:患者有良好的家庭支持系统,但缺乏相关疾病知识,心理负担较重。

2.病情的评估

患者入院当天下午出现呼吸困难,烦躁不安,急查血气分析,氧分压 77.8mmHg,二氧化碳分压 43.5 mmHg 示:患者有呼吸衰竭的危险。

3.对患者症状的评估患者血铊 $36\mu g/L$，尿铊 $1000\mu g/L$，围神经损伤，出现肌肉酸痛，全身麻木，四肢肌力Ⅳ提示：患者须进行血液灌流治疗，有摔伤的危险。

(二)护理措施

1.预防呼吸衰竭的监测与护理

(1)病情观察：观察患者有无发组呼吸困难、憋气、低氧血症的发生尤其是呼吸频率深度、呼吸形态的观察，并遵医嘱量生命体征 q4h 各班护士按交接班流程及要求严格交接点交接患者呼吸频率、深度、呼吸形态、血气结果、目前用氧流及浓度情况等，护士 30 分钟巡视病房 1 次，发现病情变化及时通知医生。

(2)急救护理：入院当天下午患者出现憋气，呼吸困难，烦躁不安，遵医嘱给予急查血气分析并予床旁心电监护心电监护：血压 128/80mmHg，血氧饱和度 85%～88%，呼吸 16～18 次/min 气分析结果氧分压 77.8mmHg 二氧化碳分压 43.5mrnHg，遵医嘱给予简易呼吸器辅助呼吸，并开放静脉通路最终纠正了患者缺氧状态，使血氧饱和度回升至 90%～95%，呼吸困难改，遵医嘱改为鼻导管吸氧（6L/min），30 分钟后复查血气分析，结果氧分压 97.8mmHg，氧化碳分压 53.5mmHg，医嘱给予持续低流吸氧（2L/min），并备好气管插管及呼吸机等急救物品。

(3)肺部护理：心护士遵医嘱给予患者半卧位，以利于患者呼吸。每 2 小时给予患者，叩背吸痰 1 次，保证患者的呼吸道通。病房内通风 3 次/d，30min/次，保证空气流通，限制探视人员，防止交叉感染。

2.血液灌流的护理

血液灌流是借助体外循环使血液通过吸附装置来清除血液中外源性或内源性毒物，从而达到血液净化的方法但血液灌流过程中可能会出现低血过敏出血凝血空气栓塞等不良反应，故对患者病情的观察很重要。

(1)股静脉置管护理：股静脉置管处敷料要保持干燥，穿点细菌培养及无菌换药每周。保持管路通畅，每次治疗前，用生理盐水 10ml 冲管，每次治疗后，使用肝素盐水 10ml 压封静脉置管侧肢体严格制动，防止出血护士按照护理级别按时巡视病房，查看穿刺点部位腿围观察下肢皮肤温度颜色，警惕下肢静脉血栓的形成。

(2)血液灌流过程中病情观察：①护士遵医嘱为患者测量生命体征，血压 130/75mmHg 心率 74 次/min 呼吸 17 次/min、快测血 6.7mmol/L 血液灌流过程中，入量 2300ml，出量 2380ml，尿液的颜色为淡黄，护士在血液灌流过程中，做好详细的护理记录，为治疗提供依据。②灌流开始后，调流速为 50～100ml/min，排尽预冲溶液后连接静脉穿刺上机行血液灌流，开始血流速度宜慢 50～100ml/min，以后逐渐增加到 100ml/min，首次肝素 0.8～1.2mg/kg，以后每半小时追加一次肝素 8～10 mg，灌流结束前 60 分钟停用肝素过程中护士注意观察皮肤黏膜有无出血倾向，观察呕吐物、排泄物的颜色穿刺侧肢体有无发组、肿胀及穿刺处有无出血等情况。③保持体外循环通畅，导管应加以固定，对躁动不安的患者适当给予约束，必要时给予镇静剂，防止因剧烈活动使留置导管受挤压变形、折断出，管道的各个接头须紧密连接，防止滑脱出血或空气进入导管引起空气栓塞。④护士认真听取患者主诉，如出现头晕、大汗、心慌等不适，及时告知医生。

(3)血液灌流后护理：心血液灌流后，护士要对血液灌流的量及灌流过程中的生命体征情况、出入量等进行严格交接班。在血液灌流后,患者无恶心呕吐、胃部不适、食欲缺乏等消化道症状,患者生命体征平稳、无皮肤出血倾向、头晕、心慌和出冷汗等不适护士遵医嘱监测肾功能肝功能。要使患者保持良好睡眠,以利疾病恢复避免声光的刺激,各项操作尽量集中在白天进行在做各项操作时动作轻柔、避免噪声。必要时可适当使用镇静剂帮助患者休息。

3.肌肉酸痛的护理

患者肌肉酸痛明显时,嘱其卧床休息,下床如厕时有人搀扶,以防跌倒,患者肌肉酸痛好转后,搀扶其下床行走,活动时间由短到长,循序渐进,避免过度劳累为防止患者由于长期卧床引起的肌肉萎缩,给予肢体被动活动。

4.心理支持

(1)中毒后心理支持:心患者中毒后,出现呼吸费力腹部疼痛等不适感,患者表现出紧张不安焦虑、烦躁;入院后患者病情逐渐加重,又加重患者心理反应由于不能及时确诊,家属表现出焦躁不安,无形中加重了患者的恐惧感在这种情况下,护士应先安抚家属的情绪,并指导家属配合做好患者的心理疏导。焦虑、紧张的心理可导致交感神经过度兴奋及血浆儿茶酚胺水平升高,使全身血管收缩,血压升高,呼吸增快,会加重呼吸费力情况,因此做好患者和家属心理护理是很重要。

(2)脱发:心患者为年轻男性且自行开公司,脱发后认为自我形象受损,无法面对朋友,思想负担重,情绪不稳定这种情况下,护士告知患者脱发是暂时的现象,随体内的铊慢慢排出,头发慢慢生长出来目前的首要问题是清除体内铊离子的含量,不要过分关注脱发问题,转移患者的注意力。为患者提供帽子假发修饰让家属参与管理,从精神上给患者以安慰和支持,帮其处理好心理矛盾,增强自信心,解除思想顾虑,建立乐观情绪,使患者积极配合治疗同时还要使患者明白急性铊中毒是可以治疗的,患者应以积极的态度,正确面对疾病,接受疾病,症状会很快缓解。

5.健康指导

(1)饮食指导:铊主要通过肾脏和肠道排出,嘱患者多饮水,保证每日饮水 2000ml 以上,以促进铊的排出。为减轻肝、肾功能的损害嘱患者进食营养丰富且清淡易消化的流食或半流食物,多吃含钾水果,如香蕉,以利铊的排出;并多吃含纤维素多的蔬菜,保持大小便通畅。禁食莲白,因莲白含铊量高。

(2)住院指导:知患者,脱发是暂时现象,是急性铊中的特异性表现,是可以治疗的,患者肢体酸痛麻木时,可给予保暖,但禁忌使用热水袋外敷,防止烫伤出院指导患者要保持生活规律,养成良好的睡眠习要保持乐观平和的心态,加强肢体功能锻炼,防止肌肉萎缩。

(三)护理评价

患者在进行血液灌流治疗过程中,未发生低血小板和白细胞降低、低纤维蛋白原血症、低血糖反应等不良反应血液灌流 20 天后,血铊浓度由 $36\mu g/dl$ 减少到 $0.31\mu g/dl$,尿铊浓度由 $1000\mu g/dl$ 减少到 $0\mu g/dl$ 在住院期间发生呼吸衰竭等并发症,达到了预期的目标。

四、护理重点、难点

以神经系统症状为首发症状急性铊中毒在临床中尤为罕见性铊中毒最初出现的是胃肠道刺激症状,即恶心呕吐胃部烧灼感或阵发性疼痛等症状,3～5 天后出现神经系统症状,护士不了解相关知识,病情观察时易被忽视相关知识拓展。

（一）神经科常见中毒引起的症状及体征（表3—4）

表3—4　神经科常见中毒引起的症状及体征

疾病名称	受累部位	症状	急救原则
肉毒毒素中毒	神经—肌肉接头处	脑神经对称损害,包括视力模糊、眼睑下垂、瞳孔散大,继之或同时出现张口困难、咀嚼困难、伸舌困难、音嘶哑咽反射消失,并出现吞咽困难伴有呛咳,最终出现呼吸肌麻痹。	立即终止接触毒物。呼吸道通畅,早期给予抗毒素并建立工气道,防止呼吸肌麻痹发生。
一氧化碳	大脑皮质和苍白球等	轻者:头痛、头晕、恶心呕吐;中度:口唇樱桃红、全身大汗、心率快速、偶有心律不齐,有时烦躁不安,进入昏迷状态;重度迅速昏迷瞳孔缩小或散大,对光反应正常或迟钝,可以再现阵发性抽搐,自主神经营养障碍。	立即将患者搬离毒现场,吸入新鲜空气或氧气,并注意保暖条件允许可给予高压氧舱治疗。
酒精中毒	中枢神经系统和周围神经	易激惹、震颤、昏迷慢性可见震颤性谵妄等器质性病变	立即终止接触毒物,保持患者安静,有专人守护,做好生命体征监测
有机磷中毒	自主神经系统胆碱能神经末梢	急性中毒:瞳缩小,胃肠呼吸道平滑痉挛与分泌增加,心血管系统的抑制;慢性中毒:症状较轻有头晕、多汗震颤等症后遗症状头痛、耳鸣;眼球,手指癫颤,失眠,狂躁等症状	一旦中毒必须立即抢救,给予呼吸及循环支持,去除未状;吸收的毒物,使用解毒剂。
巴比妥类药物中毒	中枢神经系统	轻度定向障碍情绪不稳、眼球震颤,症状与酒醉相似,反射活动与重要的生命体征不受影响;中度识抑制程度深,腱反射消失,强刺激可唤醒;重度:昏迷角膜反射与吞咽反射均消失,并有缺氧表现	急性药物中毒应早期洗胃,慢性药物中毒的急救应在严密的医疗监护下谨慎逐步进行停药
铅中毒	中枢神经系统的周围神经	常见为慢性中毒,有早期神经症的症状、体征,多发性神经炎和中毒性脑病	急性中毒按一般急救中毒处理,口服药物可用催吐、洗胃和导泻的方法慢性中毒可用中西医综合治疗做对症处理和支持治疗
亚硝酸盐中毒	中枢神经系统	易引起发组、头痛、头晕、精神不振呼吸急促烦躁不安等症状重者可导致昏迷或呼吸衰竭	立即离开中毒现场给予1%亚甲蓝溶液静脉注射

（二）关于往的相关知识

1.(thallium,Tl)是由英国科学家 William Creokes 1861 在研究硫酸厂废渣的光谱时首先发现并命名的,其原子序数为 81 铊是种高度分散的稀有重金属元素,微呈蓝白色到灰白色,质重而软,具有延展性,易氧化,易溶于酸,不溶于水的碱溶液。

2.铊属高毒金属,有强烈的神经毒性,可致死亡或遗留后遗症口服、皮肤接触或吸入均会引起中毒主要损伤中枢系统围神经以及胃肠道和肾脏体内的蛇主要由尿排出,小量由胆汁经粪便排出铊中毒早期临床表现无特异性,易误诊为普通食物中毒如尿铊＞0.3mg/L(0.015μmol/L),血铊＞40μg/L 即有诊断意义。

3.铊中毒后的潜伏期长短与剂量大小有关,通常发病缓慢,一般在 12～24 小时甚至 48 小时后才出,开始为消化道症状恶心呕吐阵发性腹绞痛腹泻以及出血性胃炎,有时患者仅为厌食或恶心数天后,神经系统症状较为明显,可有多发性脑神经损害和周围神经病变症状,有肌肉酸麻、蚁走样或针刺等感觉,从脚底逐渐扩展至腿和躯干,上肢波及较少,痛觉过敏甚为突出,患者常诉脚跟疼痛,轻触皮肤即感疼痛难忍腿无力,严重时可瘫痪。

4.脱发为铊中毒的特异性体征,一般于中毒后 10～14 天发生严重者胡须腋毛阴毛和部分眉毛可能脱落,但眉毛内侧 1/3 常不受累也有部分患者可无脱发现象,如中毒不严重,脱发后可再生。

第八节　脑桥中央髓鞘溶解症患者的护理

一、概述

脑桥中央髓鞘溶解症(CPM)种罕见的以脑桥基底部出现对称性脱髓鞘为病理特征的脱髓鞘疾病,由 Adams 1959 年首次报道患者多有严重营养不良,电解质紊乱等基础疾病,其病情进展迅速,如不及时救治,多数在数周内死亡,存活患者可遗留痉挛性瘫痪等严重的神经功能障碍关于病因及发病机制尚不清楚,Laureno 等多数学者认为与过快纠正低钠血症有密切关系这可能是由于低钠血症时脑组织处于低渗状态,快速补充高渗盐水使血浆渗透压迅速升高而造成脑组织脱水,血脑屏障遭到破坏,毒性物质透过血脑屏障导致髓鞘脱失,而引起的一系列严重并发症,因此平稳正低钠血症是预防并发症发生的关键。

低钠血症是临床常见疾病,细胞内外液钠浓度改变会引起一系列神经系统症状,如意识障碍、扫描、共济失调、木僵、肌无力键反射减弱或消失等这是因为血钠降低后,细胞外液的晶体渗透压下降,而细胞内液的晶体渗透压相对较高,水自细胞外液转移到细胞内引起脑细胞水肿,从而导致一系列中枢系统症状和体征。

二、病例介绍

患者女性,29 岁,主因"车祸伤 4 天,四肢无力伴精神异常"以"脑桥中央髓鞘溶解症、低钠血症脑挫伤"入院。患者于 4 天前外出时发生车祸,伤后昏迷 40 分钟,以脑挫伤送往当地医院给予头部伤口处理、脱水、补液等对症治疗在治疗过程中,曾出现过低钠血症,血钠最低112mmol/L,给予补钠(具体不详)天后血钠最高达到 144mmol/L,同时出现头痛,四肢乏力,烦躁等症状,最后患者昏迷既往无高血压、糖尿病及脑卒中病史入院后查体:心率 86 次/

min,律齐,无杂音,呼吸 14 次/min,双肺呼吸音低,未闻及晖音,血压 116/80mmHg,SpO₂ 100%,志为浅昏迷,GCS 评分 5 分,双侧瞳孔等大等圆,直径 4mm,光反射迟钝,双眼向左侧额视位居多,偶可视向正中位,双侧面纹对称,伸舌不配合,咽反射不配合,颈无抵抗,四肢肌力正常,偶有四肢不自主运动,双上肢腕反射阳性,双下肢弱阳性,双侧巴斯基征阳性,克匿格征阴性头颅 CT 右额叶脑挫伤,可见斑片状低密度影,边界模糊右额叶脑挫伤伴出血入院后进行腰穿检查,脑脊液无色透明压力大于 300mmH₂O,即给予甘露醇治疗生化检查示:血钠 127mmol/L,血钾 4.01mmol/L,114.6mmol/L 入院后给予脱水补液补钠等治疗,入院第周患者神志转为嗜睡,血钠控制在 136~140mmol/L,后患者出院。

三、护理过程

(一)护理评估

1.脑病发生的评估与监测

患者因车祸致脑挫伤,入院 MRI 示:右额叶脑挫伤伴出血神志为浅昏迷,GCS 评分 5 分,双侧瞳等大等圆,直径 4mm,对光反射迟钝,入院后行腰穿检查示:压力大于 300mmH₂O 由于脑出血后引起的脑水肿约在 48 小时达高峰,维持 3~5 天后逐渐消退,部分可持续 2~3 周或更长。因此,应严密监测患者生命体征,以便及时发现颅压升高所导致的脑疝脑桥中央髓鞘溶解症患者常合并脑水肿,会引起神志、生命体征的变化,低钠性脑病患者也会有不同程度的意识障碍,如神志淡漠,疲乏无力,懒语,厌食呕吐,嗜睡甚至昏迷,因此必须动态监测生命体征及神志当患者经积极治疗病情好转后,无明显诱因再次出现淡漠嗜睡甚至昏迷,必须鉴别神志变化的根本原因是颅内病变加重还是由低钠血症所引起护士发现意识变化后及时汇报医生,必要时行 CT 阳检查以排除颅内变化。

持续监测心率、呼吸及血氧饱和度等生命指标,每 2~4 小时监测血压神志、瞳孔及其对光反射情况患者入院腰穿术后曾出现脑疝,由于及时发现救治到位,未发生严重并发症。

2.电解质的监测

由于患者住院期间大量使用脱水药,易致水电解质紊乱,因此应对机体电解质进行严密的监测。每 4~6 小时抽血,进行电解质尤其是血钠的监测,并及时与医生沟通,以便根据血钠值调整补钠量采血时不在输液、输血或测量中心静脉压处直接抽血,以免干扰化验值,影响治疗告诉家属及患者反复多次采血监测血钠的必要性,以取得其理解与配合患者住院期间血钠维持在 127~140 mmol/L,血钾在 3.5~5.5 mmol/L,血氯在 84.6~121.4 mmol/L。

(二)护理措施

1.脑病的预防及护理

脑出血急性期脑水肿易引起脑疝,因此应用甘露醇降低颅内压力遵医嘱给予患者甘露醇 125ml 静脉输注,q6h,呋塞米 20mg 静脉推注,q12h 在此治疗的过程中,护士注意严格遵守给药时间,同时密切观察患者生命体征的变化,保证每日出入量的平衡翻身应保护头部,动作轻柔,以免加重出血,抬高床头 30°,促进脑部血液回流,减轻脑水肿。

患者入院后进行腰穿检查,脑脊液无色透明,压力大于 300mmH₂O 腰穿术毕遵医嘱即刻予以甘露醇 250ml 静脉快速输注,分钟后发现左侧瞳孔直径 4mm,右侧 3mm,对光反射均灵敏,心率加快 115~120 次/min,呼吸减慢 10~12 次/min,考虑脑疝形成,立即通知医生遵医嘱追加甘露醇 250ml 加压静脉输注 15 分钟后双侧瞳孔恢复等大,直径 3mm,对光反射灵敏住院期间患者心率 67～102min,呼吸 12～34 次/min,未再发生脑疝,意识由浅昏迷转为嗜睡,GCS 评分 5～9 分,无反复加重的情况发生。

2.补钠的护理

(1)采用口服补钠鼻饲持续滴注法给予补液由于患者出现脑桥中央髓鞘溶解症且合并低钠血症,临床上纠正低钠血症速度要缓慢,主张使用生理盐水逐渐纠正并严格限制液体入量遵医嘱持续给予患者 3%氯化钠注射液(0.9%氯化钠 77ml+10%氯化钠 23ml 鼻饲泵入入院后前天予 3%氯化钠以 15ml/h(补钠量 3.6～17.64g/d 入,使得血钠波动在 127～131.7mmol/L,以后 10～20ml/h(补钠量 3.60～24.75g/d)给予,最终使血钠稳定 136～140mmol/L 鼻饲管泵入给药时抬高患者床头 30°每次给药前均监测鼻饲管的位置及深度,每小时监测胃内残留量,应用加热棒对注入胃管的液体进行加热,确保温度在 35-37℃,减少反流、误吸、恶心、腹泻等并发症的发生,保证补液的顺利进同时监测胃肠功能,观察胃液的颜色,防止应激性溃疡的发生,并确定补充的高渗液是否已被吸收。

(2)出入量的观察患者入院后大量使用甘露醇、呋塞米等脱水药物,出量波动在 3570～4220ml/24h,血钠波动在 127～133mmol/L,遵医嘱给予补液和 3%氯化钠以 15ml/h 鼻饲泵入,使得入控制在 3420～4310ml/24。待第 3 周患者神志转为嗜睡后,逐步减少补液入量,使得 24 小时入量为 2400～3820ml,出量为 1870～3650ml,血钠波动在 132～140mmol/L,住院期间患者未出现出入不平衡。

3.并发症的护理

脑桥中央髓鞘溶解症常有假性球麻痹中枢性四肢瘫痪和不同程度的意识障碍等较为典型的临床表现,易引起压疮营养代谢和水电解质紊乱等并发症。

(1)皮肤护理:由于每日需多次采血监测血钠浓度,患者双臂分别出现了 4cm×9cm 和 7cm×6cm 的皮下淤血遵医嘱应用紫草油湿敷瘀斑处,每天 3 次,7 日后患者双臂的皮下瘀血消退,护士再次采血后,正确为患者按压止血,按压范围以皮肤及血管壁两个穿刺点为中心,且大于两个穿刺点,以按压血管上的针眼为主,不揉搓,使用中等力度至少按压 3～5 分钟。

动态观察与评价患者压疮的风险程度,每班进行 Brade 评分,并做好皮肤交接保持床单位平整、清洁,使用气垫床,翻身叩背 q2h,温水擦浴避免使用刺激性强的清洗剂清洁皮肤,大小便后及时清洗。

(2)营养的护理:对于脑桥中央髓鞘溶解症急性期患者应降低能量供给[20～25kcal/(kg·d)],以减轻代谢负担,遵医嘱给予其短肽型营养液(百普利)1000ml(1000kcal)/d,50ml/b 鼻饲泵入,以保证机体需求同时又不增加代谢负担周后,给予患者高蛋白营养液(瑞高)1000ml(1500kcal)/d,50ml/h 鼻饲泵入,为机体恢复期提供高蛋白、高热量的供给在进行肠内营养期间,密切注意有无恶心,呕吐胃残留为咖啡样物腹胀、腹泻等并发症的发生患者住院期间,未发生胃肠道并发症。

(3)便秘的预防与护理:卧床患者多有便秘,可因为用力排便致使脑出血再次发生遵医嘱给予患者补液,保证入量,必要时应用通便药物或灌肠患者在住院期间未发生便秘。

4.头部伤口的护理

密切观察患者右侧额叶头部伤口有无出血渗液等情况的发生在患者头部伤口下垫无菌小巾,每日更换身时动作轻柔,保护头部,避免受压。

5.功能锻炼

保持肢体功能位是保证肢体功能顺利康复的前提在患者仰卧或侧卧位时，头抬高25°～30°下肢膝关节略屈曲，足与小腿保持90°，脚尖向上。上肢前臂呈半屈曲状态，手握布卷，每日由康复科医生对患者进行肢体被动运动等康复训练。

（三）心理护理

由于多数脑桥中央髓鞘溶解症患者的预后差，死亡率高，可于数日或数周内死亡，仅有少数存活患者可以完全康复且目前尚无特别有效的治疗方法，只能以对症和支持治疗为主，加之患者神志处于浅昏迷至嗜睡，且低钠血症需要反复抽血，这些均会加重家属的心理负担医护人员应耐心向家属解释低钠血症与脑桥中央髓鞘溶解症直接的关系，在护理中尊重患者，解释抽血化验的意义，动态告知实验室检查结果，取得家属的理解和配合。

（四）护理评价

入院后在患者脑水肿急性期及时发现脑疝并应用脱水药物治疗，并未造成继发性脑损通过持续补钠，患者血钠保持在相对稳定的水平136～140mmol/L，未发生严重并发症护理重点、难点低钠血症可加重脑水肿，使病情加重，危及生命，因此在补钠时，补钠方式方法以及病情变化和并发症的观察处理成为护理的难点相关知识拓展。

（一）脑桥中央髓鞘溶解症相关知识

脑桥中央髓鞘溶解症尚缺少特别有效的治疗方法，以对症和支持治疗为主，积极处理原发病与预防并发症临床上纠正低钠血症速度要缓慢，主张使用理盐水逐渐纠正并限制液体入24小时内血钠升高不超过25mmol/L，症状控制后应减少钠的输入。

（二）低钠血症

1.钠

钠是体内重要的阳离子之一，人体每公斤体重含钠60mmol，其中43%在骨骼肌中，50%在细胞外液，7%在细胞内液轻度缺钠：血清钠在130～135mmol/L，患者感疲乏、头晕、手足麻木、中度缺钠、血清钠在120～130mmol/L，除上述症状外，尚有恶心呕吐、脉搏细速血压不稳定或下降、脉压变小浅静脉萎缩、视物模糊、站立性晕倒、尿、重度缺钠、血清≤120mmol/L，患者淡漠嗜睡神志不清腱反射减弱或消失，甚至出现木僵、昏迷，常发生休克。

2.颅脑外伤

合并低钠血症的患者纠正低钠血症的前提是早期发现正确治疗。伤后3～5天，颅脑损伤性脑水肿反应达到高峰，中枢神经系统症状常为首发症状，观察患者有无淡漠嗜睡神志不清等意识的改变，同时还要观察低钠血症常伴有的全身脱水症状，如皮肤干燥眼窝下陷脉搏微弱血压不稳定或下降、脉压变小中心静脉压下降等。

在临床中，水钠紊乱的各种类型常同时并存或相继发生，常因治疗不当或疾病的发展而相互转化，造成临床治疗过程中识别困难或诊治失误对于那些病情平稳或有好转的患者，再度出现识障碍加深或精神症状，如腹胀、纳差、欣快、胡言乱语、表情淡漠昏睡、昏迷等。除考虑原发病加重外，还应警惕水钠代谢紊乱出现的可能因此护理人员应密切观察患者意识出入、每小时尿量、血钠、尿钠的变化，随时为医生提供资料，为医生诊断低血钠的程度提供依据，有利于防止并发症，使患者早日康复。

3.口服补钠

发现低钠血症,需积极足补充,经积极补充多在第 2～3 天好转或恢复积极处理原发病程度轻者,可口服补充,指导进食清淡易消化食物,如菠菜、鸡蛋汤、萝卜虾仁汤并嘱饮用淡盐水,同时嘱多食橘子、橙子等含高的水果或同时口服补充程度重者,需静脉输注含盐溶液或高渗盐水,尽快纠正血钠过低但是针对脑功能损伤重症患者,可选择鼻饲给予补液;可采取鼻饲管分次灌注法,也可使用持续滴注法,但在持续滴注过程中应随时进行血钠的监测。

重症卒中患者的病情有进展性加重的危险,因此进行洼田饮水试验,是判断是否给予鼻饲的较好方法。判断时,3、4、5 级为异常,所以建议 3 级以上给予早期鼻饲,这样既简单、安全有效,而且能够保证患者的摄入量足够,同时又降低了大量静脉输注高渗液导致的高血渗加重脑水肿的危险。

临床观察补液时要注意患者的体位,据报道床头抬高大于 30°半卧位是减少胃内反流最佳体位,同时每 4 小时监测胃内残留量,减少反流、误吸等并发症的发生率,保证补液的顺利进行是鼻饲管的位置及深度的监测,研究发现鼻饲管置入越短越易反流,按常规给予 45～55cm 度插入胃内,很少立即抽得胃液,即使向胃内注入,也只在剑突下能听到声音,继续将鼻饲管延伸 7～10cm,则很容易抽出胃液,而且在左上腹听到气体注入声,同时使鼻饲管前端在胃体部或幽门处,可减少食物反流最后是胃肠功能的监测,观察胃液的颜色,防止应激性溃疡的发生,同时确定补充的高渗液是否已被吸收注入的液体温度以 35～37℃为宜,并观察患者有无恶心、腹泻等胃肠道的不良反应。

4.静脉补钠

(1)根据医嘱及时正确地补钠治疗,正确配制高渗盐水,但输注高渗盐水需控制浓度和速度,特别是老年患者,以防止心功能衰竭按照补液总合理安排补液的速度,使液体均匀地输入患者体内,必要时应用输液泵泵入。纠正低钠血症速度要缓慢,主张使用生理盐水逐渐纠正并限制液体入量 24 小时内血钠升高不超过 25mmol/L,症状控制后应减少钠的输入。究竟补充多少钠盐合适,需要根据患者的血钠浓度、尿钠浓度及血容量综合分析。轻度、中度缺钠患者,根据血清钠缺失量,先给予 50％再加每天的需要量 4～5g 氯化钠;重度缺钠者,一般先补浓度为 30g/L 的高渗盐水 200～300ml,以尽快升高血钠。按 2mmol/L·d 的速度提高血钠浓度治疗过程中每日监测血钠、尿钠、24 小时尿量血钠、尿钠均恢复正常后,即应减缓补钠速度。

(2)静脉输液护理:保证静脉输液通畅,输高渗盐水不能漏出血管外,因浓度高刺激性大可引起疼痛护士要掌握补钠速度,血钠浓度升高的速度不宜超过 8 mmol/(L·d),补钠的剂量及速度不宜过大、过快,否则会导致一系列并发症的发生。

第九节　脑梗死伴肾衰竭行血液透析患者的护理

一、概述

脑梗死(CI),又称缺血性脑卒中(CIS),是指局部脑组织因血液循环障碍,缺血缺氧而发生软化坏死发病机制是由于供应脑部血液的动脉出现粥样硬化或血栓形成,使管腔狭窄甚至闭塞,致使局灶性急性脑供血不足而发病;也有因异常物体(固体、液体、气体)沿血管循环进入脑动脉或供应脑血液循环的颈部动脉,造成血流阻断或血流量骤减而产生相应支配区域脑组织的软化坏死。

肾衰竭是肾脏功能部分或全部丧失的病理状态按其发作之急缓分为急性和慢性两种急性肾衰竭因多种疾病致使两计在短时间内丧失排泄功能,简称急性肾衰表现为少尿(尿量<400ml/d)无尿(尿量<100ml)、电解质和酸碱平衡失调以及急骤发生的尿毒症,亦有呈非少尿型者(尿量>1000ml/d)处理及时、恰当,肾功能可恢复。病情复杂、危重患者或处理不当时可转为慢性肾功能不全或致死。

在患者出现肾衰竭的情况下,可根据患者情况,酌情考虑进行血液透析滤过 CRRT CRRT 临床应用目标是清除体内过多水分、代谢废物、各种细胞因子、炎性介质,纠正水电解质紊乱,确保营养支持,促进肾功能恢复可用于各种心血管功能不稳定、高分解代谢的脑水肿的急慢性肾衰竭,多脏器功能障碍综合征,急性呼窘迫综合征,挤压综合征,急性坏死性胰腺炎,慢性心功能衰竭,肝性脑病,药物及毒物中毒的救治。

二、案例介绍

患者男性,83,主因"头痛15天,加重伴呕吐1天,意识不清5小时"2008年3月以"脑梗死"收入院既往身体健康入院后患者处于中昏迷状态,查体均不能合作,带入经口气管插管,胃管及尿管,并由于呼吸衰竭,给予呼吸机辅助呼吸,同时可见肉眼血尿。患者入院时急查各项化验,而血生化全项结果中:肌(CRE)117mmol/L,尿素氮(BUN)6.09mmol/L 入院后患者逐渐出现 CRE、BUN 的升高,以及尿量逐渐减少。在此过程中请肾科给予会诊,同时遵医嘱给予小剂量多巴胺以 $2\mu g/(kg \cdot min)$ 持续静脉泵入,以改善患者肾功能.入院30天后,患者 CRE1079mmol/L,BUN 43mmol/L,尿酸 935mmol/L,血清钾为 6.0mmol/L,因此立即给予患者 CRRT 的治疗,治疗过程中通过给予患者 CRRT、后的护理与生命体征的监测,最终使患者的肾功能逐渐好转。

三、护理过程

(一)护理评估

1.临床症状的评估

患者入院前出现脑梗死症状:头晕、呕吐以及意识不清,意识状态处于中昏迷,医嘱给患者抗凝改善脑循环等药物治疗因此注意观察患者意识的改变。

2.肾衰竭的症状评估

患者入院时已出现 CRE BUN 定程度的升高,并有肉眼血尿,随着入院治疗过程中,药物对肾脏的损害,加之疾病本身的发展,造成患者小时尿量小于 1000ml,CRE BUN 及血清钾急骤升高,同时出现皮肤严重水肿,提示患者已出现严重肾衰竭,应密切监测生命体征的改变,尤其是心律失常的发生,并准确记录出入量。

(二)护理措施

1.血液透析的必要性

患者脑梗死伴有肾衰竭病情逐步加重,除给予监测患者有无高颅压、脑疝的症状外,针对肾衰竭的护理显得最为重要因。此在给予降颅压抗凝改善脑循环的过程中,血液透析治疗纠正肾衰竭,减少患者并发症的护理排在了首位。

2.血液透析前的护理

(1)透析前,对患者进行全面的查体,包括生命体征神志脑和必要的神经系统检查,以及心电图血液化及血钾艾滋病病毒抗体 HIV 动脉血气分析血常规凝血时间等检查,并测晕体重,注意观察患者皮肤水肿颜色的变化,做好准确记录,以便观察透析效果和病情变化。

(2)注意监测高血钾的发生且血钾超过 6.5mmol/L,容易导致 QRS 波增宽等明显改变,因此,护理上给予了每小时监测心率的变化,防止出现心律失常尤其在给予 RRT 以前,必须观察心率的变化。

(3)认真检查透析器与血液管路连接是否正确,是否紧密器的运转及工作效能是否正常,同时配备好氧、抢救物品及药品。

(4)配合医生给予患者锁骨下静脉导管的穿刺,并做好穿刺点的维护,每周给予次穿刺点周醋皮肤的换药与细菌培养,减少局部的感染,注意严禁使用该管路进行静脉输液采血等操作。

3.血液透析中的观察

(1)密切观察生命体征的变化,透析中要求每 15~30 分钟监测脉搏呼吸血压,同时观察患者神志瞳孔的变化,防止超滤过多引起严重脱水尤其是注意监测血压的变化,因为低血压是在进行 RRT 程中常见的并发症,因此在进行治疗过程中应每隔 15~30 分钟监测血压一次,若发现血压下降,应立即通知医生,采取有效措施配合治疗。本患者在给予透析过程中,进行首次生命体征监测 1 次,以后每隔 1 小时测量一次,均未出现低血压状态。

(2)观察透析机的作状态,连接各处管道,并保持管道通畅,防止管道接头松脱,导致大量出血观察各管道稳定情况,如血流量、透析液流量、浓度静脉压动脉压垮膜压漏血气泡探测装置等,如果出现异常应及时调整同时检查透析血液管路有无扭、压迫、穿刺点部位有无肿胀、疼痛。

(3)观察出血倾向,患者在给予 CRRT 治疗前,给予了抗凝治疗,故存在出血的危险,因此在行 CRRT 过程中要随时观察动脉穿刺点及内疫穿刺点有无渗血,经发现,应及时报告医生进行处理此例患者在给予 CRRT 过程中,未出现出血倾向。

(4)生素合理的调整患者透析时,药效取决于药物的分子量、蛋白结合率、药物表面分布容积。但是患者在透析期间,应遵医嘱将抗生素的输入放置在透析后,否则药物不能够发挥其最好的药效,易通过透析排出体外。本例患者在给予美洛培南 2.0g,静脉输入 q8h 时,由于进行了血液透析,故将 q8h 的给药时间点全部转移到透析后给予。

4.血液透析后的护理

(1)监测生命体征:患者透析过滤后仍需要密切观察生命体征及病情变化,并注意观察患者有无头痛恶心、呕吐,以便及时发现有无失衡综合征的发生准确记录出入量,包括透析液量,超滤,尿量注意各项化验值的回报,以及水、电解质的平衡。

(2)饮食管理:透析治疗只是对肾衰竭的间歇性治疗,饮食液体量的控制才是维持性控制与治疗的方案为辅助治疗疾病,提高透析效果,饮食原则应是高热量、高维生素、优质高蛋白饮食,水钠要适量,同时限制钾的摄入蛋白摄入量以 1.0~1.2g/kg 较合每日能量的供给为不少于 3.5kcal/kg,每日饮食中脂肪总 50~60g 为宜。故临床上根据患者的一般情况给予了短肤的百普力营养液 1000ml/d,80ml/h 鼻饲泵入。

(3)皮肤护理:患者因透析皮肤出现面色灰暗,色素沉着,脱发,指甲褪色,皮肤痛痒,脱屑,长期透析治疗,造成患者水肿消退、再水肿,如此反复,使皮肤皱褶增多。因此,对于皮肤情况,应加强观察,保持床单位清洁干燥平整,每早晚为患者进行皮肤护理,去除皮屑,防止破溃发生。

5.心理支持

长期进行血液透析滤过,由于家属对于疾病及治疗方法的不了解和不理解,容易产生焦虑、紧张不安、厌烦情绪等,对此医护人员应热情、关心、体贴家属,耐心解释病情,减轻心理负担。

6.血管内动静脉瘘管的护理

保持管路通畅,无出血、无狭窄、无堵塞是保证透析质量的关键,因此在管路的日常护理中应注意保持患者肢体功能位,以保证管路通畅,观察管路周围皮肤是否清洁无渗出,减少感染的发生,避免在管路周围区域进行有创性操作。

（三）护理效果评价

经过为期 1 个月的血液透析滤过治疗之后,患者 CRE 降至 463mmol/L,BUN 17.15mmol/L,尿酸为 258mmol/L,血清钾降至 4.6mmol/L,较透析前好转 24 小时尿量维持在 1500ml 左右,每次透析量 1000ml 左右,能够维持出入量的平衡患者肢体水肿明显消退,但躯干仍有轻度水肿,住院期间未发生压疮。

四、护理重点、难点

脑梗死合并肾衰竭二者均为患者目前严重的疾病,临床表现复杂多样,护士除需要全面掌握脑梗死的临床抢救原,认真仔细观察病情,及时发现意识障碍、颅高压症状外,肾衰竭的变化、血液透析治疗的监测显得尤为重要因此神经内科护士还应了解其他专科内容,并做好患者的透析前、后的监测与护理,尤其是透析中患者低血压出血失衡综合征的监测,以及抗生素在透析患者中的合理使用通过本例患者的分析,提高了护士在患者透析过程中的监测与护理能力。

五、相关知识拓展

在血液透析过程中,抗生素的应用是否能够有效地发挥作用,与透析时药液被清除有关据相关文献报道药物的游离分布超过 250L,这种药物可以认为不被血液透析所清除药物半衰期很短,如小于 2 小时,药物在体内累积不明显,药物的给药方案不必因透析而改变如果大于 2 小时需充透析消除的药量,才具有临床价例如头孢类抗生素最好在透析后应用,如果必须应用需追加剂量,万古霉素在血液透析中不必追加剂量,临床中使用血浆蛋白丙种球蛋白等生物制品的大分子药物,以及蛋白结合率高的药物无需注意给药时间及剂因此针对透析患者,临床护士在医生开具药物的医嘱时,应注意提示。

第十节　重度缺血性脑卒中患者血管内热交换降温治疗的监护

一、概述

随着社会人口老龄化,急性局灶性脑缺血的发病率也在提高,脑缺血神经细胞损伤的保护措施一直是临床和基础医学研究的重点。但迄今为止,仍然缺少令人满意的措施。目前,亚低温（按体温降低的程度将其分为轻中度低温,即 28～35℃ 统称为亚低温,治疗开始的时间越早,半暗区神经元存活的概率越大,建议尽早实行亚低温治疗）作为一种脑保护疗法,可干预脑缺血的多个病理生理学环节,对脑缺血及再灌注损伤起到了保护作用,同时为脑缺血治疗时间窗的延长提供了良好的辅助手段温度与缺血性脑卒中预后的关联仅表现在急性期。临床研究表明全身体表降温诱导亚低温的方法已达不到理想的效果,尤其针对中枢性高热的重症脑损伤患者。而血管内热交换降温技术是近年来发展起来的新型降温方法,它具有诱导过程快、温度维持精准和复温速度容易控制等特点,目前已在欧美诸多医疗机构得到推广应用在国内,血管内热交换降温技术逐步在一些大医院应用于中枢性高热患者,在护理上,血管内热交换降温治疗与传统的亚低温治疗的护理内容不同:首先要动态观察 Cool-Gard3000 血管内降温仪的运行情况,使 Icy 导管勿折勿扭曲;其次在行血管内热交换降温治疗期间应动态观察患者寒战、胃、肠道反应、皮肤的冻伤等异常情况,以及肺部感染低血压、心动过缓、心律失常、血小板减少等并发症的发生。

二、病例介绍

患者男性,58 岁,于 2007 月收入神经内科 ICU 病史:"左侧肢体麻木无力天,加重天半",诊断为"脑梗死"既往有高血压病史查体:血 183/107mmHg,双侧瞳孔直径 2.5mm,光反应灵敏,左侧肢体偏瘫,肢体肌力级,右侧肢体肌力定为入院后表现为双眼外展充分,左侧中枢性面舌瘫、肢体偏瘫、偏身感觉减退、巴宾斯基征阳性;右侧颈动脉可闻及血管杂音,双肺呼吸音粗 CT 检查证实患者为右侧额颞叶放射冠脑梗死患者神志为嗜睡状态,GCS 评分为 12 分;血压高,波动在 160～190/80～110mmHg;体温为 37.9℃,心率为 69 次/min,呼吸急促 24 次/min;立即遵医嘱给予降颅压、抗凝治疗。因为患者脑损伤面积较大,血压、颅内压高,体温偏高,会逐步加重脑损伤的危险,故给予血管内降温治疗,使患者降低脑的氧代谢以及高颅内压状态,使患者安全度过脑水肿期。

三、护理过程

(一)护理评估

1.临床症状评估

患者体温为 37.9℃,急性缺血性脑卒中患者入院时体温高于正常,有增加脑耗氧以及高颅内压的危险,故给予血管内热交换降温治疗,达到控制高颅内压,减轻低灌注,以促进脑水肿期的安全。

(2)患者血压 183/107mmHg,由于血压急剧升高,超过脑动脉自动调节的极限会导致脑水肿和高颅压,进而有脑疝的危险,应密切观察患者血压及瞳孔的变化。

(3)患者左侧肢体偏瘫,活动受限,躯体移动障碍,自理缺陷亚低温期皮肤血管收缩,末梢循环差,抗压力降低,应密切观察患者皮肤及血运情况。

2.血管内热交换

降温治疗的不良反应评估该患者降温 45 分钟后体温下降至 36.9℃,此时出现寒战,给予抗寒战药物使用,并给予气管插管及呼吸机辅助呼吸,小时后患者体温开始下降,平均每小时降低 0.55℃,未出现寒战该患者经过适当的护理措施未发生胃肠道反应及皮肤的冻伤。

(二)护理措施

1.体温的监测

体温的监测对于降温治疗尤为重要本治疗使用膀胱体温传感器对体温进行监测,治疗前为患者置入温度监测探头,通过置入膀胱内温度探头测定核心温度,并反馈至 oolGard 统进行温度调节可以根据患者的体温以及有无寒战的发生适当调整降温速度,从而达到最好的降温效果。

2.做好降温时的评估

患者行血管内热交换降温治疗,需要实时评估患者的体温和CoolGard3000温度控制仪的工作情况,根据患者体温合理制定降温速度评估患者自股静脉置入的Icy导管的深度、固定情况、穿刺点局部情况,穿刺点予以无菌敷料覆盖情况评估膀胱温度探头的固定情况,防止牵拉、降温治疗期间应评估患者各项生命体征,给予抗寒战药物与呼吸机辅助呼吸后,应密切监测患者呼吸机血氧饱和度的情况及呼吸机的工作情况,以保持患者血氧的正常。

3.导管的维护

(1)Icy导管置入与撤出流程:使用标准经皮穿刺技术将Icy导管由股静脉通路送至下腔静脉→用线确认置入位置→导管缝合固定→贴敷料以保持穿刺部位无菌→记录穿刺深度。治疗结束后将Icy导管撤出:将导管的接头开放→使管路中的剩余盐水排出→将患者置于仰卧位→揭除敷料→拆除缝合线→小心撤出导管→随着导管撤出,球囊即可回缩→导管撤出后,用无菌敷料加包扎原穿刺部位。

(2)导管的日常护理:置管期间保持管路的通畅,固定牢固,定期更换敷料,观察穿测点有无渗血渗液,穿刺点及其周围皮肤有无异常禁止使用置管输注甘露醇等低温易结晶药液。

(3)膀胱体温传感器的护理:膀胱体温传感器是一根具有温度监测探头的导尿管,通过置入患者膀胱内的温度监测探头测定核心温度,并反馈至CoolGard系统进行温度调节导尿时严格无菌操作,将导尿管与主机的转换器相连治疗期间保持导尿管的妥善放置,勿使导尿管打折、牵拉,同时做好每日两次的导尿管护理保持温度监测探头与主机连线连接牢固,使降温仪能实时准确地监测患者体温治疗结束后将测温导尿管拔除改用普通导尿管,定时开放尿管,以训练膀胱括约肌功能,尽管缩短导尿的时间。

4.不良反应护理

(1)寒战:寒战血管内热交换降温治疗过程中常见的不良反体温低于下丘脑温度,即可能诱发寒战,其机制为通过骨骼肌快速节律性收缩而产热,是机体对于低温的代偿反应,以保持体温平衡,因为寒战可以产生热从而对抗降温的效果,因此在实施亚低温治疗过程中最关键的是控制和消除寒战,监测患者有无寒战出现,及时采取相应抗寒战措施并适当降低降温速度,有利于控制寒战从而达到满意的降温效果。

采用抗寒战药物及肌松剂和皮肤保温的方法能明显减少患者的寒战反应。为了减少寒战,往往应用镇静药或麻醉药以及肌松剂,因此药物的应用易使呼吸受到抑制,呼吸次数和气体交换功能均下降。故应用药物的同时需要进行气管插管给予机械通气,在护理上要观察患者呼吸频率、节律以及口唇、指甲发绀等有无缺氧表现,并监测血氧饱和度、血压变化,保持呼吸道通畅,对于气管插管患者应及时清除呼吸道分泌物,重视人工气道的湿化,定期叩背,促进排痰,防止肺部感染及痰栓形成。

(2)胃肠喂养的护理及胃肠功能的观察:低温使胃肠道蠕动减慢,胃肠平滑肌张力下降,肠鸣音减弱或消失,排空延迟鼻饲营养液泵入速度开始时不宜过快,并注意营养液温度,尤其在天气寒的季节,可给予40℃左右的营养液进行喂养,以免造成腹泻反流等不良反应寒冷刺激和冬眠药物的使用可引起消化道出血,所以鼻饲前应抽吸有无胃内残留,并观察胃内容物的颜色pH值以及消化道出血情况该患者通过减慢胃肠营养液的输注速度,从80ml/h减慢到 50ml/h 的速度输注,定时抽吸胃内残留,监测鼻饲情况,未发生胃肠道不良反应。

(3)血小板减少低温下易发生血小板减少,引起凝血障碍应观察创面和导管插入部位是否渗血和出血,以及全身皮肤情况,有无出血点在进行肌内注射或静脉注射时,应加长按压时间。

(4)皮肤的异常:低温易出现微循环障碍,应严密观察肢端循环及面色正常情况下患者应面色红润、四肢温暖若患者出现面色苍白、肢端发组,提示微循环障碍,应加强保暖、按摩,并对患者采取加盖被子等保暖措施亚低温期间皮肤血管收缩,末梢循环差,抵抗力降低,易并发压疮,故保持床单位干燥平整,肢体活动,做好皮肤护理,每 2 小时翻身 1 次,骶尾部、足部使用海绵垫保护,并给予气垫床使用。

5.基础护理

保持室内空气新鲜清洁,室温控制在 18～25℃ 之间,创造一个良好的室内环境,避免因室温过高而影响患者体温的波动与增加严密观察患者的生命体征,重点观察血压、心率患者基础血压较高,通过药物治疗以及密切的监测,有效控制高血压以及预防颅高压引起的脑疝的发生,是护理的重点。

(三)护理效果评价

血管内热交换降温治疗的过程:患者上午 11 点入院,经过给予膀胱探头以及 Icy 导管的置入,于下午 5 点开始行血管内热交换降温治疗。降温治疗前,患者体温 37.9℃,降温 45 分钟后体温下降至 36.9℃患者此时出现寒战,遵医嘱给予阿曲库铵进行对抗寒战治疗,并给予气管插管及呼吸机辅助呼吸,小时后患者体温平稳下降,平均每小时降低 0.55℃,未出现寒战在降温开始后小时内,压波动在 160～210/80～130mmHg,给予亚宁定静脉泵入后,血压波动在 120～150/70～80mmHg 降温治疗小时后体温达到目标温度 33.6℃,维持亚低温治疗,48 小时内控制患者体温波动在 33.0～33℃ 48 小时后开始复温,以每小时增加 0.15℃ 的速度给予持续复温,24 小时完成复温,使患者体温波动正常通过以上护理措施,患者行血管内热交换降温治疗过程顺利,治疗期间有效地控制了寒战的发生,平稳地控制了血压并预防了脑和的发生,通过积极的护理措施,结果患者皮肤情况良好,未发生消化系统不良反应,顺利完成了治疗,达到了患者意识好转、并发症减少的预期目标。

四、护理重点、难点

血管内热交换降温治疗是种新型的降温技术,目前的研究已证实它是一种安全有效可行的办法,可用于急性心脑血管病以及其他脑部疾病的辅助治疗亚低温对急性脑卒中具有确切的保护作用。缺血性脑卒中的脑水肿高峰期在发病后 3～4 天,此期间如果能维持亚低温 48～72 小时可减轻脑水肿、减少血脑屏障破坏和神经元损害,具有良好的脑保护作用由于寒战是机体对低体温的代偿作用,因此血管内降温联合应用抗寒战治疗对于急性脑卒中患者也是安全可行的在血管内降温治疗过程中实时监测患者的体温、血压以及其他病情变化,做好皮肤护理,有利于早期发现、减少并发症的发生,降低寒战的发生率,促进血管内降温疗法的有效实施。

五、相关知识拓展

1.亚低温对脑缺血－再灌注损伤保护作用的机制

亚低温脑保护的确切机制仍不完全明了,但基于动物实验和临床研究的结果,认为主要的保护机制有以下几点：

(1)降低脑组织代谢及耗氧保护血脑屏障，减轻脑水肿，降低颅内压减少脑细胞结构蛋白的破坏，促进蛋白质合成以及脑细胞结构和功能的修复。

(2)抑制内源性物质(包括各种氧自由基兴奋性氨基酸、一氧化氮和白烯等)的产生减少钙离子的内流，阻断钙对神经细胞的毒性作用。改变脑缺血后各种酶的活性，减轻缺血性神经细胞损伤。

(3)进缺血一再灌注后期蛋白质的合成。

(4)抑制神经细胞的凋亡脑缺血后细胞凋亡总是与细胞坏死并存，并共同参与梗死灶的形成亚低温能通过抑制再灌注后缺血脑组织内 Fas caspase Bax 和细胞色素的表达来减少凋亡细胞的数量。

2.血管内热交换降温治疗的方法与原理

血管内热交换降温技术是近年来发展起来的一种新型降温方法，目前已在欧美诸多医疗机构得到推广应用这一系统包括具有降温冷却作用的体外机冷却液灌注到导管的泵以及能插入患者下腔静脉的具有热交换作用的导管。本治疗使用的相关产品包括系列导管 Icy 导管，Alsiusrporaion 生产的 Cool Card 3000 温度控制系统。

3.血管内热交换降温治疗的优势

血管内热交换降温方法是一种革命性的降温技术，它克服了既往诱导性降温治疗方法的缺点，具有表面降温方法无法比拟的优势例如，它克服了肥胖患者采用体表降温很难达到目标温度的缺陷，具有降温速度快既定温度维持准确、波动性小以及复温速度容易控制等特点由于导管置入后能自动按程序执行降温过程，因此能显著减少医护人员的工作量。

第十一节　恶性脑梗死患者行去骨瓣减压术的护理

一、概述

脑梗死是神经内科极为常见的疾病，加重时可引起颅内压增高、中线移位短暂或持续的脑症，从而诱发恶性脑梗死，最终导致死亡恶性脑梗死的发生，容易出现脑茹，使得患者病情变化急剧，此时必须做好监测有文献报道大面积脑梗死患者单纯脱水利尿难以缓解高颅内压状态，且易导致电解质紊乱及肾功能损害果生命体征平稳，应在脑疝发生之前尽早解除颅内压增高的状态。目前，单纯内科治疗难以奏效，恶性脑梗死的预后极差，而去骨瓣减压术是针对颅内压增高造成继发性脑损害且药物无法控制时的一种救治手段，也称"救命手术"去骨瓣手术的实施与给予，作为救治恶性脑梗死的手段，增加了脑梗死的治愈率。国外文献报道证实，由部分颅骨切除术及硬脑膜成形组成的减压术，会提高生存率，减少幸存者的残障率如果只给予系列重症监护与内科的保守治疗而不施行减压术的患者，病例的死亡率约80%因此，果断的去骨瓣减压术，针对恶性脑梗死患者往往是抢救生命的唯一手段。

二、案例介绍

患者男性，57 岁，于 2007 年 10 月收入神经内科病房病史：10 天前无诱因出现左侧肢体活动无力，神志清楚伴言语不利加重急诊以左侧脑桥梗死收入院既往有高血压病史 10 年，冠心病病史查体：血压 180/85mmHg，双侧瞳孔 4mm，对光反应灵敏，左侧肢体肌力 0 级，右侧肢体肌力Ⅴ。入院第出现病情变化,即转入监护室,表现为言语不清,饮水呛咳,左侧肢体完全瘫痪,并出现喷射性呕吐,呕吐物为咖啡色胃内容物,同时伴有意识障碍,给予降颅压治疗后,经 CT 检查证实患者为右侧大脑半球大面积脑梗死,且中线移位,梗死灶直径 2.5～3mm,此时患者意识为昏迷状态,GCS 评分为 5 分;血压高,波动在 160～190/80－95mmHg 之间;双侧瞳孔不等大,左侧 4mm,对光反应迟钝,右侧 2mm,对光反应灵敏;左侧肢体肌力仍为 0 级,右侧肢体肌力Ⅳ级;患者双肺呼吸音粗,体温为 37.9℃,心率为 80 次/min,呼吸急促 36 次/min;即遵医嘱给予降颅,抗感染治疗,诊断为恶性脑梗死脑疝形成。

三、护理过程

(一)术前护理

1.手术有效指征的监测

(1)颅内高压的监测:本例患者由于出现颅内高压持续增高的现象,表现为喷射状呕吐,血压持续增高,从 180/85mmHg,增高 160～190/80～95mmHg 之间;双侧瞳孔由入院时的等大等圆,对光反应灵敏,改变为瞳孔不等大,对光反应迟钝;右侧肢体肌力由原来的Ⅴ级下降为Ⅳ级,明显出现颅内高压的症状。

(2)脱水治疗效果评估:脑疝出现时,立即给予 20％甘露醇 250ml 脱水治疗,并以125ml,q4h 静脉输入,同时加用甘油果糖 250ml,q12h 静脉输入,来缓慢降低颅内压,使高颅压症状逐渐缓解,此时患者双侧瞳孔不等大未纠正,但是左侧对光反应由迟钝改变为灵敏,意识由原来的昏迷状态转变为昏睡,GCS 评分为 10 分,同时可简单对话户但查体不配合。

(3)病情变化的监测:患者给予大剂脱水治疗后,护士每 30 分钟监测 1 次生命体征,小时后再次出现双侧瞳孔不等大,对光反应迟钝,同时伴有烦躁不安,立即通知医,考虑仍有脑疝的可能。因此通知家属,告知患者目前的危险状态,同时已失去溶栓的最佳治疗时间,并签署手术知情同意书,是同意给予去骨瓣减压术。

2.去骨瓣减压手术前的准备

(1)做好术前准备:包括禁食、水、药,急查 Rh 型,配血备皮(剃头),同时给予术前针:阿托品 0.5mg,苯巴比妥纳 0.1g,肌内注射后,推往手术室在全麻下进行去骨瓣减压术。术前应提前遵医嘱给予 20％甘露醇 250ml 快速静脉输入,来减轻脑水肿的发生。

(2)患者手术期间,监护室护士应做好患者返回的准备,物品:包括呼吸机、急救药品以及输液泵、微量泵等急救设备与药品,并详细进行护理记录。

(二)术后护理

1.术后监测

本例患者回监护病房后,护士进行了详细的交接与监测,包括患者手术中生命体征的变化,带入的自体输血与止痛泵静脉是否通畅,止痛泵需要给予的时间,观察患者由于手术的长时间制动体位,有无压疮的发生手术中患者一般情况为:输液量 250ml,自体输血 129ml,出血量为 300ml,尿量为 400ml,压为 120/70mmHg,脉搏为 65/min,意识处于麻醉状态评估后应密切监测生命体征变化,并详细记录。

2.术后程序化护理

手术后为本例患者制定了程序化护理模式,提供有效的护理措施,促进患者早日康复针对恶性脑梗死去骨瓣手术的患者,手术的完成仅仅是给予患者有效治疗的第一步,患者恢复的效果与生存的质量如何,与术后的监测与管理是密切相关的。因此根据患者的病情危重程度以及相应的护理难度,制定护理计划即程序化护理模式;术后早期,密切监测脑水肿、颅内高压的动态变化与急救;治疗期,加强并发症的监测;恢复期,做好肢体的康复与心理的护理。

(1)术后早期:脑水肿高颅压的指标监测,是全麻术后患者的监测重点。①意识水平的动态评估与监测:首先护士在接收去骨瓣手术患者时,应详细了解患者手术中意识、瞳孔血压、心率等生命体征的变化,防止评估与监测过程中再次出现异常术后带有自体输血与止痛泵,应加强输血与止痛泵的监测与管理其次给予患者术 GCS 评估,观察患者术前与术后瞳孔、颅内高压的变化最后将患者术前的意识状态与麻醉术后进行比对,针对麻醉术后患者应按照麻醉状态进行评估与监测,但是小时后意识状态仍未好转者应与术前进行比较,观察患者是麻醉后苏醒延迟还是进一步脑水肿的病情变化本例患者回病房后,当时意识处于麻醉状态,双侧瞳孔仍不等大,右侧 2.5mm,左侧 2.0mm,对光反应迟钝,血压 197/93mmHg,并给予呼吸机以 AIC 模式进行辅助呼吸次日意识状态为嗜睡状态,GCS 评分为 12 分,血压稍有下降,但是体温仍为 37.9℃,4 日后,患者神志转清,生命体征平稳。②高颅压的监测:患者出现高颅压症状时,首先有经验的护士应先排除其诱发因素,再给予对症处理常见的诱发因素有患者精神症状、烦躁不安,尿潴留或留置导管折曲翻身、吸痰等,均可使颅内压升高。为此护士操作时,要注意动作轻柔,有血压增高时先确认患者导尿管是否通畅;呼吸道梗阻时,可使患者颅内压进一步增高,护理上应及时排除呼吸道分泌物,针对有呼吸暂停或舌后坠的患者,为保证患者呼吸道的通畅应及时应用口咽或鼻咽通气道,保障患者血氧饱和度达到 95% 以上;剧烈咳嗽及便秘可使腹压骤然增高,而导致脑疝形成,因此应做好患者的监测。③症状监测:本例患者术后出现意识状态的进一步加重,双侧瞳孔不等大或同时伴有恶心、呕吐等脑疝前驱症状,以及血压增高心率减慢、呼吸减慢时,当时立即通知了医生肢体偏瘫、失语剧烈头痛、烦躁不安、意识障碍的症状加深,也可能是颅内压增高的表现。④瞳孔的监测:患者去骨瓣减压术后,散大的瞳孔应有所回缩,同时对光反应恢复;如果术后瞳孔散大且对光反应不能纠正,说明病情较重,愈后较差,有残障的危险;术后双侧瞳孔散大且固定,说明愈后极差,有死亡的危险因此术后患者小时内应给予 15 分钟监测生命体征一次,大于小时后 q2h 的监测,恢复期可改为监测本例患者的瞳孔由手术当日的双侧不等大,对光反应迟钝到术后 24 小时后,好转为双侧瞳孔等大等圆,3mm,对光反应灵敏。⑤骨窗张力的观察:术后观察时应每 15～30 分钟进行骨窗张力的评估,早期观察时由于有纱布缠绕伤口,不易观察骨窗的位置,护士可以要求手术医生在纱布的外部用甲紫画出手术区域,便于临床的护理监测观察骨窗张力时,可用轻轻触摸的方法,即触唇感者说明颅内压基本正常,触鼻尖感者颅内压力轻微升高,触额骨感并可见骨窗膨出,颅内压明显升高术后骨窗张力逐渐降低,患者处于恢复期针对骨窗部位观察不明显者,护士应有意识注意脱水药给予的前后,患者血压波动骨窗膨出、脑疝前驱症状、肢体症状等表现是否有所变化,必要时通知医生本例患者手术当日,护士监测时其骨窗张力为触额骨感,且局部有膨出当时患者血压为 197/93mmHg,在持续给予呼吸机辅助呼吸的同时,给予 20% 甘露醇 q4h,并进行严密观察,血压降至 188/77mmHg,同时意识有所好转,药物应用一周后,患者血压趋于平稳,甘露醇剂量从 125ml,q4h 改为 q6h,骨窗部位未见膨出。

(2)治疗期间:注意加强并发症的监测:①压疮:由于手术长时间的制动卧位,日后给予局部伤口换药时,发现患者出现枕部的压疮,经给予定期换药后,Ⅱ度压疮好因此患者应注意压疮的发生,除给予适当的卧位,禁止压迫骨窗部外,如果侧翻时可用水球保护局部创口,用气垫床保护全身的皮肤。②感染:患者由于早期出现呕吐症状、手术创面又较大,所以为了预防肺部及伤口的感染,给予了胸肺部护理以及抗生素的使用因此患者全麻术后应做好各个环节的护理,包括呼吸机应用的管理、体位的改变、体位引流、气道管理、骨窗的护理等,同时加强压力窗的换药与局部的皮肤护理,控制感染的发生。③应激性溃疡出血:本例患者发病时,由于出现早期的消化道出血,但是出血量<50ml,医嘱给予肠内营养的同时,加用了抑酸剂,并进行每日4次监测胃内消化道出血的情况,后患者未再出现应激性溃疡出血现象。

低蛋白血症:根据患者的病情、生化指标,来判断患者需要补充的营养液,预防低蛋白血症的发生入院时患者前白蛋白下降,为此以25的热量给予了高蛋白营养液补充,但是当患者由于颅内压增高出现呕吐等症状时,尤其手术当日给予了禁食禁水,防止误吸的发生但是在治疗期间,由于机体的消耗,与营养品指标的下降,最终加用了高蛋白饮食以及人血白蛋白的补充,防止了低蛋白血症的发生。

(3)恢复期:康复与心理护理的干预患者意识、生命体征平稳后,应及时给予康复与心理的早期干预,本例患者由于术后次日出现意识状态的好转,但生命体征不平稳,护士给予了沟通交流,同时让患者用笔写出自己的需求,让家属进行探视,或用写信、录音的方式,减少患者的恐惧肢体的康复在患者手术后10日,生命体征相对平稳时,给予了床旁肢体功能锻炼,每日2次,每次30分钟10后其肢体肌力较前恢复,左侧肢体近端肌力为Ⅲ级,远端为Ⅱ级。

(三)护理效果评价

1.脑水肿的改善

手术前患者脑水肿明显,中线移位>5出现恶性脑水肿,严重高颅压症状;而采取去骨瓣减压手术后,术后中线移位较术前改善患者去骨瓣减压术过程顺利,失血量150ml,并进行了自体输血未出现大出血等并发症。

2.意识状态

从术前的昏迷状态,GCS评分为分,转变为术的麻醉状态,小时后患者处于嗜睡状态,GCS评分为12。

3.术后患者监测

生命体征通过压力窗的监测发现术后当日出现高颅压症状,加用脱水降颅压药物后,生命体征相对平稳。

(1)瞳孔的变化过程表见表3—5。

(2)患者血压与压力窗的观察见表3—6。

表3—5　意识状态、瞳孔变化观察表

时间	左侧瞳孔		右侧瞳孔		意识状态
	大小(mm)	对光反射	大小(mm)	对光反射	(GCS评分)
手术前	4	+	2	++	昏迷(5分)
术后当日	2	+	2.5	+	麻醉状态
术后第1日	3	++	3	++	嗜睡(12分)
术后第4日	3	++	3	++	神清

表 3－6　血压与压力窗的观察表

时间	压力窗变化	血压变化(mmHg)
手术前		190/85
手术中		120/70
术后当日	触硬骨感,局部有膨出	197/93
术后第 1	触鼻尖感	188/77
术后第	触鼻尖感	157/75

4.患者恢复期护理的评价

(1)由于护理到位,通过翻身、叩背、振动排痰、气道吸引等;护理措施,患者部感染未加重,患者体温 37.9℃下降到 36.5℃,气管插管在手术后 1 周拔除。

(2)压力窗处给予术后 3 日换药,观察局部皮肤情况,后给予拆线,术后未见压力窗明显肿胀,血压控制较好。

(3)患者肌力的评价:术前左侧肢体肌力 0 级、右侧肢体肌力Ⅳ级;手术后由于患者处于麻醉状态,肌力为不合作。术后第 2 日肌力变为左下肢近端肌力Ⅰ级,远端肌力为 0 级,右侧肢体肌Ⅴ级;术后 10 日给予床边肢体康复锻炼后肌体肌力恢复至左侧肢体近端肌力为Ⅲ级,远端肌力为Ⅱ。

(4)术后未见明显并发症:术后日,可以自行进食,拔除鼻饲管,给予高热饮食(每日餐,热卡为 1960cal),应激性溃疡好转。

四、护理重点、难点

头颅去骨瓣减压术是神经外科常见的手术方法,但由于恶性脑梗死治疗的方法在逐步改进,故大幅度增加了内科护理的难度,尤其是去骨瓣术前的监测与准备工作,术后患者压力窗的观察、止痛泵的应用以及并发症的观察与护理程序的改变等,均为临床带来了定的困难因内科系统接收去骨瓣手术患者较少,缺乏相应的知识与护理经验,患者的压力窗及其颜面部手术后易出现水肿,不易监测到患者的病情变化,尤其是瞳孔的变化;其次是全麻手术后患者意识状态只有通过医生的查体来进行判断,尤其是麻醉状态与昏迷状态不易区分;再次是手术后如何观察压力窗而监测患者颅内的情况;最后是压力窗的换药,局部并发症的护理等问题。因此通过对本病例的分析,术后早期脑水肿、高颅压的动态监测是程序化护理的首要环节。

五、相关知识拓展

1.恶性脑梗死患者手术时机的选择恶性脑梗死患者。一般在发病后 24 小时内出现脑水肿,35 天达高峰,周内逐渐消退因此经内科治疗无效者,建议早期给予手术,原则为宜早不宜晚,一旦 CT 发现脑梗死面积巨大,中线移位明显,尽管还没有出现意识障碍,但病情有加重的趋势,应立即手术同时有资料显示恶性脑梗死行去骨瓣减压术的患者不论早期还是晚期均较保守治疗的患者死亡率明显下降。

2.去骨瓣减压术的适应证

(1)颅内压显著增高,经脱水利尿等治疗不能有效控制者,应尽早行去骨瓣减压术。

(2)识障碍肢体运动障碍进行性恶化者。

(3)脑疝前期或已发生脑疝者。

(4)CT失代偿表现,复查CT脑梗死范围扩大或伴有脑出血者。

3.去骨瓣减压术的优势

(1)有利于防止脑梗死后因颅内压增高引起的继发性再缺血。

(2)有利于避免因大剂量脱水利尿引起内环境紊乱。

(3)有利于意识恢复,缩短病程,减少并发症。

第十二节　多发性脑梗死患者给予经皮内窥镜下胃造瘘术的护理

一、概述

经皮内镜下胃造瘘造口术PEG),是在内镜辅助下经皮穿刺胃腔造口置管,主要用于营养液管饲或姑息性胃肠减压治疗,神经内科重症患者主要是进行营养管饲喂养,来支持患者的营养状态脑功能损伤后,由于患者有声音嘶哑、吞咽困难、饮水呛咳吞咽反射消失等延髓性麻痹的神经损伤症状,以及患者长期处于昏迷癫痫持续状态烦躁不安或严重者不能张口进食的植物状态,此时肠内营养支持是保证患者良好营养状态的首选途径。

二、案例介绍

患者男性67岁,2007年6月入院主因入院4日前突发言语不清,答非所问,侧肢体活动不灵,饮水呛咳,吞咽困难,随后出现嗜睡,尿潴留,立即到当地医院救治行头颅CT示:右侧小脑半球、右侧基底节区多发性低密度影急诊以“多发性脑梗死”收入神经内科ICU患者既往冠心病史陈旧性心肌梗死、冠脉搭桥术后、糖尿病史入院后立即给予患者脱水降颅压、改善循环、抗炎、营养等治疗。查体:患者处于浅昏迷状态,双侧瞳孔等圆,直径2.5mm,对光反应灵敏,血压150/90mmHg。入院2日后,患者意识状态由浅昏迷状态逐渐加重至深昏迷,双侧瞳孔直径为2mm,对光反应迟钝,四肢无随意运动,疼痛刺激无躲避10日后患者呼唤可睁眼,但与外界无接触,四肢肌张力低,瞳孔大小正常,对光反应灵敏个月后患者病情稳定,意识好转但处于最低意识状态,可简单配合指令性运动如睁闭双眼,四肢无自主运动,疼痛刺激有屈曲动作,最终诊断为“基底动脉尖综合征”患者入院时即给予了经鼻胃管进行肠内营养支持的手段,但是,由于患者可能会长期带管,经家属同意行PEG术,减轻患者频繁更换鼻胃管的痛苦故于21日,患者在全身麻醉下行PEG,10日出院并分别在出院后个月,10个月,18个月后随访,反馈极性,患者未见消瘦、营养不良等并发症发生,相反营养状况非常好但是患者仍处于最低意识状态,病情未见好转。

患者的意识障碍,考虑系大脑皮质及脑干网状结构受损所致,发病时出现言语障碍、吞咽困难、饮水呛咳,明显为颅神经受损,同时由于四肢没有随意运动,提示双侧锥体束受损,以左侧为主,损伤平面在脑桥,同时合并小脑丘脑的损伤,即为椎基底动脉系统远端血栓形成患者的病损部位较多,最终的转归效果较差,呈现长期的最低意识状态。

患者由于疾病发作时出现饮水呛咳,吞咽障碍等症状,并且患者有糖尿病病史,入院后当日给予了鼻饲喂养,瑞代500ml,50ml/h鼻饲入,观察其耐受情况次日给予瑞代1000ml,100ml/h的速度持续管饲泵入,给予期间出现腹泻胃内残留液增多、腹胀等并发症,同时伴有消瘦但最终由于患者长期需要鼻饲来进行喂养,故给予了PEG。

三、护理过程

(一)术前护理

1.术前营养状态评估

患者入院后血化验参值中白蛋白与前白蛋白的观察:白蛋白小于35g/L为低蛋白血症,在神经内科常见于进食困难意识障碍、延髓性麻痹、急性胃黏膜病变伴有消化道出机械通气治疗的患者,同时伴有消化吸收障碍应激性高分解状态,使低蛋白血症发生的概率增加前白蛋白在肝脏合成,体内半衰期为1.9天,较白蛋白短,是反应饥饿状态和营养代谢障碍的敏感指标,前白蛋白下降通常发生在白蛋白之前,正常值为170～420mg/L患者给予PEG前具体的血蛋白与患者的皮肤状况见表3-7。

表3-7　患者给予PEG前鼻饲喂养时营养状况的监测

时间	白蛋白 (g/L)	前白蛋白 (mg/L)	皮肤评估与营养并发症
入院当日	39.28	186	皮肤正常,raden评分11分双眼球结膜水肿
入院1周	32.15	95	出现腹泻肛周皮肤受损,骶尾骨双足外踝出现殷:压疮,Braden分10
入院15日	32.03	93	腹泻好转,肛周皮肤受损,有渗出现胃内残留,患者明显消瘦,Braden评分18分
入院24日	33.55	89	将肠内营养液更换为高蛋白营养液,骶尾皮肤好转但胃内残留增多,双下肢有皮疹,Braden评分8分
入院33日	32.14	87	患者消瘦明显,胃内残留较多,多汗,骶尾及双腋下皮肤发红,Braden评分7分

2.术前准备

(1)评估病情,对清醒患者PEG的目的方法及注意事项,告之家属术中可能出现恶心、腹痛、腹等不适,可以通过深呼吸向其介绍配合医生置管的方法,以消除其紧张恐惧心理署知情同意书,意识障碍者向家属介绍并进行签。

(2)备皮。

(3)给予PEG术前8～12小时禁食、禁水。

(4)手术前清洁口腔,给予口腔护理。

(5)有活动性假牙患者,术前需取下并妥善保管。

(6)PEG手术前30分钟给予预防性应用抗生素一次。

(7)手术前肌内注射山莨菪碱10mg,或给予相应的术前针。

(8)准备好气道吸引器。

(9)手术器械准备:纤维胃镜、内镜监视器、大号内镜持物钳PEG配套包。

(二)术中配合

患者左侧卧位,置入胃镜定位后协助取平卧位,对于清醒者,护士要站床边固定好口垫,指导患者正确的配合方法,术中观察命体征及监测血氧饱和度随时准备负压吸引,保持呼吸道通畅,防止意外发生,病情严重者给予吸氧当胃镜指向腹壁显示露出最量的透光时,协助医生对腹部切口处进行定位消毒,同时监测患命体以及手术中出血情况。

（三）术后护理

1.并发症监测术后 24 小时内注意伤口局部有无出血肿胀、等异常情况发 24 小时后监测有无窒息、吸入性肺炎造瘘管漏、胃肠道出血、造瘘管滑落、感染等常见并发症。

2.穿刺点的护理

（1）术后 12 小时开始进食。

（2）定时观察造口的情况,注意有无红痛以及胃内容物渗漏,保持造瘘口周围皮肤清洁、干燥、防止感染,如伤口渗血,局部压迫止血,出血较多时应及时通知医生行外科结扎止血每日用安殡进行造瘘管的消毒,并用下敷料外敷术后第一周内每日更换敷料,具体方法:松开外部固定装置,充分清洁消毒穿刺部位及腹壁固定盘的底面,并贴上透气性较强的纱布或敷料,根据造瘘管表面刻度将盘片固定至原位。

（3）首次进食前给予 X 线摄片确认造瘘管位置。

（4）术后第 1 周,需要每日进行伤口的查看,并每日换药一次,至伤口周围无渗出皮肤干燥后,每周进行穿刺点局部换药。

（5）造瘘管一般放置 2～6 个月。

（6）并发症易引起造瘘管移位,导致胃内容物外漏。

3.造瘘管的护理每日清洁造瘘管周围皮肤,经常冲洗造瘘管,保持清洁与通畅。

（1）每次肠内营养制剂管饲输注后,常规用 20ml 温水,冲洗管路次,以防堵管。

（2）给予患者不同营养制剂交替输注时,禁止采用小注射器 2～5ml 规格注射器进行冲管防止压力过高,发生穿孔的危如果有导管堵塞,则需更换导管,严禁用高压冲洗或导丝再通。

（3）切勿向导管内灌注酸性液体,特别是抗酸药不应与营养制剂一同输注。

（4）健康宣教会患者或家属记住导管固定处刻度,防止移位和扭折喂管固定不宜过紧及过松固定过紧,会引起疼痛,易造成胃壁缺血坏死,导致内垫综合征,过松,营养液因胃内压增大时反溢于皮肤,长期刺激皮肤易引起感染糜烂不愈及疼道形成一般在 PEG 术后 2 天内固定较紧,以压迫胃壁,防止出血及渗透引起炎症以后患者可根据自身的感觉,将外垫固定在合适的位置出院后要告知家属,每次管饲流质前后用 20～30ml 温开水或生理盐水冲洗管腔,保持造瘘管清洁,防止注入的营养制剂存积导管引起阻塞或腐败。

4.肠内营养支持的护理术后禁食 12 小时,可根据患者的情况开始输注营养制剂,输注速度与浓度需逐渐增加定时抽取胃内残留液,观察患者的胃排空根据患者的个体情况选取肠内营养液制剂,由于患者有糖尿病史,故给予不含有乳糖成分的瑞代制剂,输注速度 20ml/h,500Id,过渡到根据患者体重所需热量（20～25kcal/kg）,每日 1500ml,每次喂食抬高床头 30°防止误吸的发生。

5.出院指导带有 PEG 患者出院时,应做好相应的护理指导

（1）保持管腔通畅及卫生,保持造瘘管周围皮肤卫生,预防感染。

（2）正确给予肠内营养喂养,并监测并发症的发生若患者。一旦有呛咳发热、局部皮肤感染等不适,应立即就诊,以免造成误吸等严重后果。

（3）如果出现堵管,应及时到医院就诊,必要时更换造喽管,长期置管出现老化或渗漏者,需要 1～2 年后从原位更换造瘘管.

（4）让家属正确了解造瘘管护理知识和管饲方法：选择新鲜营养、温度适宜的流质饮食，以患者易消化为主，避免油腻过冷过热过硬的食物灌注用物保持清洁干净指导灌注的速度、量、温度，灌注前后用温开水冲洗造瘘管，每次注入食物后应坐起 30 分钟，以免造成食物反流致造喽管阻塞指导患者休息、活淋浴时应将造瘘管固定在胸腹壁上，出现堵塞等异常情况，应及时到医院就诊。

（四）护理效果评价（见表 **3—8**）

表 3—8　患者给予 PEG 后皮肤与营养状况的评价

时间	白蛋白(g/L)	前白蛋白(mg/L)	皮肤评估与营养并发症
给予 PEG1 周后	30.6	12	患者 Braden 评分 10 分，低尾部腋下皮肤发红，但明显好于 PEG 前，腹泻好转
PEG 患者 2 周后	33.2	169	Braden 评分 12 分，皮肤状况转，无腹泻、胃内残留的发生
出院后第 3、10、18 个月随访	患者出院后持续给予肠内高营养液，以及菜汁和蛋白粉		患者出院后给予不同时间的 PEG 应用的随访，发现患者皮肤状况好，有弹性，体重明显增加，未出现胃肠道并发症。

四、护理重点、难点

PEG 在临床中由于应用较少，尤其在内科重症病房，其护理困难较大可是，随着神经科营养支持的不断完善与改进，针对适宜的患者，建议早期给予 PEG，也是国内营养指南的级推荐因此患者给予 PEG 后的术后护理，并发症的观察和日常的管道维护，以及术前的准备，术后当日 PEG 导管的护理，才是护理的重点与难点。

五、相关知识拓展

重症脑损伤患者的胃肠道路功能基本是存在与耐受的，虽然文献报道在各种应激状态时，胃肠道路是最早发生缺血缺氧，又是最迟得到恢复，易较早受损或衰竭的器官但是 48 小时内给予肠养，既能保护胃肠黏膜、中和胃酸、减轻溃疡，又能补充外源性营养物质，减轻负氮平衡，增强患者抵抗力同时也有资料证明重症脑损伤患者急性胃黏膜病变出血后，不同肠内营养方案进行营养支持，可预防再出血，大出血及胃肠道并发症的发生因此脑梗死患者的营养补充，应从最早的理念，即患者发病后昏迷就给予禁食禁水，出现腹胀、应激性溃疡出血等并发症时就停止肠内喂养的理念，较变到早期给予肠内营养支持，减少胃肠道并发症，促进患者早期康复，使重症患者早期受益的观点。

（一）管饲的选择

脑损伤后重症患者给予肠内喂养，但目前方法较多，选择应用时根据患者胃肠道路功能的耐受状况有无误吸风险以及留置时间的长短来决定。

胃肠道耐受的评估：根据患者肠内营养的输注原则，给予营养液的浓度要从低到高、容量从少到多，即由入院当日 500ml/d 开始给予，逐步增加到 1000~1500ml/d；营养给予的速度要从慢到快，由入院当日的 50ml/h，逐步过渡到次日的 80~100ml/h 观察患者 3 日内是否出现腹泻呕吐、胃残留等胃肠道不耐受症状。

(二)PEG 的应用

PEG 在发达国家的用是非常广泛的,主要用于神经科昏迷咽障碍或吞咽困难及晚期肿瘤的患者文献报道 2002 年,日本 PEG 应用达到 20 万例,美国约 40 万例患者而国内目前每年应用 PEG 不到 1000 例,同样组吞咽困难患者的研究表明,PEG 喂养组患者体重增加 1.4kg,但是对照组仅仅增加到 0.6kg,两组比较异显著同时,2001 年的 122 例神经性持续吞咽困难患者的前瞻多中心队列研究显示:PEG 喂养生存率误吸率及脱管率均优于胃管喂养因此随着国内神经科疾病营养支持备受关,是可以改变患者及医护人员的理念,让更多的患者通过最适合、舒适、风险最低的途经得到营养的支持,是目前最为重要的营养支持方案。

1.PEG 的适应证

PEG 的应用首先是适用于长期胃内喂养的患者:包括恶病质、口腔疾患、无法手术的胃肠道肿瘤梗阻、神经吞咽功能障碍、脑卒中、脑外伤、植物人、痴呆等误吸风险型口腔手术,短肠综合征患者;其次是胃肠减压:胃排空障碍(肠麻痹)、幽门狭窄或梗阻的患者 PEG 应用可以减少对鼻咽喉、食管的长期压迫,减少局部缺血,误吸的发生,可在家中应用,增加了患者舒适度,提高了活质,并且造瘘管更换时间较长,可持续运用年以上但是目前由于其价位高,患者接受理念差,应用较少。

2.PEG 的禁忌证

禁止用于完全性口咽及食管梗阻,内镜无法通过者;腹壁广泛损伤、创面感染者;严重而无法纠正的出、凝血机制障碍者;大量腹腔积液患者(胃壁无法紧贴腹壁形成窦道,易导致腹膜炎;幽门梗阻者;胃部疾患的患者 PEG 手术的方法 PEG 种基本方法,即拖出法推入法插入法,其中拖出法是 PEG 最主要的置管方法拖出法的操作步骤:

(1)插入内镜:进行了上消化道内镜的检查 PEG 的禁忌证。

(2)PEG 的定位:内镜检查完毕,可调节内镜,使其前端对向胃前壁并持续向胃内大量充气,使胃呈扩张状态,并始终保持助手根据患者腹壁观察到自胃腔内折射出的光团,用手指按压局部腹壁,术者根据按压的隆起,指导助手移动指压位置,以选择 PEG 最佳位置,并进行体表位置标记。

(3)助手进行定位点消毒、局麻醉。

(4)穿刺在局麻针头穿刺点位置,采用穿刺器直接刺腹壁胃壁入胃腔保持穿刺器外套管的位置,抽出穿刺管的内芯。

(5)拉出技术经穿刺器外套向胃腔内插入牵引线,使其暴露于内镜的视野,并将牵引线引出口腔。术者将牵引线头侧端与 PEG 管前端的牵引线紧紧拴死,助手左手固定穿刺外套前端,右手缓慢均匀用力拉出牵引线和 PEG 管引线 PEG 管前尖端拉至穿刺器外套前端接触后将有阻力增大的感觉,后用力将管引线与穿刺外套一起拉出,引出体外固定保持胃腔内胃壁和腹壁挤压张力适当的情况下固定。

(6)胃管,避免压力过大,预防压迫性胃黏膜或皮肤坏死、感染或胃管脱落、剪除、管的前尖端,安装接头,敷料覆盖创面。

第十三节　脑卒中并发癫痫持续状态患者
应用连续脑电监测的护理

一、概述

不同类型的脑卒中患者中,以蛛网膜下腔出血导致癫痫发作率最高,脑出血癫痫次之,脑梗死癫痫最低不同部位脑卒中,其癫痫发生率也不同,以大脑皮质卒中癫痫发生率最高,皮质下脑卒中次之,天幕下卒中为低致病区脑卒中并发癫痫死亡率1%,无癫痫者明显增高,并且死亡多数发生在中风急性期,故脑卒中急性期并发癫痫患者预后差因此脑卒中癫痫尤其是并发癫痫持续状态,是临床上一种紧急情况,应立即救治,终止其发作这就需要明确脑电异常的支持,指导脑卒中后癫痫发作选用的抗癫痫药以及是否需长期抗癫痫治疗,解决临床医护人员的困惑避免盲目地使用抗癫痫药治疗造成患者肝肾功能和造血系统的损害,且如不予针对性的治疗,反复的癫痫发作,将会加重患者的原有神经缺损的临床症状,影响患者的康复和预后,甚至直接导致患者死亡。

二、案例介绍

患者女性,44岁,主因"发作性双眼向右侧凝视12天,左侧肢体抽动周"于2008年12月30日收入院 MRI 示双侧脑室旁腔隙性梗死,左侧颞叶脑梗死软化灶患者入院前12天无明显诱因反复出现发作性双眼向右侧凝视、头向右侧扭转,每天发作数次,每次持续不到30秒,未到医院就诊天后发作时伴左侧肢体抽动,左上肢屈曲,左下肢强直,发作间期缩短,每小时1次,连续4次,发作间期意识依然清楚,来医院救治时,在急诊室时即给予肌内注射苯巴比妥钠100mg,每日1次,口服丙戊酸钠250mg,每日2次,但发作次数逐渐频繁,每次发作持续时间延长发病第12天以症状性(部分性发作)收入神经内科癫痫病区入院后诊断为症状性癫既往精神分裂症40余年,高血压史30年,脑梗死5年,脑出血,并伴有右侧肢体瘫痪经加强抗癫痫及降颅压治疗,效果不满意,发作间期意识不清,呈癫痫持续状态。于入院第2天转入神经内科监护室治疗,转入时查体,意识障碍,体温增高,心率加快,双侧瞳孔等大等圆,直径2.5mm,对光反应迟钝,四肢腱反射消失,双侧病理征未引出,转入后诊断为症状性癫痫。癫痫持续状态;精神分裂症;陈旧性脑血管病,右中枢性偏瘫;高血压3级(极高危);细菌性脑炎,入院第3天患者出现呼吸困难,双肺可闻干湿啰音,血氧饱和度降至80%,立即行经口气管改善通气,使肺通气换气恢复正常4天,因患者意识仍未恢复,但是通过观察,看不到患者有癫痫抽搐的症状,因此为防止患者出现隐匿性癫病发作,故给予动态脑电图床旁监测(AEEG),观察患者癫痫发作的次数与频率后发现患者出现癫痫波,显示病灶侧见棘波、棘-慢波、尖波、尖-慢波,呈连续中-长程出现,并通过 AEEG 测患者癫痫发作时电位的频率特征和病灶波定位及其范围确定,捕捉到异常放电,确认棘尖波发生的次数及其持续时间,并观察到患者出现癫痫波时,同时会有意识障碍血氧饱和度下降的异常情故根据监测特点,通知医生并调整了针对癫痫的药物治疗与护理方案,并行气管切开术,入院第9天,患者癫痫发作次数频繁,每次发作持续时间<40秒,继续 AEEG 监测周后患者意识逐渐转清,可按照指令执行简单动作,病情明显好转,AEEG 显示无癫病发作气管插管拔除,并平

稳转出监护室,最终好转出院患者住院期间血常规中白细胞增高,随着感染的控制转为正常;营养状态较入院时有了好转,血前白蛋白从 104mg/L 通过给予高能、高蛋白饮食,增加到 158mg/L;白蛋白从 2.4g/dl 增加到 3.3g/dl 床旁胸片显示右下肺炎,经针对性的胸肺部护理、振动排痰以及抗感染治疗,最终恢复。

三、护理过程

(一)护理评估

1.临床症状的评估

患者双肺干湿啰音,意识呈昏睡状态,疼痛刺激仅左侧肢体可动,四肢胞反射减低和右侧病理征阳性,发病后头颅 MRI 显示双侧脑室旁腔隙性脑梗死,左侧颞叶脑梗死软化体温增高,意识障碍加重,对疼痛刺激无反应。

2.癫痫持续状态的评估

发作时双眼向右凝视,头向右侧扭转,伴左侧肢体抽动,早期未能及时就诊治疗,后出现意识障碍加重,未出现癫痫录像片的扫描动作,故给予 AEE 为患者进行床旁动态监测,发现患者虽然不具有扫描的体征,但是 AEEG 监测期间查获到异常脑生物电现象,结果确定为癫痫持续状态。

(二)护理措施

患者经抗癫痫和降颅压治疗,效果不满意通过持续 AEEG 监测,发现患者呈癫痫持续状态,但并无肢体扫描的指征,发作时只表现为意识不清血氧饱和度下降,无形中加大了对患者病情监测的难度因此为了真实准确地反应患者癫痫发作的次数频率以及发作时出现的症状,尽早达到正确地选择抗癫痫药物确定病灶部位鉴别非癫痫疾病及时救治的目的,采取了一系列护理方案。

1.基础护理与监测

(1)基础护理:皮肤护理患者意识障碍,右侧肢体瘫痪,给予定时更换体位,2 小时 1 次,更换体位时注意移动头部要轻稳,不可剧烈震动,肢体置于功能位,为了保护癫痫患者防止外伤,要做好防护准备,防止坠床及舌咬伤,及时采取有效的保护措施,确保患者安全,加用床挡保护栏、垫牙垫,取出活动的假牙。

保持呼吸道通畅抽拙时呼吸道内容物易反流,应将患者头偏向一侧,有利于痰液流出,痰液及分泌物较多时,及时给予吸痰,当患者出现血氧饱和度下降时,观察患者的脑电监护仪,同时观察有无肢体抽搐的动作,此时绝对不允许喂食喂水,必要时给予暂停肠内营养制剂并抽吸胃内残留,防止反流导致感染。

控制感染:患者转入监护室时伴有体温增高,双肺可闻及干湿啰音,床旁胸片显示右下肺炎,给予加强肺部护理,遵医嘱应用振动排痰机协助排痰,并每次翻身时加强叩背同时观察患者痰液颜色、性质、质量,并观察体温波动情况。

营养支持患者低蛋白血症期间,前白蛋白低于正常,观察患者有无肢体肿胀,加强皮肤护理,以及全身血运情况,监测蛋白波动情况,遵医嘱给予白蛋白静脉补充,同时给予患者营养支持。

做好健康指导患者出院后应嘱家属以清淡饮食为宜,多蔬菜和水果,戒掉烟酒不可少服多服或漏服抗癫痫药物坚持长时间治疗,直至完全控制癫痫发作,或者根据患者的血药浓度给予合理的减药或停药抗癫痫药物与其他药合用时,要注意观察治疗效果的变化,应在医生指导下增或减每月复查血常规,2～3个月复查次肝功能,如遇癫痫发作应及时送医院救治。

(2)专科护理:严密监测生命体征:患者出现呼吸循环功能异常,再加上抗癫痫药物对呼吸肌的抑制作用,随时有呼吸停止的危险例如给地西泮静脉推注1～5分钟后可出现呼吸抑制故必须密切监测命体征,严密观察患者神志、瞳孔、血痒饱和度的变化,以及有无肢体扫描,并做好危重病情记录。

癫痫发作的急救患者意识障碍不断加重,开始有四肢抽搐喉头痰鸣,短暂的呼吸停止、缺氧、发绀,此时,即给患者平卧,松开衣领,头偏向一侧,清除口腔分泌物,道吸痰并量吸氧同时将备用的舌板裹好纱布置于患者上、下齿间防止舌咬伤,昏迷程度较深时可用舌钳,防止舌根、坠阻塞呼吸道患者转入监护室第3天出现呼吸困难,双肺可闻及干、湿啰音,血氧饱和度降至80%,即遵医嘱行经口气管插管并应用机械通改善患者的缺氧状态,使其呼吸恢复正常。

控制扫描治疗原则是选用疗效好、副作用小的药物,认执行医嘱,严格掌握给药剂量和给药方法抗癫痫药物剂增加可产生呼吸抵制,尤其是昏迷患者,用药后会干扰对意识状态的观察,因此用药后应注意观察呼吸、意识、瞳孔变化呼吸抑制现象发生时,立即配合医生抢救。

(3)重视加强预见性护理:国内众多资料证明因并发癫痫死的脑卒中患者占脑卒中死亡病例的24.3%,因此在对原发病进行观察护理的同时,应密切观察病情变化,包括意识、瞳孔及生命体征,时刻注意有无癫痫的发作,特别是对那些既往有癫痫病史的患者,以便尽早预防可能的癫痫发作当已经并发癫痫发作时,主要注意观察抽搐发生的部位次数持续时间及间隔时间,发作时瞳孔是否等大等圆,对光反射是否存在,并准确、详细地填写护理记录单,发现病情变化及时与医生联系,准备好所需的抢救物品及药品,其是患者只表现为意识障碍,出现癫痫发作时可能没有临床症状,此时就要依靠观察患者的生命体征瞳孔或通过AEEG监测来反映患者的发作情况,为制定治疗方案提供可靠的依据。

2.AEEG的监测与护理

患者转入第4天,意识仍未恢复,行AEEG最终发现患者出现明显棘波、棘-慢波、尖波、尖-慢波,表明患者仍为癫痫持续状态,并通过脑电图监测,发现一旦脑电图出现有异常时,患者的血氧饱和度就会下降至80%～85%,心率增快,出现窦性心动过速,心率为110～135/min,因此监测与护理策略不同为患者的早期康复起到了促进作用。

(1)监测前护理:培训脑电图监测的方法监测前要求给予护士进行了脑电图的观察培训,掌握观察的要点以及如何监测患者发作的时间、频率,必要时要求医生随时进行脑电图的监测,护理上主要以患者的生命体征的监测为主,异常时及时通知医生,给予及时的镇静药物的应用。

患者准备:为患者换上纯棉衣裤,避免各种化学纤维布料引起静电感应、头皮准备与系统所配套使用的盘状电极共32个或是12导的电极帽,需用导电膏与头皮连接,特别是小儿和昏迷患者头皮上常有皮脂甚至结成黑痂,增加头皮电阻,在描记脑电时易产生异常波,影响判断结果,且不利电极的固定,因此患者在监测前天应发,用肥皂洗头,勿抹油检查前要求患者进食,并督促患者排空大小便。

药物监测常用的抗癫痫药几乎都会使脑电背景波改变,如想确认患者是否有癫痫波的出现,患者在监测前天应停服抗癫痫药便于观察本例患者转入后当日监测时,即发现了癫痫波,因此遵医嘱给予了地西泮 3mg/h 持续静脉泵入,但是从脑电图上观察到患者仍以 24 小时 20～30 次持续发作,每次 1～2 分钟不等,故加用咪达唑仑以 5mg/h 静脉泵入最终给予纠正,从脑电图的监测发现次数逐渐减少到 4～8 次/d,持续时间为 30～40s。此时应做好镇静药物的及时正确、准确地给予,否则旦体内维持的血药浓度降低,会诱发患者癫痫的发作,因此应做好癫痫患者的用药护理。

护士的准备:提前建立良好的中心静脉通道,便于急救与给其次做好各种护理操作,如道护理,排痰等电极贴放时,注意做好患者的皮肤护理,由于患者低蛋白血症皮肤水肿明显,贴放电极时,动作要轻柔,防止皮肤破损,溃疡。

(2)保证脑电监测质:环境要求脑电信号是人体最微弱的生物电信号之一,脑电图描记时对环境的要求较高,为了避免各种外来干扰,笔者将患者转移到单人间,附近不要有大型电子设备、超声仪器等,停止使用移动电话并关机,使患者安静卧床。

监测部位的准备因为脑电信号微弱,须保证电极质量、放位置准确及接触良好,头皮要保持清洁,电极脱落及时处理安放好电极后,需测头皮电阻,应小于 10000Ω,若电阻过大会导致脑电波形失真及干扰发生。

配合要求:对于癫痫录像片的患者要进行摄像,详细记录起始时间及抽搐范围、持续时间,全身性发作还是部分性发作,有无意识障碍等,以便脑电的阅读分析、癫痫部位的定位手术方式的选择本例患者由于意识加重后未再出现明显的肢体抽搐,而仅从监测仪上通过脑电图发现有异常电波出现,故需要给予患者专人护理,并随时做到勤观察、监测,便于医生的治疗。

(3)监测中的护理:①环境及注意事项:监测时专人管理,以便观察及时,同时密切观察患者发作前的先兆表现,观察室内光线适宜,温度在 22～26℃,湿度控制在 50% 左右,温度过高患者易出汗,头皮电极容易脱落,在安放电极时黏胶不易干,黏不牢;温度过低,患者易寒战,产生肌电干扰监测中注意患者的脑电图的异常与异常临床症状的发作是否相符。②观察重点:监测过程中,应注意电极是否接触良好,导结放置是否适宜;严密观察脑电波形,基线是否平稳、有伪差;避免牵拉电极线,如不慎抓落电极线,应及时发现后按原部位黏牢继续监测。准确记录:脑电监测过程中,需持续测生命体征,并详细记录癫痫发作的起始时间、持续时间有无肢体抽搐、瞳孔的改变、血氧饱和度下降等情况。如果遵医嘱给予药物对症处理后,要记录给药时间剂量、疗以及药物的不良反应。③监测中癫痫录像片的处理:监测过程中癫痫发作,可通过摄像头摄像记录患者肢体抽搐情况;护士立即呼叫医生并赶到患者床旁,严密观察患者的意识、瞳孔、面色、呼吸,保持呼吸畅通,将患者的头偏向一侧,给予去枕平卧位;注意有无发绀、呕吐、大小便失禁,并详细记录,以便癫痫定位诊断,癫痫小发作的患者能自行缓解症状,不影响脑电图的正常描记,无需特殊处理,继续脑电监测。对癫痫大发作的患者,尤其是全身强直－阵挛期,需专护,防止坠床跌伤舌咬伤,松解领口,头偏向一侧,避免强行按压扫描肢体,严禁拽拉导线、电极,必要时遵医嘱给予镇静药物,给予药物后,应密切观察患者的呼吸血氧饱和度的变化,防止呼吸的抑制发作过后呼叫患者并给氧,保护好患者,注意安全。

(4)监测后护理:监测完毕,取下电极或电极帽,清除导电膏,用温水清洗头皮,并观察皮肤有无受损如小儿头皮娇嫩,局部出现小水痣,在无菌操作下抽水痣后外涂聚维酮酯溶液

PVP—Ⅰ），纱布覆盖，无感染发生监测后根据医嘱服药，并做好宣教。

（三）护理效果评价

通过及时准备脑电监测，尽早诊断癫痫及发作的类型，确定病灶部位，发挥其在癫痫治疗中独特作用，配合给予严密的病情观察、周全的护理计、针对性的护理措施，既改善了脑卒中的发病，又控制了癫痫持续状态，达到了预期的目标。（表3－9）

表3－9　脑卒中后病的评价结果

	入院前4天	入院第4天	入院第4天	入院140天后
癫痫持续发作的状态	1小时1次持续4次表现为左上肢屈曲，左下肢强直，意识清楚	癫痫发作间期意识不清呈持续状态	每日发作次数、频率，持续时间最长不超40秒	未发作
持续动态脑电监测	未行检测	癫痫发作间期仍可捕捉到癫样放电，中度异常	发作期间查获异常，发作次数多于临床次数	未见异常

四、护理重点、难点

脑卒中并发癫痫较为常见，监测到位、早期发现、及时处理，患者的预后良好，但癫痫患者如不能及时终止，发作频率会增加，随着扫描持续时间的延长，脑损伤并发症会增多，易出现脑水肿、脑组织缺血缺氧水电解质酸碱平衡紊乱、继发感染以及智能减退患者在无新发脑卒中基础上频繁癫痫发作，最终发展成癫痫持续状态，这样无形中加大了治疗与护理的力度，此时应给予全面的、周到的护理监测方法，更重要的是及时尽早发挥持续脑电监测的功准确确定病灶部位发作的频次发作时的各种状态，以及通过动态脑电图的监测观察出患者发作前的征兆等等，便于监护与诊针对此例患者，笔者及时给予持续脑电监测，监测过程中实施全面具体且有针对性的护理措施，最终控制住癫痫持续状态，使者转危为安，提高了护理人员的监测护理水平。

五、相关知识拓展

AEEG对脑血管病继发癫痫患者有较高的阳性检出率，随着对中的治疗，局部脑缺血脑水肿的改善，大部分早期发作的脑卒中患者癫痫症状将逐渐缓解，而晚期发作的患者可能是由于局部脑组织损坏而形成致病灶，需长期服药来控制其异常放电。因此，做好癫痫诊断效率极高的AEEG的护理，对于降低脑卒中后癫痫的死亡率及致残率有极其重要的意义AEEG简单地说就是由患者随身携带套电子记录仪，在监测记录过程中，患者可以从事日常活休息和睡眠等，在24小时甚至数天里连续监测记录患者脑电波的变化，信息较全面，对癫痫的总体诊断率可达90％以上同时还能确定发病与环境个人状态、诱因的关系，收集发作频率和每次发作持续的时间，特别是利于对临床表现不典型的癫痫进行分型诊断，鉴别非癫病疾病这样可以动态早期发现患者的癫病状态，早期给予监测急救，为医生提供更为确切的发作频次，由此可见AEEG动态监测癫病发作的情况，有不可忽视的意义。

第四章 神经系统疾病的专科护理

第一节 人工气道的维护

一、概述

人工气道是指将导管经上呼吸道置入气管或直接置入气管所建立的气体通道,为气道的有效引流、通畅机械通气、治疗肺部疾病提供条件最常见的人工气道是气管插管和气管切开。

二、适应证

1.短时间内气道完整性受到破坏或气道受阻。

2.呼吸衰竭需要呼吸机辅助呼吸。

3.紧急保护气道以防止可预见的影响气道通畅性的因素。

三、方法

(一)非确定性紧急人工气道技术

1.常用提颏和双手抬颌法。

2.口咽和鼻咽通气管。

3.面罩简易呼吸器。

4.喉罩。

(二)确定性人工气道技术

1.鼻气管插管术。

2.经口气管插管术。

3.管切开术。

四、并发症的预防

(一)气管插管常见并发症

1.管导管梗阻。

2.呼吸阻力增加。

3.导管插入支气管。

4.胃内容物误吸。

5.气管黏膜压迫伤。

(二)气管切开常见并发症

1.创口感染。

2.切开部位出血,可发生在术中,也可发生在术后,严重者可危及生命。

3.气管套管脱出。

4.气胸或纵隔气肿,多与手术本身有关心脏停搏,可发生在术中,也可发生在术后一段时间内(多数认为气管切开造成心脏停搏的主要原因是严重缺氧)。

五、护理

(一)口/鼻咽通气管的护理

1.型号的选择:成人或儿童,选择合适的型号。

2.安置方法:从白齿进入约 1/2 1/3 时旋转 180°全部放入口咽通气管。

3.固定方法:予宽胶布交叉蝶形固定于口唇上。

4.保持通畅:必要时吸痰,每 24 小时或必要时更换口咽通气管。

5.口腔护理:每日定时取出口咽通气管,做口腔护理 1~2 次。

(二)气管插管的护理

1.使患者的头部稍后仰,以减轻导管对咽喉的压迫。

2.导管固定要牢靠。

3.保持呼吸道通畅。

4.做好口腔护理:每日 1~2 次,双人操作完成并更换固定导管的胶布。

5.预防和控制呼吸道感染。

6.随时检查气管导管插入深度,定时测定导管外露末端距离门齿或鼻孔的长度并准确记录,做好交接班。

7.如果患者做了特殊治疗,应结合具体情况实施护理,例如缺血性卒中实施溶栓治疗后,不可轻易拔管或更换导管。

(三)气管切开的护理

1.保持室内温度 21℃,湿度 60%,室内经常洒水,或用加湿器,定期消毒室内空气。

2.气管切开后最初几小时,般取侧卧位,以利于管内分泌物排出注意定时翻身,防止压疮,也可防止坠积性肺炎。

3.备齐急救物品和药品,如吸引器、吸痰管、同型号气管导管、气管扩张器、止血钳、呼吸机等,以备急用。

4.用于固定的系带松紧度以能伸入一指为宜。

5.气管切开护理操作应每日 1~2 次,先用酒精消毒周围皮肤,再用生理盐水清洗伤口,最后更换开口纱布或型泡沫敷料,如敷料未浸湿,可 2~3 天交换,保持局部清洁干燥经常观察伤口有无感染征象,周围皮肤有无湿疹。

6.内导管应每日取出清洁消毒。

7.经常翻身拍背,充分湿化气道及时吸痰,保持呼吸道通畅。

(四)气的管理

1.气囊的作用密闭气道,防止呼吸道分泌物或胃反流物流入气管;还能使机械通气时气道不漏气。

2.气囊最小封闭压力为有效封闭气囊与气管间隙的最小压力,常称为最小封闭压力,它也是理想压力气囊压力一般保持在 25cm 以下。

3.判断最小封闭压的方法

(1)听诊器放置颈喉部及气管部位,给气囊充气,直到气囊周围完全不漏气。

(2)正压机械通气时,逐渐从气囊抽气,每次抽气 0.25～0.5ml,直到吸气压力达到峰值时出现少量涌气为止,再注入 0.25～0.5ml 气体。

(3)持续气道正压的患者,逐渐从气囊抽气,每次抽出 0.25～0.5ml,直到呼气期出现少漏气为止,然后再注入 0.25～0.5ml 气体气囊的充放气,气囊的充气量以不漏气为原则,一般 4～6ml 为宜。

旧观点:气囊充气后长时间压迫气道黏膜导致糜烂溃疡和坏因此气囊应 4～6 小时放气一次,时间 5～10 分钟,每次充气不可过于饱满,以阻止气体漏出即可。

新观点:不主张常规定期放气因为放气时间短,气囊压迫区的黏膜毛细血管血流难以恢复,而且对于机械通气的患者,气囊放气会影响通气功能建议每天气囊放气 1～2 次,清除停留在气囊上的呼吸道分泌物。

方法:气囊放气前,首先抽吸尽气管插管或气管切开内分泌物,然后抽吸鼻腔口腔内分泌物,更换吸痰管,把吸痰管插入超过气管插管或气管切开管内,2cm,边抽吸边放气囊,吸净气囊上呼吸道分泌物,也可由医师用纤维支气管镜直视下清除气搅上呼吸道分泌防止分泌物积聚引起气管黏膜糜烂及感染,减少这些分泌物逆流到肺引起通气相关性肺炎的机会。

(五)内导管常用消毒方法

1.煮沸消毒法

临床上常充分洗净后再煮沸 15 分钟每 4 小时煮沸消毒 1 次,但内套管煮沸消毒时间长,内套管与外套管长时间分离,易使痰液黏结,阻塞通道,影响通气。

2.浸泡消毒法

3％乙酸浸泡 15 分钟充分洗净,再浸 15 分钟后用生理盐水冲洗此方法与煮沸消毒法比较,在消毒后的内管采样,进行细菌培养,结果均为阴性。

3.高压蒸汽灭菌法

高压蒸汽灭菌效果最好,但内管送时间过长,分离时间长。

4.浸泡消毒法

临床上多采用此法,特别是气管切开患的科室,本法节省时间,但须注意避免交叉感。

(六)人工气道的湿化

1.湿化的方法

(1)使用湿纱布或使用湿热交换器(简称:人鼻)

(2)使用呼吸机的加温湿化器

(3)呼吸机的雾化加湿利用呼吸机吸气管路上的自动化装置定时雾化,也可以在呼吸机吸回路中连接个雾化器,利用射流原理将水滴撞击成微小颗粒,并随吸入器进入。

(4)气道内持续滴注湿化液用注射器连接静脉用头皮针,用头皮针插入吸氧管上;或去掉头皮针保留小橡胶管,再将小橡胶管与输送氧气导管一起插入气管导管内固定,用恒速泵以每小时 3～5ml 速度滴入气道,最普遍应用的湿化液 0.45％的盐水。

(5)气道内雾化吸入常用超声雾化吸入和氧气雾化吸入化液常选用蒸熘水,生理盐水,根据病情加化痰和抗菌药物。

(6)气道冲洗:①冲洗液:常用 2％碳酸氢钠,0.45％生理盐水。②冲洗方法:吸痰前抽吸

2～5ml道后拍背,使冲洗液和黏稠的痰液混合振动后再吸痰。③注意事项:使用呼吸机病员,应在操作前吸纯氧3分钟,以免因脱机注射冲洗液造成低氧血症,对于痰液黏稠患者,可以间断反复多次冲洗。

2.湿化效果的评价

(1)湿化良好病员安静、分泌物稀薄吸痰顺利,导管内没有结痂,呼吸道通畅。

(2)湿化不足:分泌物黏稠(有结痂或黏液块咳出),吸引困难,可有突然的呼吸困难,发组加重应加强湿化护理。

(3)湿化过度:分泌物过分稀薄,咳嗽频繁,需要不断吸引,听诊肺部和气管内痰鸣音多,患者烦躁不安,发组加重应减少湿化。

(七)吸痰的护理

1.吸痰的意义

(1)保持呼吸道通畅,减少呼吸阻力。

(2)防止分泌物坠积而发生肺不张肺炎。

(3)防止分泌物于痂脱落而阻塞气道。

(4)呼吸道分泌物性质的观察,指导用药。

2.吸痰的指征

(1)听诊气道或胸部有痰鸣音时。

(2)病员咳嗽或者有呼吸窘迫感。

(3)气道压力上升,呼吸机高压报警。

(4)血氧分压或血氧饱和度下降。

有观点指出,吸痰不应作为常规操作,当患者有气道分泌物潴留的表现时,才有吸痰指征。

3.吸痰管的选用

(1)粗细外径不超过气管导管内径的1/2,1/3为适宜。

(2)长短:吸痰管应比气管导管长2～5cm,保证能吸出气管气管中的分泌物。

4.正确的吸痰方法

(1)吸痰时机的选择。

(2)严格无菌操作。

(3)吸痰前后应吸入高浓度氧气。

(4)吸痰时动作要轻准、快,每次吸痰时间不宜超过15s,每次吸痰连续不超过2次,以免发生低氧血症。

(5)吸引压力200～400 kPa为宜。

(6)吸痰管插入深度。

(7)生命体征监测,痰液的观察。

5.吸痰的注意事项

(1)戴无菌手套严格按照无菌操作规则进行,气管与口腔、鼻腔的吸痰管吸痰盘应分开。

(2)注意吸痰的顺序。

(3)尽量使用一次性吸痰管和封闭式吸痰管。

第二节 呼吸机的应用与护理

一、概述

呼吸机是一种能替代、控制或改变人的正常生理呼吸,用于机械通气的一种重要装置,也是种重要的紧急抢救设备它可以提供准确的气体量和吸入氧气的浓度,同时有可靠的监护报警系统来保证患者的安全。

二、呼吸机原理与结构

1.原理吸气时采用呼吸道直接加压,借胸肺弹性回缩力产生呼气。

2.结构气路加电路二部分组成。

三、呼吸机的作用

1.改善通气功能正压通气,潮气量增加。

2.改善换气功能通过调节数维持有效气体交换。

3.减少呼吸肌做功减轻呼吸肌负担、降低氧耗量;节约心脏储备能力减轻心脏负荷。

4.保持气道湿化通过呼吸机良好的湿化装置使痰液湿化,易于引流出去和排出。

四、呼吸机类型

1.压力切换型(定压)一定,吸气转换成呼气是根据预调的压力峰值而切换。

2.容量切换型(定容)是指容量一定,吸气转换成呼气是根据预调的潮气量而切换。

3.时间切换型(定)是指送气时定,吸气转换为呼气是通过时间参数(吸气时间)来确定。

4.多功能型定压、定容、定时和高频组合型。

五、机械通气模式

1.间歇正压通气(IPPV),又称控制通气(CMV)。

2.同步间歇正压通气(SIPPV),又称辅助控制通气(SCMV)。

3.持续气道正压通气(CPAP)。

4.压力支持通气(PSV)。

5.呼气末正压通气(PEEP)。

6.间歇指令和同频间歇指(IMV,SIMV)。

六、呼吸机工作参数的调节

1.潮气量

潮气量出量一定要大于人的生理潮气量,生理潮 6～10ml/kg,而呼吸机的潮气输出可达 10～15ml/kg,往是生理潮气－还要根据胸廓起伏,听诊两肺进气情况、参考压力二表及血分析进一步调节。

2.呼吸频率

接近生理呼吸频率新生儿 40～50 min,30～40/min 年长儿 20～30/min,成人 16～20min。潮气量×呼吸频率=每分通气量

3.吸呼比

一般 1：(1.5～2)，塞性通气障碍可调至：更长的呼气时间，限制性通气障碍可调至 1：1。

4.压力

一般指气道峰压(PIP)，当肺部顺应性正常时，吸气压力峰值一般为 10～20cmH$_2$O，肺部病变轻度 20～25cmH$_2$O；中度 25～30cmH$_2$O，但般在 30cmH$_2$O 以下，新生儿较述压力低 5cmH$_2$O。

5.PEEP 使用 IPPV 的患者般给 PEEP 2～3cmH$_2$O 是符合生理状况的，当严重换气障碍时 RDS 肺水肿、肺出血）需增 PEEP，一般在 10cmH$_2$O，病情严重者可达 15cmH 甚至 20cmH$_2$O 当吸氧浓度超过 60%(FiO$_2$)时，如动脉血氧分压仍低于 80mmHg，应以增加 PEEP 为主，直到动脉血氧分压超过 80mmHg PEEP 每增加或减少 1～2 mmH$_2$O，都会对血氧产生很大影响，这种影响数分钟内即可出现，应逐渐减少 PEEP，并注监测血氧变化。

6.流速是每分通气量的 2 倍，一般为 4～10 L/min。

7.氧浓度(FiO$_2$)

一般呼吸机氧浓度从 21%～100% 纠正低氧血症，又要防止氧中毒一般不宜超过 0.5～0.6，如超 0.6 时间应小于 24 小时。目标：以最低的吸氧浓度使动脉血 PaO$_2$ 大于 60 mmHg (8.0 kPa)如给氧后发组不能缓解可加用 PEEP 苏时可用 1.0 氧气，不必顾及氧中毒。

七、呼吸机的适应证与禁忌证

(一)适应证

1.任何原因引起的急性或慢性呼吸衰竭：呼吸频率＞40 min 或＜5min 最大吸气力＜25cmHg。

2.严重通气不足 PaO$_2$＜60 mmHg(急性)或 40mmHg(慢性)，PaCO＞60 mmHg(急性)或 80mmHg(慢性)。

3.严重换气功能障碍。还有哮喘持续状态、神经肌肉病变、胸外科手术、心肺复苏、内科常见、脑血管病呼吸中枢抑制；重症肌无力；格林－巴利综合征；上升性脊髓炎。

(二)禁忌证

1.大咯血或活动性肺结核，呼吸道未畅通前。

2.胸或纵隔。

3.肺组织完全无功能。

4.出血性休克或血容量未纠正之前。

5.心肌梗死急性期。

八、并发症

1.气胸皮下气肿。

2.呼吸机相关性肺炎。

3.通气不足。

4.通气过度。

5.低血、休克。

6.呼吸机肺和氧中毒。

九、呼吸机的撤离

降低通气量,患者能自主代偿,营养状态和肌力恢复到上机前水平感染得到控制,酸碱水电解质紊乱和低蛋白血症得到纠正;气道通畅,呼吸功能改善,自主呼吸增强,此时就可以考虑撤机。

撤机方法

1.心理护理打消顾虑,克服依赖性,增强信心和自理能力。

2.调整呼吸机参数,减少潮气量和每分钟通气量,刺激呼吸中枢,逐渐适应。

3.间断停机,时间逐渐延长,维持 24 小时 SIMV PS 过度撤机,每 3～4 小时减少频率次/min 整个过程需要严密观察呼吸,血氧饱和度和血气分析的情况。

十、护理

(一)一般

1.心理护理

(1)向患者及家属介绍使用呼吸机的必要性和重要性。

(2)多安慰鼓励患者,运用肢体语卡片等方式与患者交流,消除患者的恐惧感和焦虑感。

(3)指导家属对患者的照顾,使患者感到来自家庭的支持和爱心。

(4)鼓励患者表达自身感受。

(5)针对个体情况进行针对性心理护理。

2.饮食供给

营养丰富的清淡饮食,不能经口进食者予鼻饲养液。

3.休息

保证休息和睡眠,必要时用镇静剂。

4.基础护理

(1)口腔护理:1～2 次/d 保持口腔清洁,防止口腔炎、真菌感染。

(2)眼睛保护防止眼球干燥感染或角膜溃疡。

(3)预防压疮保持皮肤清洁干燥,定时翻身,必要时睡气垫。

5.吸痰护理

密切观察呼吸道是否有痰液淤积,出现以下情况应立即吸痰:患者咳嗽明显,出现呼吸窘迫症;听诊肺部有痰鸣音;呼吸机气道高压报警。血氧饱和度或氧分压突然降低吸痰前后 100％纯氧吸入,并密切观察生命体征。

6.气道的温化湿化

(1)气道的温化:呼吸机加湿器罐中水温 50～70℃,出口处气体温度 30～35℃。

(2)气管的湿化湿度为 98％～99％,湿化液用蒸馏水。

(3)储水槽内水应在最高水位线以下,不可高于水位线。

(4)螺纹管中的冷凝水应及时倾倒。

(二)呼吸机报警的处理

1.报警类别

(1)ALARM:高度优先报警,提醒立即注意以保证患者安全。

(2)CAUTION:中度优先报警,提醒小心。

2.报警原因

临床报警:因呼吸机的设置条件或患者情况所触发如常见的高压报警(high pressure)、低压报警(low pressure)技术报警;因呼吸机测试过程中触发如空气入口堵塞(air intake block)、电池未充电(bat not charging)。

3.报警处理

(1)临床报警应分析原因高压报警可能原因:①心气管通畅度下降:分泌物堵塞,管道折叠,气管导管滑入肌肉组织;胸肺顺应性下降;人机对抗;参数不合适等。②低压报警可能原因:心气囊或管路漏、脱落、参数不合适等。

(2)应针对不同原因进行对处理:必要时请呼吸科治疗师会诊技术报警时,应立即检查、维修更换呼吸机,确保患者安全。

(三)撤机的护理

1.重视心理护理,加强沟通,给患者以正性反馈,增加脱机的信心。

2.给予营养支持,但要限制糖类的摄入最,避免产气食物。

3.脱机前应保持呼吸道畅通,必要时吸痰,避免刚脱机就吸痰,造成缺氧,患者不耐受。

4.指导有效呼吸,指导有效咳嗽。

5.密切观察生命体征,定期复查血气分析。

十一、并发症的预防和护理

1.气胸皮下气肿多发生刚刚使用呼吸机的患者,呼吸机压力应注意从低到高慢慢调节,如患者出现剧烈咳嗽,应密切观察,并建议医生使用镇咳药若可疑气胸,应及早行床旁胸片确诊并处切开初期,窦道未形成,可能出现皮下气肿,应注意密切观患者的颈部胸部等易发生气肿的部位。一旦发现皮下肿,应立即报告医生。

2.呼吸机相关性肺炎(YAP)气管插管或气管切开使用呼吸机治疗两日后出现的并发症因防御机制破坏,消毒隔离不严,交叉感染造成护理过程中应注意严格无菌技术操作,严格消毒制度,每周更新呼吸机管路1～2次。

3.通气不足与气道压力下降,管道漏气,自主呼吸与机械通气不同步有关护理时应注意密切观察患者实际得到的潮气量,发现通气不足时,应立即通知医生并处理。

4.通气过度与潮气量增加,呼吸频率增快,调节不当等有关护理时应密切观察患者实际得到的各项指标,发现有通气过度时应立即通知医生并处理。

5.低血压、休克与胸膜腔内压上升,心排血量减少有关护理时应密切监测生命体征,一旦发生,应积极配合医生进行处理。

6.呼吸机肺和氧中毒与长期使用呼吸机,肺顺应性下降有关肺充血、水肿,晚期可出现肺纤维化(硬化)注意正确调节呼吸机参数,尽量减少或缩短待机时间。

十二、呼吸机的保养

1.保养的意义

(1)延长呼吸机寿命,保证患者得到及时有效的抢救。

(2)为避免交叉感染,防止呼吸机相关性肺炎的发生。

2.保养的方法

(1)气路管道最好选择次性的,专人专用,定期更换。

(2)各种连接器过滤器送供应室高压消毒。

(3)外表定期用酒精擦拭消毒,切勿让液体渗入呼吸机。

3.专人保管,定期维修,易损部件及时更换。

第三节 压疮的护理

一、概述

压疮(pressure ulcer)被认为是当今突出且有负面影响的健康问题之一,神经科的多数患者存在瘫痪、意识障碍、感觉障碍等因素,因此是压疮的高发人群由于压疮常以并发症的形式出现,多因素相互影响,使其复杂难以愈合,治疗时间长达数月甚至数年,花费巨大难以预见为此,全球各国均致力于压疮的预防和提高治疗效果的研究。近年来,疮护理理念和治疗方法均有突破性进展

二、定义

2009国际NPUAP EPUAP定义压疮:压疮是指皮肤或(和)皮下组织的局部损伤,通常位于骨突出部位这种损伤般是由压力或者压力联合剪切力引起的。

三、压疮发生的因素

压疮的发生是多种因素引起的复杂病理过程,包括外在因素和内在因素。

(一)外在因素

包括垂直压力、摩擦力、剪切力和潮湿环境等。

1.垂直压力

(1)引起压疮最主要的原因是局部组织遭受持续性垂直压力。

(2)骨隆突处皮下肪和肉少,受压时压力高度集中肉及脂肪组织比皮肤对压力更敏感,临床表现为皮肤未破或仅有一小窦道,但深部组织坏死大而广泛9.3kPa的压力持续2小时就可能引起不可逆的组织变化这提示每间隔段时间就有为患者减轻压力的必要性。

2.摩擦力

摩擦力是指人体处于不稳定的体位,有持续倾滑的趋势时产生的力,可破坏皮肤的角质层,造成皮肤破损,从而增加压疮的发生床铺皱褶不平,有渣屑或搬动时拖拽、扯、拉患者均产生较大的摩擦力。

3.剪切

剪切是指不同层次或部位的组织发生不同方向运动时产生的一种力或是一种对于骨突所产生的平行拉力剪切力作用于深层,引起组织的相对移位,能切断较大区域的小血管供应,导致组织张力下降,因此它比垂直方向的压力更具危害性患者因为治疗采取坐位或半坐位时,若头部抬高30°,为了防止患者下滑而同时屈腿,在这种体位下,骶尾部和足跟部都承受着摩擦力和剪切力的影响。

4.潮湿

潮湿可由大小便失禁、引流液污染、出汗等引起度潮湿引起皮肤软化及抵抗力降低,潮湿会浸润皮肤组织,削弱皮肤角质层的屏障作用,造成局部皮肤水肿,使上皮组织更容易受

剪切力和摩擦力所伤在潮湿的环境下发生压疮的危险性会增加老年重病患者很多会发生大小便失禁,容易造成会阴部及臀部的潮湿环境,尿液和粪水对皮肤也有刺激作用。

（二）内在因素

包括年龄、营养状况、皮肤情况、活动力、营养和组织灌注等。

1.年龄

随着年龄增加,身体功能和修复能力逐渐衰退,加上血管的硬化使局部血液供应减少,皮下组织和胶原产物减少,而后两者均与组织的支持和保护有关咀嚼功能差或无能力进食会导致免疫力下降,同时,随着年龄的衰老,运动和精神活力逐渐降低,其机体控制力、感觉功能也减退,保护性反射迟钝,老化的皮肤软组织新陈代谢率低,上述这些因素的存在使得老年人成为压疮发生的高危人群。

2.皮肤情况

任何原因使皮肤功能受损均可导致皮肤的完整性受损、清洁、有弹性、无损害的皮肤能对压力、剪切力和摩擦力有较好的承受力。

3.活动力

已经有较多的研究表明,活动减少是发生压疮的重要因素。引起活动力减少或损害的主要原因是精神、体力或先天技能障碍。如丧失活动能力或活动受限者缺乏活动减少了受压部位的血供,并延缓静脉回流,这样导致的水肿将进一步减少皮肤的供氧神经障碍降低皮肤对痛、压觉的敏感性,是皮肤受压缺血的主要因素之一。当患者失去了正常的疼痛感觉而不知道变换体位时则表明疼痛的信号已被忽视,此时压疮极易发生。

4.营养状况

含有基本营养物质的平衡饮食对维持组织健康、促进组织修复预防感染都是非常必要的全身营养障碍,营养摄入不足,出现蛋白质合成减少、负氮平衡、皮下脂肪减少、肌肉萎缩,一旦受压,骨隆突处皮肤要承受外界压力和骨隆突处对皮肤的挤压力,受压处缺乏肌肉和脂肪组织的保护,引起血液循环障碍,出现压疮有低蛋白血症(血清白蛋白低于 35 g/L)的患者中 75％患压疮,而白蛋白正常者只有 16.6％。

5.组织灌注状态

促进血液供应和组织的氧合作用是维持组织活力的关键、血管收缩、血管受压和血容量减少导致缺血、老年患者的心脏血管功能衰退,毛细血管弹性减弱,心排血量减少,末梢循环功能减退,受压后更容易发生皮肤及皮下组织缺血、缺氧。

四、压疮的预防

（一）正确的评估

正确评估患者情况是预防压疮的关键近年来,压疮护理研究的进展之一,便是对压疮发生的相关因素有了量化的认识,对发生压疮的危险因素做定性、定量的分析后,对高危患者实行熊点预防,可以合理分配和利用医疗资源应用压疮危险因素评估表作为临床护理工作的依据之一,可为有压疮危险的患者提供个体化护理床上常用的有比较简单的 Norton 评分量表、比较全面的 Waterlow 分量表和比较详细的 Braden 评分量表。

（二）压疮的预防措施

通过患者、家属和医护人员对压力的共同评估预测和预防,可大大降低压疮的发生率;

预防涉及对危险因素的认识采取适当姿势、使用保护装置或减少危险的设备。

1.健康教育

对患者及家属工和护士等进行教育是成功预防压疮的关键所在让家属、患者护工和护士了解皮肤损害的原因和危险性,讲解压疮的预防措施及方法,如勤换体位勤换洗勤检查、勤整理、勤剪指甲,防止抓伤皮肤等,鼓励多增加营养。

2.缓解或移除压间歇性

解除压力是有效预防压疮的关键,在形成压疮的多项因素中,局部组织长期受压是致病的关键因此,避免或减少压力对组织的损坏是首要的预防措施。

(1)定时除压:适时的体位变换是最基本、最简单而有效的解力的方法每隔1~2小时给患者翻身一次,能防止大部分压疮的发生,给患者变换体位时,护士除掌握翻身技巧外,还要根据力学原理,减轻局部的压力患者侧卧时使人体与床成30°,减轻局部所承受的压力;并用枕头支撑避免鹳部受压可实行床边翻身卡,标明患者卧位及翻身时间、皮肤的完整性,记录每次翻身的时间和安排,实行压疮报告制度病情危重暂不宜翻身者,应每1~2小时用约10cm厚的软枕垫于其肩脾腰低、足跟部,增加局部的通透性,减轻受压部的压力,使软组织交替承压因此,翻身实质是弥补机体对生理反射活动失调的主要措施。

(2)注意保护:患者的骨隆突处及支撑区:预防压疮的一个重要环节就是选择一种合适的起压力缓解作用的器具使用定位器材如软枕、棉垫等将压疮容易发生的位置和支撑区隔开,身体空隙加软枕支托,以加大支撑面,减少对身体某个部位的压强;使用减压工。迄今为止减压的器材已有多种,国内使用的以经济价廉为主,如海绵式压疮垫、自制水床、脉冲式充气床垫等国外现多使用明胶床垫、交替压力床垫不宜使用圈状垫,以往常在保护骨突处和受压部位使用橡胶圈,使压力分布在网状物衬垫的皮肤组织上,导致单位面积上组织压力增大,使发生压疮的部位及周围组织血液循环相对不足,营养缺乏而延误压疮部位的修复及易发生新的压疮。

(3)避免对局部变红皮肤进行按摩:软组织变红是正常保护性反应,由氧气供应不足引起,通常受压引起的充血使局部尚能保持1/2~3/4的血液供应,连续仰卧小时受压部位变红,更换后一般可以在30~40分钟内褪色,不会使软组织受损,所以无需按摩如果持续发红则表明已受损,此时按摩可能刺激过度的血流并对易碎组织产生破坏,导致严重损伤抵尾部因二便失禁皮肤变软,轻微的摩擦或按摩会进一步加剧皮下组织的损伤。尸检结果表明,凡经过按摩的局部软组织显示浸渍和变形,未经过按摩的无此种现象。

3.避免出现剪切力

当床头抬高30°时就会发生剪切力和祗尾部受压,因此,临床指导患者半坐卧位时床头抬不应超过30°,注意不超过30分钟。

4.减轻皮肤摩擦

保持床单清洁、平整、无渣屑,减少其对局部的摩擦使用提式床单帮助者在床上移动对减轻皮肤摩擦十分有效,它是皮肤与床单之间无移动,而是通过床单与褥子之间的移动变换患者体位,使用保护膜(如透明薄膜)可减少皮肤擦力。

5.皮肤护理恰当的皮肤护理是预防皮肤破损的关键。

(1)皮肤监测:护士要密切注意观察皮肤的情况,特别是容易发生压疮的部位;同时指导患者或家属如何观察皮肤的情。

（2）保持皮肤清洁：多汗患者，定时用温水和中性清洁剂清洁皮肤，及时更换汗湿的被服，保持皮肤干燥皮肤清洁后予润肤露或润肤霜外涂，不要用吸收性粉末来改善患者皮肤湿度，因为粉末聚集在皮肤皱褶，可引起额外的皮肤损伤尽量减少皮肤暴露在失禁、出汗及伤口引流液引起的潮湿环境中。

（3）皮肤过度干燥：如低湿度（小于40％）和寒冷，可能导致皮肤干燥，脆性增加，易经压力所伤所以应注意房间的温度和湿度，以减少环境因素的影响。

6.提供足够营养

保持健康均衡的饮食和适当的液体摄入是压疮的预防中绝对不可忽视的问题美国AHCPR的指南指出，血清白蛋白水平低于35g/L总淋巴细胞数少于$1.8\times10/L$或体重减超过15％即可认为存在明显的营养不加强饮食补充，尤其丰富的蛋白质摄入可明显减少发生压疮，而某些矿物质、维生素在构成新组织对损伤的愈合中十分重要。总之，良好的护理始终是防止压疮发生的前提，充分了解患者的皮肤特点，掌握患者尤其长期卧床或坐轮椅的患者发生压疮的险因素，有利于临床护士更好地制定有针对性和有效可行的预防措施，有效地预防压疮的发生，从而减轻患者的痛苦，节省医疗费用。

五、压疮的分期

2009国际NPUAP－EPUAP压疮分级系统：期：指压不变白的红肿，通常在骨突出部位有局部指压不变白的红肿，且皮肤完整肤色深的可没有明显的压红，但颜色可能与周围皮肤不同，与邻近组织相比，该部位可能有疼痛、硬肿或松软、温度较热或较冷期：真皮层部分缺损，表现为个浅表开放的红粉色创面，周围无坏死组织的溃疡也可表现为完整或开放/破溃的充满浆液或血清液体的水疱创面为个有光泽的或干燥的周围无坏死组织或淤肿的浅表溃疡Ⅲ期：全皮肤层缺损，可见皮下脂肪，但没有骨骼肌腱或肌肉暴露；有腐肉，但未涉及深部组织。可有潜行和窦道期：组织全层缺损，伴有骨骼、肌健或肌肉的暴露。伤口床可能会部分覆盖腐肉或焦痂，常常会有潜行和窦道不可分期：皮肤全层或组织全层缺损，深度未知，缺损涉及组织全层，但溃疡的实际深度完全被创面的坏死组织（黄色、棕褐色、灰色、绿色或棕色）和（或）焦痂（棕褐色、棕色或黑色）所掩盖无法确定其实际深度，除非彻底清除坏死组织和（或）焦痂以暴露出创面底部这种情况可能属于Ⅲ期或者足跟部固定的焦痂（干燥、附着紧密完整且无红肿或波动性）相当于"机体天然"的（生物的）遮盖物不应该被清除可疑深部组织损伤期，深度未知，由于压力和（或）剪切力造成皮下软组织受损，在完整但褪色的皮肤上出现局部紫色或黑紫色，或形成充血性水疱与邻近组织相比，该区域的组织可先出现疼痛硬肿糜烂松软较冷或较热深部组织损伤在肤色深的个体比较难诊断此期也包括在黑色创面上形成的水疱，可能会发展为被层薄的焦痂覆盖；即便接受最佳治疗，也可能会快速发展成为深层组织的破溃。

六、压疮伤口的处理

（一）可疑深部组织损伤期

此期伤口即使接受最好的治疗，也可能会快速发展为深层组织的破疲因此处理的目标是保护局部，防止继续受压，密切观察发展趋势对无血疤黑硬者，可使用水胶体敷料；有血疮黑硬者，可剪去痂皮，根据渗出量情况选择敷料，可用水胶体或藻酸盐，并密切观察发展趋势。

（二）第一期

此期为可逆性改变，如及时去除致病原因，则可阻止压疮的发护士应做好评估，针对患者的个体情况制定恰当有效的防护措施,并按照制定的计划,尽力为患者做好压疮的防护,有效改善受压部位的微循环应用透明薄膜黏贴在发红和容易受到摩擦的部位,以减轻摩擦力,同时给患者翻身时不要拖拉,避免敷料卷曲、黏贴的透明薄膜敷料如无卷边和脱落,通常1周左右更换,如有渗液流出或卷边,应及时更换。

（三）第二期

此期按照水疱直径大小的不同或有无皮损进行分类:

1.小水疱(直径小于5mm)未破的小水疱要减少和避免摩擦,防止破裂感染,使其自行吸收,先按伤口消毒标准消毒后,直接黏贴透气性薄膜敷料或水肢体敷料,水疱吸收后才将敷料撕除。

2.大水疱(直径大于5mm)大水疱可在无菌操作下加以处理按照伤口消毒标准消毒后,在水疱的边缘用注射器抽出疱内液体或用针头刺破水疱;用无菌棉签挤压干净水疱内的液体或用无菌纱布吸干水疱内渗液;黏贴透气性薄膜敷料或水胶体敷料,水疱吸收后才将敷料撕除每天观察,如水疱又出现,不要更换薄膜敷料,按照伤口消毒标准消毒敷料外层,在敷料的外层,重复1和2的处理不变,最后剪小块的薄膜敷料将穿刺点封紧,直至水疱完全吸收后才将敷料撕,如渗液多,敷料已经松动脱落,可更换新的薄膜敷料。

3.真皮层破损生理盐水清洗伤口及周围皮肤,以去除残留在伤口上的表皮破损的组织;用无菌纱布吸干;根据伤口的渗液情况及基底情况可选择水胶体敷料或藻酸盐敷料;换药间隔根据伤口的渗液情况确定换药次数。

（四）第三期、第四期和不可分期

对于此几期的伤口主要是要进行彻底清创去除坏死组织,减少感染机会,有助于准确地评估伤口,选择合适的伤口敷料促进愈合:

1.焦痂(黑痂皮和黄痂皮)

有焦痂的伤口在没有去除焦痂时不能直接判断伤口的分期,一定要清除焦痂后才能判断创面过于干燥或有难以清除的坏死组织时,用水凝胶进行自溶清创:先用生理盐水清洗干净伤口及周围皮肤;纱布吸干;在焦痂上用刀片画上♯字样痕迹,以便于水凝胶的吸收,有利于焦痂溶解焦痂开始溶解后,再配合采用外科清创的方法将焦痂和坏死组织清除,如有黑痂且伤口有红肿热痛的感染症状时,必须要进行外壳切开,将脓液引流出来和清除坏死组织或泡沫敷料;间隔换药。

2.伤口有黄色腐肉,渗液多的处理

创面渗液多时,使用高吸收的敷料,如藻酸盐敷料或泡沫敷料,间隔换药。

3.伤口合并感染的处理

使用银离子敷料或含碘敷料,但不能长期使用,1～2次炎症控制后就要停止使用,否则影响创面的愈合。碘剂对肝脏有毒性作用,感染的创面应定期做细菌培养及药敏实验,每周一次,结果及时报告医生,按检查结果用药如合并骨髓炎的伤口,应请骨科医生会诊处理。

4.对大且深的伤口清创后,基底肉芽好的伤口可请外科医生会诊,确定能否给予皮瓣移植修复术。

七、特别关注压疮治疗理念的更新

传统的干性疗法在治疗难以愈合的压疮中面临诸多无法应对的挑战,如坏死组织形成干硬厚痂,痂下积脓积液腐败恶臭、潜行和窦道、大量渗液浸渍皮肤等,临床人员在临床和研究中一直在寻求能够改善压疮治疗效果的方法1962年英国动物学家Winter提出"湿性愈合环境理论"应运而生了湿性疗法,其核心是应用湿性愈合环境理论指导实践中使用各种湿性敷料促进坏死组织软化溶解、清除和营造有别于愈合的微环境,即适度湿润、微酸(接近于皮肤pH)、低氧或无氧及接近于体温的伤口温度。由于其微创无痛的治疗理念、有循证依据的方法和显著的效果在欧美国家得到承认,2000年美国FDA颁布的行业指南中将湿性疗法确定为伤口处理的标准方法。

八、知识拓展

(一)伤口湿性愈合理论的建立与发展

过去普遍认为伤口愈合需要干燥环境和氧气的作用,1962年动物生理学家Wint可通过猪体组织研究发现水疱如果不予以刺破,能促进上皮表层细胞移动,有利于伤口的迅速愈合发现发表Nature杂志上一突破性研究不仅为现代湿润创面处理,理论奠定了基础,同时亦促进了湿性伤口愈合在护理技术方面的应用1981年美国加州大学外科系Kinghton Siher Haht首次发现伤口含氧量与血管增生有关,新血管增生速度随伤口大气氧含量的降低而增加,无大气氧存在的血管增生速度是有大气氧存在时的湿性伤口愈合是在密闭式敷料的支持下实现的,敷料将渗液全部或部分保持在创面上,造成一个接近生理状态的湿性愈合环境,同时敷料可防止液体和细菌透过,促使伤口快速愈合西方国家首先将这种"创面治疗法"应用于临床伤口护理,在治疗糖尿病患者的足部溃疡方面取得良好疗效随着该疗法的推广,国际上各种湿性敷料相继研究成功我国近年来也开始采用湿性敷料对慢性伤口进行护理。

(二)湿性愈合的基本原理

1.湿性愈合使创面处于密闭性及半密闭性环境下,具有如下特点。

(1)无痂皮形成,避免表皮细胞绕经痂皮下迁移而延长愈合时间。

(2)湿润和低氧环境能维持创缘到创面中央正常的电势梯度,刺激毛细血管的生成,促进成纤维细胞和内皮细胞的生长,促进角质细胞的增殖。

(3)发挥了渗液的重要作用,保证伤口渗液不黏连创面,避免新生肉芽组织再次机械性损伤,明显减轻了换药时的疼痛,为创面的愈合提供了适宜的环境;保留在创面中的渗液释放并激活多种酶和酶的活化因子,促进坏死组织与纤维蛋白的溶解,渗液还能有效地维持细胞的存活,促进多种生长因子的释放,刺激细胞增殖。

(4)密闭状态下的微酸环境能直接抑制细菌生长,有利于白细胞繁殖及发挥功能,提高局部的免疫力。

第四节　神经性吞咽障碍的护理

一、概述

任何影响脑干吞咽中枢或调整吞咽过程的神经系统疾病均可引起吞咽障碍做好吞咽障碍的早期评价和治疗,可缩短死亡率、缩短平均住院时间改善预后。

二、病因

（一）脑卒中

脑卒中是导致吞咽困难的最常见疾病之一，脑卒中患者的吞咽障碍发生率为 25％～50％大范围的大脑半球卒中和脑干卒中因阻断与自主性皮质吞咽控制中心（在额下区）与球核（在下脑干）连接的同侧的皮质球路径，故常发生口咽性吞咽障碍，脑干卒中因累及其附近控制吞咽的脑干束、核和延髓内的吞咽中心，常可导致口和咽的吞咽障碍脑干卒中导致的吞咽困难的特点是：不能将食团安全地从口送入胃内而没有误吸的过程，其中也包括如咀嚼，舌的运动障碍等，吞咽阶段是产生误吸的关键阶段。

（二）脑瘫

脑瘫常导致运动功能异常，吞咽障碍为脑瘫的常见表现。

（三）帕金森病

金森发病机制与脑内的神经传递物质（多巴胺和乙酰胆碱）平衡失调有关。病变最常发生的部位是脑干和皮质下区的多处部位帕金森病易伴发口咽和食管的吞咽障碍。

（四）阿尔兹海默病和其他痴呆性疾病

阿尔兹海默病又称老年前期痴呆，对感觉运动神经的功能，包括口咽部的吞咽功能并无明显影响但在疾病发展至晚期时，患者出现重度感觉认知障碍，并丧失独立进食的能力时，即出现吞咽障碍。

（五）运动神经元病

当病变累及脑桥和延髓内的下运动神经元时，可致延髓性综合征，表现为吞咽障碍。

（六）格林－巴利综合征

格林－巴利综合征中枢或周围神经的脱髓鞘疾病，可致全身无力、感觉减退，常伴发吞咽障碍。

三、临床表现

1.常见表现

咀嚼困难、吞咽起始困难、鼻腔漏溢、流涎、液下咽困难，吞咽时呛咳或噎呛、咽喉鲠塞等。

2.并发症表现

脱水、营养不良、喉痉挛、支气管痉挛、吸入性肺炎、窒息等。

3.累及食管时，可有胸部不适感、胸部食物梗阻、恶心、呕吐；咽喉部的疼痛、不适感。

四、诊断

1.神经病史及临床表现。

2.辅助检查

神经病学检查，血液检查，血化学分析，肌酸激酶，维生素 B_{12}，甲状腺扫描，抗乙酰胆碱抗体，梅毒血清试验，Lyme 病抗体增强法脑 MRI 扫描，肌电图，神经传导检查，重复性神经刺激检查，肌肉活检，颅 CT 扫描，脑脊液检查。

五、评价

吞咽障碍的评价包括：床旁评价（临床评价）、仪器评价、量表评价。

（一）床旁评价

1.病史及主诉。

2.意识、姿势、认知状态、合作能力。

3.口面检查,评估面、唇、舌、软腭、咽的结构功能感觉及反射。

4.记录,按进食不同黏度食物的实验结果及看到的口、咽阶段的特征。

5.实验性吞咽

1分钟内至少吞咽3次体液及食物,从凉白水开始;从容易吞咽的食物开始;从1分钟开始;观察有无吞咽困难的表现。

(二)仪器评价

1.视频放射学技术

电视透视检查;压力线摄影术;电影透视检查;闪烁显像(scintigraphic)食团分析法。

2.纤维内镜

纤维内镜评估吞咽法(FEES);电视内镜吞咽困难评估法(VEE);压力计。

3.电生理检查。

4.其他。

(三)常用的评定量表

有吞咽困难评价标准,洼田吞咽能力评定法,吞咽障碍程度分级,脑卒中患者神经功能缺损程度评分标准中的吞咽困难亚量表等。

1.临床常用吞咽功能分级标准见表4-1

表4-1　吞咽功能分级标准

1级:唾液误咽	连唾液都产生误咽,有必要进行持续的静脉营养,由于误咽难以保证患者的生命稳定性,并发症发生率很高,不能试行直接训练。
2级:食物误咽	有误咽,改变食物的形态没有效果,水和养基本上由静脉供给,长期管理应积极进行胃造瘘,因单纯的静脉营养就可以保证患者的生命稳定性,这种情况间接训练任何时间都可以进行,但直接训练要在专门设施下进行。
3级:水的误咽	有水的误咽,使用误咽防止法也不能控制,改变食物形态有一定的效果,吃饭只能吃咽下的食物,但摄取的能量不充分数情况下需要静脉营养,全身长期的营养管理需要考虑胃造瘘,如果能采取适当的摄食咽下方法,同样可以保证水分和营养的供应,还有可能进行直接咽下训练。
4级:机会误咽	一般的方法摄食吞咽有误咽,但经过调整姿势或一口量的调整和咽下代偿后可充分防止误咽。包括咽下造影没有误咽,仅有多量的咽部残留,水和营养主要口摄取,有时吃饭需要选择调整食物,有时需要间歇性地补给静脉营养,如果用这种方法可以保持患者的营养供给就需要积极地进行咽下训练。
5级:口腔问题	主要是吞咽口腔期的中度或重度障碍,需要改善咀嚼的形态,吃饭的时间延长,口腔内残留食物增多,摄食吞咽时需要他人的提示或监视,没有误咽这种程度是吞咽训练的适应证。
6级:轻度问题	摄食咽下有轻度问题,摄食时有必要改变食物的形态,如因咀嚼不充分需要吃软食,但是口腔残留的很少,不误咽。
7级:正常范围	摄食咽下没有困难,没有康复医学治疗的必要。

2.洼田饮水试验见表4—2,患者端坐,喝下 30ml 开水,观察所需时间和呛咳情况

表4—2　洼田饮水试验

1级(优)	能顺利地次将水咽下
2级(良)	分2次以上,能不呛咳地咽下
3级(中)	能1次咽下,但有呛咳
4级(可)	分2次以上咽下,但有呛咳
5级(差)	频繁呛咳,不能全部咽下

正常1级,在5秒之内;可疑:1级,5秒以上或2级,异常3~5日本学者洼田俊夫提出的,分级明确清楚,操作简单,于选择有治疗适应证的患者但是该检查根据患者主观感觉,与临床和实验室检查结果不一致的很多,并要求患者意识清楚并能按照指令完成试验。

3.洼田吞咽能力评定法见表4—3。

表4—3　洼田吞咽能力评定法

1级	任何条件下均有吞咽困难和不能吞咽
2级	3个条件均具备则误吸减少
3级	具备2个条件则误吸减少
4级	如选择适当食物,则基本上无误吸
5级	如注意进食方法和时间基本上无误吸
6级	吞咽正常

该表提出现一种能减少误吸的条件,根据患者需要条件的多少及类逐步分类,分为1~6级,级别越高吞咽障碍越轻,6级为评定条件:帮助的人,食物种类,进食方法和时间。

4.脑卒中患者神经功能缺损程度评分标准中的吞咽困难亚量表见表4—4。

表4—4　脑卒中患者神经功能缺损程度评分标准中的吞咽困难亚量表

0	没有异常
1	有一定困难,吃饭或喝水缓慢,喝水时停顿比通常次数多
2	进食明显缓慢,避免一些食物或流食
3	仅能吞咽一种特殊的饮食,如单一的或嚼碎的食物
4	不能吞咽,必须用鼻饲

六、治疗原则

1.治疗导致吞咽障碍的原发神经性疾病。

2.治疗伴发的食管病变和其他结构性病变。

3.外科治疗。

4.避免使用与口咽部吞咽障碍有关的药物。

5.保证患者进食的安全性和健康维持营养的需要如不能达到此标准,应考虑胃肠外管道喂饲或胃造瘘术。

七、护理

(一)主要护理问题

1.营养失调—低于机体需要量与吞咽困难,进食少或未进食有关。

2.有误吸危险与吞咽时呛咳或噎呛,喉痉挛有关。

3.有体液不足的危险;与入量少或呕吐致脱水有关。

(二)护理目标

1.患者生命体征平稳,无失水电解质紊乱和酸碱失衡。

2.能保证机体所需热量、水分电解质的摄入。

3.无误吸及窒息发生,无吸入性肺炎发生患者营养状况良好。

(三)护理措施

1.经口进食护理

使用吞咽功能分级标准得出的 4~7 级吞咽功能患者可以经口进食注意在进食时保持环境安静,不做任何治疗或交谈,避免分散患者的注意力而引起呛咳在每次进食完成后饮水 20~50ml,以达到冲洗口腔的目的(见表 4-5)。

表 4-5　经口进食护理

进食时的体位	能做起的患者取坐位,颈部微前屈。头部前屈以减少食物反流和误吸,不能坐起者取半卧位。
食物的形态	根据吞咽障碍的程度选择食物的不同形状,如糜烂状、糊、碎状食物以及普通食物。同时要注意食物的色香、味温度要适宜。
一口量	正常成年人为不超过 20ml。摄食训练时先以少量食物送进口腔深处,用汤勺将食物送进口腔深处用法汤勺送至舌根处,以利于患者吞咽。口腔内无残留食物后再送入食物

2.鼻饲使用吞咽功能分级标准

得出的 1~3 级吞咽功能患者,为了维持此类患者的基本营养需要,必须要采取鼻饲方法.发病后 48h 内安置胃管。

(1)胃管常规护理。

(2)喂养模式(表 4-6)。

表 4-6　喂养模式

给药样喂养	每日分数次,定时用注射器推注 100~250ml 由少量(100ml)开始
间歇喂养	1 小时左右的时间将一瓶(500ml)营养液给患者输注,每天 4 次,可按通常的用餐时间进行
持续喂养	匀速滴注,开始时滴注速度较慢,40~60ml/h,小时后,检查患者的耐受性如患者无不适,可每 12~24 小时增 250ml,最大速度为 100~125ml

3.康复护理

(1)间接方法

吞咽肌训练:面颊、唇等吞咽肌的功能训练;舌肌训练;咽收缩练习;喉内收训练(声带闭合训练)屏气-发声训练;喉上抬训练 Mendelsohn 方法、声门上吞咽经皮电刺激 E 生物反馈方法,喉上提训练:可改善喉入口闭合能力,扩大咽部空间,增加食管上括约肌开放的被动牵引力患者头前伸,使颏下肌伸展2~3秒,然后在颏下施加阻力,嘱患者低头,抬高舌背,即舌向上吸抵硬腭或做辅音ch发音训练或嘱患者发"哦—啊""唯—哦"的音,通过音调变化使喉部主动运动;或患者坐位,治疗人员通过拇指和食指适当用力,引导患者的喉头部向上前方的运动,完成后嘱患者做咽下动作。

（2）直接方法（表4-7）

进食体位	躯干与地面成45°或以上,30°半坐位,健侧卧位。
进食器具	勺子、吸管、杯子
先易后难	容易吞咽的食物特征(密度均、有适当黏性、不易松散食物形态、过咽及食管时容易变形、不在黏膜上残留、果冻、布丁羹、豆腐和罐头桃。)稠的食物较为安全
帮助饮食	食物应从鼻中线上提供,以便患者能嗅看到匙入口后,坚定地在舌前分之向下后压,并倾出食物,然后迅速撤出。立即闭合其唇和下颌,使头轻屈,以利吞咽。原则上食团入口位置应利于舌的感觉与传送。只要有可能就让患者自己进食。
吞咽策略	门德尔松法。声门上吞咽。 诱发吞咽反射的手法: 1.用手指沿甲状软骨到下颌上下摩擦皮肤通过吞咽肌群的感觉,诱发吞咽反射 2.冷刺激 3.用勺子挤压舌 4.吸气闭口—吐气发音(爆破状) 5.增加食物黏度 6.酸性食物

（3）补偿性策略（表4-8）

表4-8　补偿性策略

空吞咽	每次吞咽之后反复做几次空吞咽。 防止食物在咽部聚集发生误吸。
交互吞咽	每次进食吞咽后饮少量的水,既有利于刺激诱发吞咽反射,又能除去咽部残留食物。
点头样吞	会厌谷是容易存留食物的部位。 颈部先后屈,会厌谷变得狭小,残留食物可被挤出。 继之颈部尽前屈,形似点头,同时坐空吞咽动作,就可以除去残留食物。

4.心理护理

结合不同程度其他神经系统症状,患者易产生紧焦虑等不良情绪,让患者知道经过治疗及康复训练后,各种障碍会得到最大限度的改善,增强患者的信心,取得其合作吞咽障碍者的治疗及康复是综合性的,需要患者、家属护士、医生、治疗师营养师的多方配合和共同努力才能取得满意效果。

八、特别关注

1.吞咽障碍的评价

2.康复护理的直接方法

3.吞咽困难筛选的临床路径

第五节　神经疾病营养风险筛查与营养支持

一、概述

意识障碍、认知障碍、延髓性麻痹、呕吐、胃肠功能障碍经源性呼吸衰竭等是神经系统疾病常见症状,而这些症状均可增加营养风险或发生营养不足,对疾病的治疗与预后、住院时间,医疗费用等都有不良影因此,对神经系统疾病患者做好营养支持显得尤为重要。

二、营养风险

营养风险(nutritional risk)是指现存的或潜在的营养和代谢状况影响疾病或手术后临床结局的风险,也可理解为现存的或潜在的营养因素导致患者出现不良临床结局的风险2008 年通过对我国 15098 名住院患者营养状况调查显示,神经科有高达 36.6％的患者存在营养风险。

三、卒中营养风险因素

(一)病前因素

卒中发病前就存在营养不良的人群如牙齿脱落胃肠功能减退等,卒中使营养状况进步恶化。

(二)神经内分泌因素

稳定的神经内分泌功能在保持正常的机体营养代谢中起关键作中后下丘脑、垂体、脑干以及皮质功能均可能受到不同程度影响,直接影响体温调节、激素分泌食欲、消化吸收、能量消耗及水、电解质平衡,导致营养风险产生。

(三)意识障碍和颅内压增高

识障碍使患者不能主动进食;颅内高压引起的频繁呕吐,妨碍患者的消化吸收,同时还伴有体液丧失。

(四)吞咽障碍

30％～65％的急性卒中患者可查出吞咽困难,吞咽障碍患者导致营养成分摄入减少甚至可引发吸入性肺炎。

(五)神经功能缺损

卒中所致的瘫痪感觉异常视野受损及共济失调都不同程度影响患者进食现为体位不稳、操作困难、张口或闭口、咀嚼、吞咽等步骤有障碍,进食太慢或需他人协助,影响患者进食的主动性和营养物的摄取。

(六)应激状态

中后高度应激状态使机体呈高分解代谢,蛋白质急剧消耗,造成负氮平衡此外,应激使胃肠道黏膜和屏障破坏,影响营养物质的消化与吸收。

(七)心理因素

患者因卒中意外的打击,作和社会生活能力下降或丧失而导致抑郁或焦虑,会极大影响患者的食欲,使进食减少。

（八）并发疾病

感染是卒中的常见并发症感染后消耗增加,进一步加重营养状况恶化,肾功能的受损也从不同角度影响了卒中后的营养状况。

四、营养风险筛查

欧洲脑外肠内营养学会认为,营养风险筛查是一个快速而简单的过程,通过营养筛查,如果发现患者存在营养风险,即可制订养计划。如果患者存在营养风险但不能实施营养计划和不能确定患者是否存在营养风险时,需进一步进行营养评估"常用的筛查工具"如下。

1.主观全面评定法 SPEN 荐的临床营养状况评估工具,通过病史与身体评估参数主观评估患者营养风险 SGA 能很好预测并发症,但是更多反映的是疾病状况,而非营养状况,并且更适合于接受过专门训练的专业人员使用,作为大医院常规营养筛查工具则不实用。

2.微型营养评定用于老年患者营养风险评估 MNA 快速单、易操作,一般需要 10 分钟即可完成。

3.营养不良通用筛查工具主要用于蛋白质、热量营养不良及其发生风险的筛查适用于不同医疗机构的营养风险筛查,适合不同专业人员使用通过对 BMI、体重减轻疾病所致进食量减少分评分得出总分,分为低风险中等风险和高风险。

4.营养风险筛查 NRS 2002 是住院患者营养风险筛查的首选工 NRS 2002 所选取的用以反映营养风险的核心指标来源于 128 临床随机对照研究 NRS 2002 采用评分的方法来对营养风险加以量度以评分≥3 分作为是否存在营养不良风险的标准 RCT 照其患者是否达到营养不良风险的标准分类,多元回归分析发现,NRS 2002 评分≥3 分的患者,其良性临床结局与营养支持的相关性也更高。包括 4 个方面内容:心人体测量@近期体重变化@膳食摄入情况;疾病严重程度 NRS 2002 有很好的临床适用性,但患者因各种原因得不到体重值或意识不清无法回答问题时,该工具的使用将受到限制综上所述,营养风险筛查方法虽多,但各种方法均有其特点和不足之处,在进行临床营养风险筛查时,应根据所需筛查对象的特点和筛查人员情况选择适当的筛查方法。

五、营养评价

（一）营养评价

通过对患者进行营养评价确定患者营养状态,并根据评价结果制定营养支持计划。

1.临床观察牙齿状况双眼或颊部凹陷头发状况精神状态等。

2.人体测量体重、体重指数（BMI）、皮厚度上臂中间周径。

3.功能测定握力、肌电刺激检查、呼吸功能测定、免疫功能测定。

4.实验室检查内脏蛋白测定、氮平衡测定。

（二）能量需求

1.总能量需求表 CTE 4—9

2.有关应激系数

心中、大手术增加 10％～30％;重感染及脓毒血症增加 10％～30％;复合伤增 30％～50％;大面积烧伤增加 50％～100％。

3.蛋白质需要机体对蛋白质的需要包括所有生理丢失。用于提高机体的反应功能能力、新生组织原料物质的供给正常成人每日蛋白质需要量大概为 75×体重(kg)。

4.脂肪需要脂肪的供给应占人体总需要热 30％～35％,并且其中 1/3 应由多不饱和脂肪酸提供。

5.碳水化合物的需要正常情况下碳水化合物的摄入量应占总能量的 50％～60％。

表 4－9　总能量需

TER＝基础代谢率 BMR×损伤因素×活动因素	
预计 BMR 方程式	男 66×13.75(kg)＋身高(cm)－6.76×年龄(岁)
	女 65 51＋9 56×体重(kg)＋身高(cm)－4.68 年龄(岁)
损伤因素	外科手术 1.0～1.2　感染 1.1～1.5　外伤 1.1～1.5　烧伤 1.2～1.7
活动因素	不运动 1.1　常坐 1.15～1.2　运动 1.2

(三)营养支持途径

1.肠内营养

神经系统疾病患者胃肠道解剖完整并有一定功能情况下选择肠内营养

(1)脑卒中伴吞咽困难者,发病 7 天内尽早开始喂养,短期(4 周内)采用鼻胃管喂养,长期(4 周后)采用经皮内镜下胃造口喂养。

(2)痴呆患者,早期患者加强经口营养支持,晚期鼻饲喂养,也可经皮内镜下胃造口喂养。

(3)昏迷患者,短期(4 周内)采用鼻胃管喂养,长期(4 后)采用经皮内镜下胃造口喂养。

(4)其他神经系统疾病伴持续吞咽困难患者,短期(4 周内)采用鼻胃管喂养,长期(4 周后)采用经皮内镜下胃造口喂养。

2.肠外营养

神经系统疾病合并胃肠道器质或功能障碍患者则选择脑外营养支持。

(1)经外周静脉的肠外营养途径:心短期肠外营养(＜2 周)、营养液渗透压低于 1200 mmol/L 者;中心静脉置管禁忌或不可行者。

(2)经中心静脉的肠外营养途径:肠外营养超过周、营养液渗透压高于 1200 mmol/L。

(3)经中心静脉置管皮下埋置导管输液:肠内营养在维持肠黏膜结构和功能的完整性,减少细菌移位和肠源性感染,加速门静脉系统的血液循环,促使胃肠道激素分泌等方面具有肠外营养不可替代的作用因此,在胃肠道解剖完整并具有一定功能的情况下尽可能使用肠内营养(表 4－10)。

表 4－10　肠内营养喂养模式

给药样喂养	每日分数次,定时用注射器推注 200－250ml 由少量(100ml)开始容易发生胃滞留、腹泻等并发症需要较粗管径的管道,从而引起患者不适很难给予大量营养液
间歇喂养	用 1 小时左右的时间将一瓶(500ml)营养液给患者输注,每天 4 次,可按通常的用餐时间进行间歇输注允许更自由的活动腹泻、恶心呕吐胃潴留的风险大
持续喂养	匀速滴注,开始时滴注速度较慢 40～60ml/h,6 小时后,检查患者的耐受性,如患者无不适,可 12～24 小时增 250ml,最大速度为 100～125ml/h,较低的胃滞留和肺误吸风险较少的恶心呕吐腹泻更容易提供大营养液

六、肠内营养并发症及处理(表 4—11)

表 4—11　肠内营养并发症及处理

并发症	处理
腹泻和腹胀	1.使用泵,泵入营养液 2.将配方稍加温;用水稀释配方 3.灌注速度由慢到快,每 24 小时更换管道;检查操作步骤(如洗容器消毒) 4.保证操作过程的卫生 5.尽可能在瓶盖打开后立即使用,冰箱保存不超过 24 小时 6.玻璃瓶悬挂最多 8 小时,灭菌瓶 24 小时
便秘	1.应用含纤维配方 2.及时补充水分 3.适度增加运动 4.必要时给予通便药物,低压灌肠或其他排便措施
胃潴留	1.头部抬高,定时检查胃潴留量 2.放置空肠管,考虑胃或空肠造口术 3.灌注速度由低到高 4.胃动力药,如甲氧氯普胺、红霉素等 5.＞150ml 停止输入 2～8 小时,然后在减慢速度或稀释下恢复
误吸	1.床头抬高 30～45° 2.输入前及输入中应检查营养管位置 3.误吸后,速将患者头转向,立及清除口腔、咽喉及气管内异随后对症处理
恶心、呕吐	1.速度由低到高 2.改用无乳糖配方 3.尽可能用整蛋白配方 4.用低脂配方
消化道出血	1.在用保护胃黏膜药的同时,改变喂养方式 2.出血量 100ml,继续肠内喂养,但须减慢速度(30～50ml/h),并加强监测 3.出血量＞100ml,立即停止肠内营养液输注

七、特别关注前沿进展

在肠内营养支持中,对营养液输注速度的控制是一个非常重要的问题研究证据支持下述的推荐意见:

1.对接受 2～3 周及以上肠内营养支持或长期(6 个月或更长)采用 PEG 进行肠内营养的患者,推荐使用输注泵辅助的肠内营养(A 级推荐)。

2.对危重症患者大手术后患者在刚开始接受肠内营养时,推荐使用肠内营养输注泵(A级推荐)。

3.对血糖波动较大的患者(高渗非酮症性昏迷或低血糖反应及其他严重的代谢性并发症),推荐使用肠内营养输注泵(A 级推荐)。

4.对老年卧床患者进行肠内营养时,推荐使用肠内营养输注泵(A 级推荐)。

5.对输入肠内营养液的"速度"较为敏感的患者(D级推荐)

6.下边情况均推荐使用肠内营养输注泵:包括当肠内营养液黏度较高时(如高能量密度的肠内营养液);进行直接的十二指肠或空肠喂养时;当喂养强调以准确时间为基础(在限定的准确时间内完成输注时(如为避免潜在的药物和营养素的相互作用);为避免在短时间内输注大剂量、高渗透压的营养液时;进行家庭肠内营养支持时(D级推荐)。

八、知识拓展

(一)重症患者的营养支持

危重学会和美国肠外肠内营养学会在 2009 指南中对成人危重患者营养支持治疗的实施与评估指南建议内容共有 12 个方面:

1.初始肠内喂饲

(1)对不能主动进食的危重患者,应启动肠内形式的营养支持治疗(C级)。

(2)对于需要营养支持治疗的危重患者,肠内是优先于肠外营养的喂饲途径(B级)

(3)应在入住后 24～48 小时内开始早期肠内喂饲(C级)

(4)应逐渐增加喂饲星,随后 48～72 小时内达到喂饲目标(E级)

2.何时用肠外营养(PN)

3.肠内喂饲剂量-能量,容许性低热、营养。

4.监测耐受性及是否足量。

5.选择恰当的肠内营养(EN)配方。

6.辅助治疗。

7.PN 指征及效果最大化。

8.肺衰竭。

9.肾衰竭。

10.肝衰竭。

11.急性胰腺炎。

12.临终状态的营养治疗。

(二)关于肠内营养给予原则

新世纪后的临床营养经验是,EN 不仅仅提供营养底物,更的是保护胃肠免疫屏障,即使最少 EN 也能够维持肠道完整性,而且越早使用 EN(早期 EN)以及免疫营养、药理营养的概念和技术发展,不断创造临床奇迹。如果肠道功能正常就应该使用肠道,如果有一段肠道功能正常,就利用这段肠道;如果肠道有一部分消化功能,就利用这一部分消化功能;如果段肠道有部分功能,也要使用这一段有部分功能的肠道尽可能实施早期 EN(48～72 小时)无法应用 EN,应用 PN 周以后 EN 受限时,者结合应用,尽早达到营养目标据患者的具体情况选择个体化的 EN 治疗。

(三)肠外营养素

氨基酸是机体合成蛋白质及其他生物活性物质的底物,其中氨基酸人体自身无法合成,必须由体外补充因此,每天必须补充一的外源性氨健康成人的氨基酸基本需要量是 0.8～1g/(kg·d),但在严重分解代谢明显的蛋白质丢失或重度营养不良时需要增加补充量。此外,在有些特殊情况下,一些氨基酸成为条件必需氨基酸精氨酸、谷氨酰胺、组氨酸、半胱氨酸）目前市场上有不同浓度不同配方的氨基酸溶液市售的成人"平衡"氨基酸溶液中 13～20 种氨基酸,包括所有必需氨基酸目前缺乏有效证据确定量佳氨基酸组成配方尽管如此,由于需要肠外营养支持的患者无法通过其他途径获得必需氨基酸用于机体功能性蛋白的合成,以维持生命功能因此,如果没有特殊代谢限制的话,应尽可能选用所含氨基酸种类完整的平衡氨基酸溶液,以补充必需氨基酸谷氨酰胺是人体内最丰富的氨基酸,约占全身游离总氨基酸的 60％。2002 Novak 等发表的对谷氨酰胺的临床有效性系统评价,提示对外科和重症患者的结局有改善。

脂肪乳是肠外营养时机体的能量来源之 20 世纪 60 年开始,近 50 年以来,从最初的长链脂肪乳到最近出现的鱼油脂肪乳,已经有多种类型的制剂在国内使用除供能外,脂肪乳尚可提供必需脂肪酸 20 世纪 90 年代以前,对于肠外营养中是否必须包含脂肪乳尚存在定争议 2001 年美国胃肠病学会下设的临床实践与实用经济学委员会对肠外营养应用做了系统评价该研究采用 Meta－分析法,比较了 PN 中是否含有脂肪乳对患者围手术期并发症的影响。合并 41 个随机对照研究后发现,使用含脂肪乳的 PN,者术后并发症的发生率明显降低,绝对风险－7％。2001 年以后的随机对照研究也一一证实。20 世纪 90 代中后期的脂肪乳安全性研究的结论,并进一步探讨了应用脂肪乳对急性呼吸窘迫综合征脓毒症等危重症的影响其中 2003 Garcia－de－Lorenzo RCT90 例创伤和脓毒症患者对 20％30％两种不同浓度的长链脂肪乳进行了安全性评价结果表明,两类危重症患者对这两种浓度的长链脂肪乳均能很好耐受由于 30％浓度的脂肪乳中磷脂/酰甘油比例较低,其乳糜微粒的水解较安全,因此较之 20％浓度的脂肪乳对患者脂肪代谢的扰乱更少,输注后患者血胆固醇、三酰甘油水平也相对稳定。

第五章　神经系统危重症护理

第一节　三叉神经痛

三叉神经痛是指原因未明的三叉神经分布区的面部皮肤出现短暂的反复发作的剧痛，亦称原发性三叉神经痛。本病多见于 40 岁以上成年人，女性稍多于男性。年发病率为 7/10 万左右，患病率为 45.5/10 万。

一、病因

原发性三叉神经痛的病因仍不清楚，多数学者认为系脑干三叉神经感觉主核或半月神经节细胞发作性放电，也有学者认为是半月神经节附近的动脉硬化的小血管因压迫三叉神经根等原因引起，总之确切的病因不明。可能为致病因子使三叉神经脱髓鞘而产生异位冲动或伪突触传递所致。继发性三叉神经痛多为脑桥小脑角占位病变压迫三叉神经以及多发性硬化等所致。

二、临床表现

发作剧痛局限于三叉神经分布区内，通常为一侧，双侧同时发作者少见。疼痛特点为急性骤发，呈触电式，似刀割或烧灼样剧痛。多见于三叉神经第二、三支分布的面部皮肤区，伴患侧面肌反射性抽搐，常由于吹冷风洗脸、刷牙、刮脸进食等因素诱发。每次发作短暂，数秒钟至 1～2 分钟。在一天内可反复多次发作，间隔期一切如常。患侧面部皮肤、口腔黏膜有一定的激发点，一经触及，便引起疼痛，此点称"痛点"或"板机点"。

三、治疗措施

原发性三叉神经痛以解除疼痛为目标。先用药物治疗，无效者可用神经阻滞疗法或手术治疗。

1.药物治疗

(1)卡马西平：为首选药物有效率 70%～80%开始 0.1g，2 次/日，口服。以后每天增加 0.1g，直到疼痛停止。以后逐渐减量，并用最小有效量维持，一般为 0.6～08g/日。不良反应有眩晕走路不稳和白细胞减少等。

(2)苯妥英钠：有效率 20%～50%。0.1～0.2g，每日 3 次。疼痛消失后逐渐减量。不良反应有头晕、嗜睡和牙龈增生等。

(3)七叶莲：止痛疗效 60%左右。每次 4ml，每日 2～3 次，肌注。或每次 3 片，每天 4 次，口服。

2.神经阻滞疗法

适用于药物治疗无效或不能进行手术者。用无水酒精或甘油、维生素 B_2 直接注射到三叉神经分支或半月神经节内。阻滞疗法较安全,但疗效不能持久

3.手术治疗

适用于药物和阻滞治疗无效者。对血管压迫所致的三叉神经痛效果较好,手术方式包括微血管减压术、三叉神经周围支切断术和三叉神经感觉根部分切断术。近年来国内外开展了伽玛刀治疗三叉神经痛,具有一定疗效。

四、护理措施

1.避免诱因

保持室内光线柔和,周围环境安静、清洁、整齐和安全,避免病人因周围环境刺激而产生焦虑,加重疼痛。

2.饮食护理

饮食宜清淡,富含维生素,保证机体营养,避免粗糙、干硬和辛辣食物,严重者给予流质饮食。

3.疼痛护理

观察病人疼痛的部位、性质,与病人进行交谈,帮助病人了解疼痛的原因与诱因;与病人讨论减轻疼痛的方法,如精神放松,听轻音乐,指导性想象,阅读报刊杂志,让其回忆一些有趣的事情等使其分散注意力,消除紧张情绪,以减轻疼痛。

4.用药护理

指导病人按医嘱正确服药,并注意观察药物的疗效与不良反应,发现异常情况及时报告医生处理。如卡马西平常为首选药物,其副作用有头晕、嗜睡、口干、恶心、消化不良、步态不稳等,但多于数天后消失,不要随意更换药物或自行停药;哌咪清可于治疗后 4~6 周出现手颤、记忆力减退、睡眠中出现肢体不随意抖动等。

5.心理护理

由于本病为突然、反复发作的阵发性剧痛,病人非常痛苦,加之咀嚼、哈欠、讲话等可诱发,以至于病人不敢做这些动作,表现为面色憔悴、精神忧郁和情绪低落,护士应关心、理解、体谅病人,多与病人沟通,并根据病人的心理状态给予疏导和支持,帮助病人减轻心理压力,增强战胜疾病的信心。

第二节　特发性面神经麻痹

特发性面神经麻痹又称面神经炎,是一种原因不明的急性非化脓性的茎乳突孔内的面神经炎。临床特点是一侧面部表情肌发生麻痹。在颅神经疾患中,本病最常见。年发病率为 26/10 万~36/10 万,患病率为 258/10 万。

一、病因

确切的病因尚不十分清楚。部分病人有风寒侵袭史,如迎风乘车、开窗睡觉等,由于较长时间受寒风的吹袭,而致面神经发生间质性神经炎。面神经管内的骨膜水肿,亦可使面神经受压迫导致功能障碍。局部血管痉挛致面神经缺血与本病的发生也有一定关系。部分病

例也可由单纯疱疹病毒感染引起。

二、临床表现

特发性面神经麻痹占全部面神经麻痹的40%。本病多见于青壮年。多数病例在麻痹出现前有耳后及乳突部位疼痛,患侧眼睑或面部肌肉有轻微抽动。通常急性起病,常有受凉史。病侧表情肌麻痹,前额皱纹消失,眼裂增大,鼻唇沟平坦,口角下垂,喝水时从患侧口角流出,进食时患侧积存食物。部分病人无自觉症状,可被他人发现。检查时,患侧面部表情肌运动消失,不能做皱额、闭眼、鼓腮等动作,该侧舌前1/3的味觉消失。

三、治疗措施

急性期以改善局部血液循环,减轻面神经水肿为目的。

1.药物治疗

(1)皮质激素:地塞米松 10～15mg/日,静脉滴注,7～10 天后逐渐减量。泼尼松 10mg,3 次/日,急性期短期服用。

(2)神经营养剂:维生素 B100mg,1 次/日,肌注;维生素 B_{12} 0.25mg,1 次/日,肌注;地巴唑 20mg,3 次/日,口服;VitC0.2g,3 次/日;加兰他敏 2mg,1 次/日,肌注。

(3)抗病毒药:阿昔洛韦 5ng/kg,3 次/日,口服。

2.理疗急性期

在患侧耳后热敷,红外线、超短波治疗以改善局部血液循环,消散炎症和减轻疼痛。超短波治疗面肌挛缩后遗症。

3.保护眼睛

因麻痹侧眼睑不能闭合,易受外界尘沙刺激引起角膜炎,故需用纱布作眼罩保护,使用眼膏或眼药水滴眼。

4.恢复期的治疗

除针灸、按摩、碘离子透入等治疗外,嘱病人对镜作面部各种表情动作的训练,以促进麻痹肌功能的恢复。

四、护理措施

1.一般护理

急性期需注意休息,尽量减少外出,若需外出时应戴口罩,避免颜面部再度受风寒刺激而加重病情。饮食以半流质、软食为宜,进富含维生素的食物。避免粗糙、干硬、辛辣食物。面神经炎因患侧颊肌瘫痪,进食后齿颊间食物易残留,故需饭后漱口,做好口腔护理,预防口腔感染。

2.病情观察

观察有无味觉听觉障碍,有无患侧下颌角或乳突部疼痛等。单侧周围性面神经麻痹是面神经炎的主要临床症状。应注意面神经麻痹症状的发展与转归,若症状加重,眼睑由闭合不全发展到完全不能闭合,说明病情继续发展,提示必须调整药物用量,并嘱病人休息,尽量不外出。

3.对症护理

急性期茎乳孔附近可给予热敷或用热水袋保暖,可减轻疼痛消除肿胀。而瘫侧不能闭合的眼睑,需保护角膜,每日 2 次点润舒眼药水或涂抗生素眼膏,患侧也可戴眼罩或墨镜,防止灰尘刺激,预防结膜炎、角膜炎发生。对面肌瘫痪,可指导病人对镜用手掌紧贴在瘫痪的面肌上,做环形按摩,每日数次,每次 15～20 分钟。有味觉障碍的病人,应注意食物的冷热度,以防伤及口腔黏膜。

4.治疗护理

(1)急性期:病人常因突然发病、面肌瘫痪而产生恐惧或急于治愈的焦虑心境,护士应给予理解和同情,安慰病人稳定情绪,说明只要积极治疗,本病一般在 1～2 月后得到康复。

(2)药物治疗:常用泼尼松、加兰他敏、B 族维生素、三磷酸腺苷及辅酶 A 等,很少见副作用,故治疗中不可随意中断药物。针灸或少剂量药物穴位注射,可促进神经功能恢复。服用牵正散,可用热酒冲服。用透热疗法、感应电短波等,要预防受凉。对出现面肌痉挛的病人,不可采用电刺激。若患侧面部能活动,则应进行面肌功能训练,可对着镜子做皱眉、举额、闭眼、露齿、鼓腮和吹口哨等动作,每日数次,每次 5～15min,并辅以按摩,以促进早日康复。

第三节　急性多发性神经根神经炎

急性多发性神经根神经炎又称吉兰巴雷综合征,是一种免疫介导性周围神经病。病变主要累及脊神经根、脊神经和颅神经,导致以运动障碍为主要表现的损害。临床主要表现为四肢对称性弛缓性瘫痪、腱反射消失,呼吸肌麻痹等。

一、病因

本病病因尚未完全阐明,一般认为与病毒感染或自体免疫反应有关。很多病人发病前有特异性或非特异性感染,如上呼吸道感染、胃肠道感染和带状疱疹等。因此怀疑本病与巨细胞病毒、腺病毒等有关,但至今仍未找到病毒感染的直接证据。

二、临床表现

急性起病,开始常有发热,食欲不振及全身不适。继而出现神经系统症状和体征。

1.感觉障碍

表现为四肢麻木或针刺样疼痛,以四肢远端最明显。部分病人可有手套型、袜子型感觉减退。感觉障碍一般比运动障碍为轻。

2.运动障碍

典型表现为四肢对称性、进行性弛缓性瘫痪。瘫痪多自四肢开始,很快加重并向近端发展。表现为四肢对称性无力,瘫痪肢体肌肉松弛,腱反射减弱或消失。常合并两侧面瘫,其次为舌咽迷走神经麻痹。重症患者胸神经根受损害广泛,它所支配的肋间肌麻痹可出现呼吸功能障碍。

3.脑脊液

改变脑脊液中蛋白含量增加,细胞数正常或略高,呈蛋白细胞分离现象,为本病重要特征之一。

三、治疗措施

1.一般治疗

病人宜送入监护病房。急性期应卧床休息,肢体置于功能位。严密观察生命体征,保持呼吸道通畅,注意水电解质平衡,预防肺炎、肺不张和褥疮的发生。

2.皮质激素

早期应用足量的肾上腺皮质激素作短程疗法,每天用地塞米松 10～20mg,加入 5％～10％葡萄糖液中静脉滴注,持续 10～14 日,然后改用泼尼松口服,每日在 20～40mg,共 1 月左右,以后逐渐减量。应用激素期间,低盐饮食,并口服钾盐。

3.维持呼吸

功能对咳嗽反射减弱,排痰不畅,造成呼吸困难者,应积极抽痰,必要时作气管切开以保持呼吸道通畅。有呼吸肌麻痹者应作人工辅助呼吸以改善呼吸困难。

4.血浆置换

可清除特异的周围神经髓鞘抗体。对重症或呼吸肌麻痹病人可行血浆置换治疗,能改善症状,缩短疗程,减少并发症。急性期患者给予静脉滴注免疫球蛋白能缩短疗程。人免疫球蛋白每日 0.4g/kg,静脉滴注。

5.免疫抑制剂

对激素治疗效果不显著者,可加用免疫抑制剂。常用硫唑嘌呤 50～150mg/日,连续治疗两周左右。

6.其他

应用维生素 B_1、B_{12},维生素 C 等。病情严重者可辅以辅酶 A、三磷酸腺苷、细胞色素 C、急性期应用红外线、超短波理疗;稳定后加用钙离子及普鲁卡因离子透入;恢复期可应用针灸、按摩、理疗和功能锻炼,促进康复。

四、护理措施

1.一般护理

急性期绝对卧床休息,一般采取平卧,头偏向一侧,或侧卧头低足高位,这种体位既利于口腔、呼吸道分泌物引流,又可增加病人舒适感减轻疲劳。饮食时和进食后 30min 取坐位,以免食物误入气管发生窒息。应加强饮食护理,据病情给流质、半流质食,每日总热量为10.50～12.60KJ,其中蛋白质 1～1.5g/(kg·d),需足量供给维生素以加速神经功能恢复。饮水量视出汗多少、是否发热或补液量而定,一般成人每日 3000ml 左右,食盐要适量,多食用含钾离子的饮料,吞咽困难或进水呛咳的病人,不可勉强经口进食,应及时给予鼻饲。肠麻痹者给予静脉高营养,直到病人肠鸣音恢复。

2.病情观察

(1)观察是否并发呼吸肌麻痹。病情严重的病人可因躯干肌、横膈和肋间肌瘫痪而使呼吸浅而快或张口呼吸、发绀明显或有反常呼吸,出现上述情况应立即吸氧,若肺活量降至每公斤体重 20～25m 以下,动脉血氧分压低于 70mmHg(9.3kPa),宜及早行人工辅助呼吸,准备人工呼吸气囊或呼吸机等,并做好相应的护理。

(2)如发现病人咳嗽无力呼吸浅而快、烦躁、面色灰暗、口唇发绀等表现,多为痰液堵塞呼吸道,应迅速吸痰,并要做好气管切开的准备。

(3)观察有无心脏并发症,如病人全身乏力、心悸、心音弱、脉速有心律不齐等。提示有中毒性心肌炎发生,需密切观察病情变化,按医嘱对症处理。应观察有无食欲减退、恶心、呕吐及腹胀等低钾血症,发现异常立即报告医生处理。

3.对症护理

（1）维持呼吸功能：病人主要危险是呼吸肌麻痹，因此应备好吸引器、氧气气管切开及机械通气设备等，以利于随时采取措施。应及时间断鼻导管或面罩给氧，注意监测氧分压、二氧化碳分压及血红蛋白等的变化。气管插管是呼吸肌麻痹出现呼吸困难时的紧急措施，插管后通过人工控制呼吸气囊辅助呼吸，同时正压给氧。气管插管时间不应超过3日，以免引起喉头水肿；气管切开便于清除病人呼吸道的分泌物，增加有效通气量，并可为使用呼吸机做准备。

（2）保持呼吸道通畅：有效的吸痰是保证呼吸道通畅的重要手段，吸痰前先清除咽喉部及后鼻腔分泌物，以防逆行到气管内。吸痰导管插入的深度最好在气管分支下，吸痰时间15～20秒次，需连续吸痰时，2次之间要间隔2～5分钟，必要时吸痰前后可给高流量吸氧、预防因吸痰引起缺氧症。

（3）早期肢体麻木疼痛，尽量避免触碰，可用护架保护，轻柔的按摩可缓解疼痛。面瘫致眼睑闭合不全，为防止角膜炎、结膜炎，可按时点润舒眼液、眼药水和涂抗生素眼膏。

（4）四肢呈弛缓性瘫痪是早期症状，重点应保持肢体功能位置，如防止足下垂。保持皮肤清洁，夏季每日擦澡1～2次，预防皮肤感染。

4.治疗护理

（1）急性期病人常因呼吸肌麻痹或气管切开而极度恐惧，故需细心体察善解病人意愿，必要时可守护于床旁，有助于安慰病人，减轻其恐惧心理。

（2）遵医嘱应用皮质激素治疗时，需观察低血钾、高血钠、水肿及精神异常等副作用。在减量或停药后观察药物反跳现象，注意测血压。皮质激素治疗的同时应佐以抗生素抗感染或抗潜在感染。目前有人主张应用甲泼尼松冲击疗法，其副作用可表现食欲亢进、腹痛、上消化道出血、欣快、抑郁和疼痛发作，但维持时间较短，对症处理即可消失。

（3）应用促神经代谢药物，如辅酶A、三磷酸腺苷、胞磷酸胆碱等，均需随配制随注射。应用新鲜血浆和人血白蛋白，可出现过敏反应，需严密观察。

5.并发症护理

本病主要并发症为肺炎、肺不张。除应用抗生素抗感染治疗，保持呼吸道通畅至关重要。除有效吸痰，还可进行体位引流排痰，病人取侧卧头低足高位。吸痰与排痰前肺部听诊，根据肺不张的部位进行拍背，然后吸痰或进行药物超声雾化吸入。心脏并发症常见的有中毒性心肌炎，表现心悸、脉速及心律不齐等，需细心观察。治疗护理尽量集中，保证病人充分休息，以减轻心脏负担。静脉输液成人40～50滴/分钟，儿童不超过30滴/分钟，以防发生心衰和肺水肿，也可按医嘱应用毛花苷C、能量合剂等。

第四节　急性脊髓炎

急性脊髓炎是指各种生物源性或由感染所引起的急性脊髓炎性病变。而由外伤、压迫、血管、放射、代谢、营养、遗传等非生物源性因素引起的脊髓损害称为脊髓病。

一、病因与分类

按炎症累及的部位可分为脊髓前角灰质炎（选择性侵犯灰质）横贯性脊髓炎（侵犯几个

节段的所有组织)、上升性脊髓炎(病变迅速上升累及延髓)、播散性脊髓炎(多节段有多发散在的病灶)、脊膜脊髓炎(脊膜与脊髓均受累)、脊膜脊神经根炎(脊膜与脊神经根均受累)等。按起病的快慢可分为急性(数日内症状达高峰)、亚急性(2～6周)和慢性(超过6周)。按病因可分为。

1.感染和预防接种后脊髓炎。

2.病毒性脊髓炎,如脊髓灰质炎病毒、柯萨奇病毒、ECHO病毒、单纯疱疹病毒、带状疱疹病毒、FB病毒、巨细胞病毒、人类T型淋巴细胞病毒(HILV－1)、人类免疫缺陷病毒(HIV)等所致的脊髓炎。

3.细菌或螺旋体性脊髓炎,如梅毒螺旋体、结核杆菌等所致的脊髓炎。

4.真菌性脊髓炎。

5.寄生虫性脊髓炎,如弓形虫等所致的脊髓炎。

6.原因未明的脊髓炎。急性横贯性脊髓炎是临床上最常见的脊髓炎,本节只介绍本病。

二、临床表现

任何年龄均可发病,但好发于青壮年。本病起病较急,约半数以上患者在2～3天内症状发展到高峰。病前1～2周常有上呼吸道感染症状或有疫苗接种史。劳累、受凉、外伤等为诱因。病变最常侵犯胸段,尤其是胸35节段,颈髓、腰髓次之。

1.运动障碍

起病急且病情严重,可出现脊髓休克,瘫痪肢体肌张力降低,腱反射消失,病理反射引不出,尿潴留可持续数天至数周,并发肺部、泌尿系感染或褥疮者休克期可延长至数月。脊髓完全损害时,常导致屈肌张力增高,若股部皮肤受轻微刺激或内感受器受刺激如膀胱充盈,均可以引起下肢屈曲痉挛,伴有出汗、竖毛、小便排出等症状,称为总体反射。

2.感觉障碍

脊髓损害平面以下所有的感觉均消失。有些病人在感觉消失区的上缘有感觉过敏带,或束带样感觉异常。

3.自主神经

功能障碍大、小便潴留,膀胱无充盈感觉,呈无张力性膀胱。当膀胱充盈过度时,可出现充盈性尿失禁。病变节段以下皮肤干燥、无汗或少汗,皮肤营养障碍包括皮肤水肿、脱屑、指甲松脆等。病变水平以上可有发作性地出汗过度、皮肤潮红、反射性心动过缓等症状,称为自主神经反射异常。

三、辅助检查

急性期周围血白细胞正常或轻度升高。脑脊液无色透明,白细胞数正常或不同程度增高,以淋巴细胞为主。蛋白质正常或轻度增高。糖与氧化物含量正常。影像学检查如脊柱X线及脊髓CT或MRI检查通常无特异性改变。

四、治疗措施

(一)药物治疗

急性期激素治疗对减轻水肿有帮助,可短程使用糖皮质激素,如甲泼尼松、氢化可的松或地塞米松静脉滴注,10天左右为一疗程,然后改为泼尼松口服,逐渐减量后停用。B族维生素有助于神经功能的恢复。抗病毒药如阿昔洛韦等,血管扩张药如烟酸、尼莫地平及丹参等,神经营养药如三磷酸腺苷、细胞色素 C、辅酶 A 和胞磷胆碱等,在急性期亦可选择使用。注意及时治疗泌尿道或呼吸道感染,以免加重病情。

（二）康复治疗

早期宜进行被动活动、按摩等康复治疗。部分肌力恢复时,应鼓励主动活动,加强肢体锻炼,促进肌力恢复。瘫痪体肢应尽早保持功能位置,以防止肢体屈曲挛缩,纠正足下垂。针灸、理疗等治疗将有助康复。

五、护理措施

（一）一般护理

1.予以高营养且易消化的食物,多食瘦肉、豆制品新鲜蔬菜、水果,多食含纤维素多的食物、多饮水以刺激肠蠕动,减轻便秘及肠胀气。对有吞咽困难的病人,给予流质饮食,药物宜磨碎,必要时予以鼻饲。

2.对下肢瘫痪的病人,应协助做好日常生活护理,保持床铺清洁、干燥、无屑,在骶尾部、足跟等骨隆突处垫气圈,放置按摩气垫床,每 2h 翻身 1 次,经常更换体位,以预防压疮。同时应尽早进行康复训练,指导和帮助病人进行肢体被动和主动运动,并辅以肢体按摩,防肌肉挛缩和关节强直,锻炼肌肉的力量和耐力,其强度和次数逐渐加大加多。

（二）病情观察

1.观察首发症状是否为双下肢麻木无力,注意瘫痪平面及发展情况;有无病变部位背痛或病变节段束带感。

2.有无脊髓休克表现和自主神经功能障碍,如大、小便潴留(早期可因膀胱充盈过度而出现充盈性尿失禁,随着脊髓功能的恢复,膀胱充盈量减少,尿液充盈到 300～400ml 时即自主排尿,称反射性神经源性膀胱)、损害平面以下无汗或少汗、皮肤脱屑及水肿、指甲松脆和角化过度等。

3.观察病人的社会心理状况,有无急躁、焦虑情绪,孤独忧郁心理,以便及早发现,给予心理疏导,防自伤自残。

（三）对症护理

1.对感觉障碍的病人,应避免高温或过冷刺激,慎用或禁用热水袋,防烫伤和冻伤,肢体保暖需用热水袋时,水温不宜超过 50℃,每日用温水擦洗,以促进血液循环和刺激感觉恢复。对感觉过敏的病人应尽量避免不必要的刺激,感觉障碍的身体部位防止受压或机械性刺激。可给病人作知觉训练,用砂纸、丝绸等判断触觉,还可用冷水、温水等刺激温度觉,用大头针刺激痛觉,同时可进行肢体的被动运动、按摩、理疗及针灸。

2.对尿潴留的病人可进行膀胱区按摩、热敷、针灸、穴位封闭等促使膀胱收缩。对尿失禁者应保持床单的干燥整洁,勤换勤洗,减少对皮肤的刺激。对必须留置导尿的病人,应注意无菌操作,定时更换引流袋,每日尿道口清洁消毒,防尿路逆行感染,密切观察尿液的颜色、性质与量,注意有无血尿、脓尿和结晶尿,定时夹闭和松开导尿管,以训练膀胱的舒缩功能。鼓励病人多喝水,以稀释尿液,促进代谢产物排出。

（四）治疗护理

1.急性期药物治疗以肾上腺糖皮质激素为主,可短程使用地塞米松再改用泼尼松口服,以后逐渐减量至停用,合用 VitB 族有助于神经功能的恢复,还可选用适当的抗生素预防感染。应注意观察药物的效果与副作用,如肾上腺糖皮质激素应随病情好转遵医嘱逐渐减量,如发现有呕吐、黑便、胃部不适、水钠潴留、高血压或有感染征象等,应通知医生处理,同时注意补钾、补钙。

2.病人常因卧床、生活不能自理而焦虑,心理负担重,护士应有高度的同情心和责任心,加强与病人的沟通,不怕麻烦,不怕脏,不怕累,及时了解病人的心理状况,解释疾病的过程和预后,帮助病人渡过难关。

第五节 癫痫

癫痫是一组由不同原因引起的、以大脑神经元过度放电所致的短暂中枢神经系统功能失调的综合征,具有反复发作的倾向。表现为运动、感觉、意识、行为和自主神经功能障碍。

一、病因

(一)原发性

癫痫脑部无明显病理和代谢改变,与遗传有关。

(二)继发性

癫痫见于脑部疾病和引起脑组织代谢障碍的一些全身性疾病,占癫痫病的绝大多数。常见的原因有。

1.脑先天性疾病:如胎儿感染、先天性脑积水。

2.脑外伤:颅脑产伤是新生儿和婴儿期癫痫最常见原因。

3.感染:如各种脑炎、脑膜炎及脑脓肿。

4.颅内肿瘤:在中年开始发病的癫痫中,天幕上肿瘤为最常见病因。

5.代谢及中毒性疾病。常见的诱因为睡眠不足、发热、疲劳、饥饿、便秘、饮酒、惊吓和情绪冲动等。

二、临床表现

癫痫的分类非常复杂,根据临床表现将癫痫分为三大类,即部分性发作、全面性发作和不能分类的发作。后者是指因资料不充分或不完全,分类标准无法将其归类的发作。本节主要介绍前面 2 类发作。

1.部分性发作

该类发作起始的临床表现和脑电图改变提示发作源于大脑皮质的局灶性放电。根据有无意识改变及是否继发全身性发作又分为:

(1)单纯部分性发作:可起病于任何年龄,发作时患者的意识始终存在,发作时的临床表现取决于异常放电的部位,可分为运动性、感觉性、精神性。①皮质运动区病灶诱发的局灶性运动性癫痫表现为身体某特定部位的阵挛和强直。痫性放电按人体运动区的分布顺序扩展时则称为 Jackson 发作。如局灶性运动性发作后,出现暂时性肢体的无力则称为 Tod 瘫痪。病灶在第二运动区、辅助运动区时,发作表现为头或躯体转向病灶的对侧、一侧上肢外展伴双眼注视外展的上肢。②不同感觉中枢的痫性病灶可诱发相应的临床表现,如针刺感、麻木感、视幻觉、听幻觉、嗅幻觉、眩晕、异常味觉等。③边缘皮质和额叶病灶常可诱发各种发作性精神症状,表现为记忆障碍、识别障碍、情感障碍、错觉、结构性幻觉。自主神经症状的发作包括上腹部不适感、呕吐、面色苍白、潮红、竖毛、瞳孔散大或尿失禁等。

(2)复杂部分性发:虽可起病于任何年龄,但以儿童和青壮年始发者为多。发作时均有意识改变,病人此时突然凝视不动,与周围环境失去接触或保持部分接触,少数病人仅有上述意识障碍。多数患者尚出现自动症,如反复咀嚼、吞咽、吸吮、抚弄衣服、拍打自身或桌子;也可能表现为笨拙的继续原来正在进行的活动,如驾车、言语、走动、洗涤等。有的病人可保持部分反应能力,发作时仍可回答简单问题。每次发作持续时间一般不超过 2 分钟,发作后常有疲惫、头昏、嗜睡,甚至定向力不全。

(3)继发性全身性强直阵挛发作:可由单纯部分性发作或复杂部分性发作进展而来。也可能起病时即表现为全身性强直阵挛发作,此时易误诊为原发性全身性强直阵挛发作。但仔细观察会发现一些提示脑局灶性损害的依据。

2.全身性发作

临床表现和脑电图都提示大脑半球两侧同时受累,意识常受损并可能为首发症状。

(1)失神发作:起病于儿童期,典型失神发作表现为突然发生和突然终止的意识丧失,病人中断正在进行的活动,如吃饭、做作业、走路。每次发作持续时间极短,一般只有几秒钟。除意识丧失外,有的病人偶有肌阵挛和自动症的表现如舔唇、吞咽、抚弄衣服或无目的行走等。发作后立即清醒,病人无任何不适,继续先前的活动,甚至根本不知道刚才发了病。每天可能发作数十次。预后良好。

(2)肌阵挛性发作:表现为快速、短暂触电样肌肉收缩,可能遍及全身,也可能限于某个肌群,常成簇发生。

(3)全身性强直阵挛发作:为最常见的发作类型之一,过去称为大发作,以意识丧失和全身对称性抽搐为特征。发作时,病人突然倒地,神志不清,全身肌肉强直性收缩,如影响呼吸肌可发出尖叫或喘鸣音,持续往往不到半分钟即转入阵挛性收缩,频率由快变慢,最后一次强烈阵挛后,抽搐突然终止,所有肌肉松弛。发作过程中病人可出现面色青紫、瞳孔散大对光反应消失、舌被咬伤、口鼻喷出泡沫或血沫、血压增高、汗液、唾液分泌增多,整个发作历时5~10 分钟。清醒后常感到头昏、头痛和疲乏无力,部分病人发作后进入深睡状态。

(4)强直性发作:表现为四肢肌肉的强直性收缩,肢体固定于某种紧张的位置。呼吸肌受累时,面色可由苍白变为潮红、继而青紫。

(5)阵挛性发作:全身性痉挛发作有时无强直发作,仅有全身性的肌肉阵挛,但较少见。

(6)失张力发作:于儿童期发病,肌张力突然丧失,可导致头或肢体下垂,严重时病儿跌倒地在,多见于有脑弥漫性损害的儿童。

三、辅助检查

1.脑电图检查

脑电图是诊断癫痫最常用的辅助检查方法之一,40%~50%的癫痫病人在发作间歇期的首次脑电检查可见到尖波、棘波、尖慢波或棘慢波等各种痫样放电。失神发作和婴儿痉挛症有特征性脑电改变;癫痫发作患者出现局限性痫样放电提示局限性癫痫;普遍性痫样放电则提示全身性癫痫。重复脑电检查和应用过度换气、闪光刺激、剥夺睡眠等激活方式可提高痫样放电的检出率。

2.脑影像学检查

可用于确定脑的结构性损害,MRI 较 CT 更敏感。成年期起病的癫痫病人、儿童期起病的局限性癫痫病人(不包括良性局限性癫痫)、有神经系统异常体征或脑电图示局灶异常慢波者均应进行脑影像学检查。经积极治疗而发作不能缓解的难治性癫痫也应行 MRI 检查。

四、治疗措施

(一)对因治疗

对颅内占位性病变首先考虑手术治疗;代谢因素所致的癫痫也应针对病因进行治疗。

(二)发作期治疗

1.一般治疗

对于大发作病人要扶持其卧倒,防止跌伤;衣领和腰带须松解,以利于呼吸。将毛巾塞入病人齿间,防止舌部咬伤。惊厥停止后将头部旋向一侧,让唾液及呕吐物流出,避免窒息。

2.癫痫持续状态的治疗

(1)吸氧。

(2)迅速制止发作,可选用下列药物治疗。安定为首选药物,10～20mg 缓慢静脉注射,如无效,半小时后可重复一次;异戊巴比妥钠 0.5～0.75g 溶于注射用水 10ml 缓慢静脉注射。苯妥英钠亦可选用。如发生呼吸抑制,应立即停止使镇静剂,并给予人工呼吸。

(3)保持呼吸道通畅。

(4)纠正酸碱平衡紊乱。

(5)脑水肿者给予脱水剂如甘露醇。

(三)发作间歇期治疗

全身性强直－阵挛发作首选丙戊酸盐,次选卡马西平、苯妥英钠、苯巴比妥、扑米酮。失神小发作首选丙戊酸盐,次选乙琥胺,疗效不佳者可联合应用。部分性发作首选卡马西平,次选苯妥英钠、丙戊酸盐、扑米酮。剂量从低限开始,如不能控制,逐渐增加,如一种药物不能控制则可联合应用。癫痫发作完全控制大发作 2 年、小发作 1 年以上时可考虑逐渐减药并停药,不要突然停药,以免出现癫痫持续状态

五、护理措施

(一)一般护理

1.首先避免癫痫的促发因素,如疲劳、睡眠不足、感情冲动、惊吓,某些药物等,以免诱导癫痫发作。癫痫发作时,应取头低侧卧或平卧头侧向一边,且要有人守护,预防撞伤及坠床。每次抽搐发作后,应保证病人充分休息和睡眠。

2.清醒的病人以清淡饮食为宜,不食用辛辣食物,避免过饱,以防诱发癫痫发作。持续抽搐意识不清的病人应给予鼻饲。成人每日需供给热量 8.37～12.6kJ,多补充维生素,食盐摄入量应偏低,限制饮水量,24 小时内不宜超过 1500ml,防止体内水钠潴留加重脑水肿或癫痫再发作。

(二)病情观察

1.注意观察癫痫发作的先兆症状,如病人出现听幻觉(听到哨声)、视幻觉(看到火花)、

嗅到怪味、感觉到头痛、肢体麻木发软等,应迅速扶其卧床,做好安全保护,并通知医师。

2.癫痫发作期间密切观察病人的意识、瞳孔大小及生命体征变化,有无心率增快血压升高、呼吸减慢、牙关紧闭等。观察发作的类型。记录全身或局部抽搐的部位、次数、持续时间和间歇时间及有无大小便失禁等,以便提供诊断依据和治疗措施。

(三)对症护理

1.保持呼吸道通畅

连续抽搐可使病人喉头、气管、支气管等痉挛,分泌物增多,造成呼吸道通气障碍,故病人头位应低,使下颌角向前,松开衣领和腰带,以利呼吸道通畅,抽搐停止后应将病人的头转向一侧,或取侧卧位,及时吸出口腔分泌物,必要时准备气管切开。

2.癫痫大发作或癫痫发作

呈持续状态的病人,首先要做好安全保护,如取下病人义齿,用手托住病人下颌,减少上下牙齿咬动,为防止咬伤舌、颊部可用外裹纱布的压舌板置于病人上下白齿中间。抽搐发作时不可按压病人肢体,以免发生骨折和脱臼。

3.吸痒

病人癫痫发作时,应慎重给氧,有人认为过多吸氧反可促使发作,对缺氧明显如发绀、呼吸衰竭的病人可给低流量吸氧,同时应用呼吸兴奋剂。

4.降温

癫痫持续状态常表现发热,通常可采用物理降温,或遵医嘱行药物降温,如冰水 200ml 加阿司匹林 1g 保留灌肠等。

(四)治疗护理

1.告知病人疾病相关知识和预后的正确信息及药物治疗知识,帮助掌握自我护理的方法,尽量减少发作次数,避免成为难治性癫痫和发生癫痫持续状态。坚持长期服药,可避免癫痫再发或减轻发作次数和症状,鼓励病人保持乐观的情绪和积极的心态配合治疗。

2.癫痫大发作或呈持续状态,应尽快控制抽搐、防治脑水肿、抗感染、降低高热及纠正水、电解质及酸碱平衡紊乱等。因此护士必须熟练掌握迅速控制癫痫发作的各种药物的名称、剂量、用法、作用与副作用,根据不同的癫痫发作类型,遵医嘱用药。大发作或癫痫持续状态,首选药物为安定 10~20mg 静脉注射,副作用偶可发生呼吸抑制、呼吸道分泌物增多、血压下降等,安米妥钠成人常用 0.4~0.5g 溶解于生理盐水或 10% 葡萄糖 20ml 静脉注射,注射过程中须严密观察病人的呼吸频率和心率,如有呼吸抑制现象即停止注射,并做人工呼吸,应用呼吸兴奋剂解救。

3.局限性发作的病人常用苯妥英钠,卡马西平、丙戊酸钠、扑米酮、氯硝西泮、硝等,因病人长期服药,需定期送检血、尿常规及肝功能等,以便观察其毒性反应。

4.药物治疗时,如所服药物已达最大耐受量,疗效不显著或无效,在更换药物时,需逐渐停旧药,渐加新药,不得突停和突加,以免加重病情或促使本病再发。

5.癫痫连续状态,可引起脑缺氧、脑水肿,严重者可导致脑疝发生,早期应用高渗脱水剂,应注意观察记录尿量,如出现血尿需停止用药。

第六节 脑血管病

脑血管疾病是指在脑血管壁病变或血流障碍基础上发生的局限性或弥漫性脑功能障碍。主要病因为高血压性脑动脉硬化和脑动脉粥样硬化,此外,还有心脏病,先天性脑动脉病变,脑动脉炎,肿瘤和血液病等。脑血管病的发病率、死亡率和致残率很高,它与恶性肿瘤、心脏病是导致人口死亡的三大疾病。我国脑卒中新发病例约 150 万/年,死亡 100 万年,病后存活的 600 万患者中残障率高达 75%给患者家庭和社会带来沉重负担。

一、短暂性脑缺血发作

短暂性脑缺血发作(TIA)是指脑动脉一过性供血不足引起短暂发作的局灶性脑功能障碍,即尚未发生脑梗死的一过性脑缺血。每次发作持续数秒至数十分钟,可反复发作,但 24 小时完全恢复。该病的年发病率约为 30/10 万,患病率为 180/10 万。未经治疗的 TIA 患者约 1/3 发展为脑梗死,有 TIA 病史者发生脑出血的危险性是正常中老年人的 4~5 倍。早期诊断和治疗本病对预防脑卒中有重要意义。

引起 TIA 的病因主要是动脉粥样硬化。多数认为是由于颈内动脉、椎动脉等大血管的动脉粥样硬化斑块碎片脱落形成栓子,引起脑小动脉栓塞,使局部脑组织缺氧,而产生局灶性症状。另外,脑血管痉挛、狭窄及血流动力学改变也会引起本病。

(一)临床表现

本病多在 50 岁以上发病,常见于动脉硬化、高血压、糖尿病、冠心病及颈椎病患者,男多于女。主要特点为发作突然,持续时间短暂,常持续数秒钟至数十分钟,24 小时内完全恢复。常反复发作,发作时症状体征决定于累及的动脉系统

1.颈内动脉系统 TIA 主要表现为对侧上肢无力或不全偏瘫,对侧感觉障碍、失语、过性黑蒙等。

2.椎基底动脉系统 TIA 以眩晕症状最为常见,也可同时出现复视、共济失调、平衡障碍和吞咽困难。交叉性瘫痪是脑干受损的特征性症状。少数病人出现跌倒发作,即突然双下肢无力,跌倒于地,不伴有意识丧失,可自行站起。少数患者可出现一过性意识障碍。

(二)治疗措施

反复发作的 TIA 被认为是脑梗死的先兆。因此,必须紧急治疗,目的是预防脑梗死的。

1.药物治疗

(1)抗凝治疗:对短期内频繁发作、症状逐渐加重者应尽早抗凝治疗。可用肝素 100mg加入 5%葡萄糖溶液 500~1000ml 中,以 10~20 滴/min 的速度静脉滴注。维持 24h 后改为口服华法林,24mg,1 次/日,同时注意凝血状态。

(2)抗血小板聚集治疗:对预防复发有效。常用阿司匹林 50~300mg,1 次/日,注意胃肠道刺激,可引出上消化道出血。噻氯匹啶、氯吡格雷也可选用。

(3)扩血管治疗:可用罂粟碱 30~60mg 或倍他司汀 20mg 加入 5%葡萄糖溶液中静脉滴注,1 次/日,连用 7~10 天。也可口服烟酸 0.1~0.2g,或培他司汀 6~20mg,3 次/日。

（4）钙离子拮抗剂：可选用尼莫地平 20～40mg，3 次/日，或盐酸氟桂利嗪 5mg，每晚睡前口服 1 次。

（5）中药：常用丹参、川芎、红花、三七等。

2.手术治疗

颅外颈内动脉粥样硬化引起管腔严重狭窄(75％以上)伴反复 TIA 者，可通过血管内介入手段扩张血管狭窄部位，并置入血管内支架。

3.病因治疗

积极寻找 TIA 的病因，针对病因进行治疗是防止 TIA 再发的关键。治疗心脏病变、调整血压、纠正异常的血液成分均可取得效果。

二、动脉血栓性脑梗死

动脉血栓性脑梗死是在脑动脉粥样硬化等动脉病变的基础上形成血栓，造成该动脉供血区域血流中断，局部脑组织发生缺氧和坏死，从而引起相应的临床症状。动脉血栓性脑梗死是脑卒中的常见类型，约占各类脑梗死的 30％。

（一）病因

最常见的病因是动脉粥样硬化，高血压、糖尿病、高脂血症可加速动脉粥样硬化的发展。少见的病因有各种动脉炎和血液高凝状态等。在上述因素存在时，各种可引起血流缓慢、血压降低的原因都可成为脑动脉血栓形成的诱因。动脉粥样硬化时斑块、溃疡造成管壁粗糙，当血流缓慢或血液黏稠度增加时，促使血小板、白细胞等有形成分黏附并沉积于脑血管壁上形成脑血栓，使管腔逐渐狭窄、闭塞，发生脑梗死。

（二）临床表现

多见于 50 岁以上的老年人，多逐渐进展或呈阶段性进展。病前患者有头昏、头晕、肢体麻木、活动不灵等脑缺血症状。多在安静休息时发病。发病后一般神志清楚无意识障碍。重者出现头痛、昏迷等全脑症状。发病后 1～3 天因脑水肿可使病情加重而达高峰。根据血栓形成的部位不同，可有不同的临床表现。

1.大脑中动脉血栓

形成皮质支闭塞可引起中枢性偏瘫、偏身感觉障碍和同向偏盲，优势半球病变者尚伴有失语。中央支闭塞出现对侧偏瘫、偏身感觉障碍，但无皮质功能缺损症状。大脑中动脉主干闭塞时临床上同时出现上述表现，并常伴昏迷。

2.椎—基底动脉血栓

形成导致脑干、小脑、丘脑、枕叶及颞顶枕交界处不同部位的梗死灶。临床表现复杂，常有眩晕、耳鸣、语音不清、呛咳、吞咽困难及交叉性瘫痪，严重的病人可有四肢瘫痪。脑后下动脉闭塞表现为眩晕、眼球震颤、声音嘶哑，同侧面部浅感觉减退或肢体共济失调，对侧偏瘫和深感觉障碍，称延髓背外侧综合征。

（三）治疗措施

1.急性期治疗

脑梗死是需紧急抢救的危重疾病，极早恢复血流是治疗动脉血栓性脑梗死的关键。

（1）一般治疗：即科学积极的综合治疗方法。监测和控制体温、血压、血气和血糖对减轻缺血性脑损害有重要作用。①维持呼吸功能：保持呼吸道通畅，吸氧，同时治疗呼吸道感染，减轻脑水肿。②调整血压:首先去除血压升高的诱因,并给予脱水降颅压治疗,如静脉注射呋塞米 40mg,而不必急于使用降血压药物。必要时选用容易控制药量的降压方法(如静滴硝酸甘油),但应注意降压不宜过快、过大,以免降压过速加重脑缺血。③控制血糖:高血糖可加重脑梗死。急性脑梗死患者出现高血糖时应积极处理,必要时应用胰岛素。急性期不宜使用高糖液体。④控制体温:全身亚低温(32~35℃)对缺血性脑损害有保护作用,可行冰毯全身降温。发热者应予病因治疗,并用物理降温,必要时慎用退热药。

(2)溶栓治疗:起病后尽早使用溶栓治疗是恢复梗死区血流的主要方法。目前公认的溶栓时间窗为起病 3 小时以内。3~6 小时慎重选择病例,6 小时以后疗效不佳,并有较大出血的危害性,溶栓治疗主要适用于 75 岁以下、瘫痪肢体肌力 3 级以下、无明显意识障碍、用药时血压低于 180/110mmHg 的动脉血栓性脑梗死患者,常用药物有组织型纤维蛋白溶解酶原激活剂、尿激酶和链激酶等。给药方法多采用静脉给药。溶栓治疗前必须行头颅 CT 检查。溶栓治疗有颅内或其他部位出血的危险性,有的可致死亡。因此必须强调要在有条件的医院,专业医生慎重选择病例,并须征得患者家属同意。

(3)降纤治疗:主要适用于合并高纤维蛋白原血症者,也可用于早期溶栓治疗。常用药物包括降纤酶、巴典酶、安克洛酶等。

(4)抗凝、抗血小板聚集治疗主要用于溶栓后的辅助治疗及进展性脑卒中的治疗。常用阿司匹林 50~300mg,每日 1 次。

(5)血液稀释适用于血液黏度过高、血容量不足者。常用 10%低分子右旋糖酐 500ml 静脉滴注,每日一次,7~10 天为一疗程。

(6)扩血管治疗梗死灶小,无明显脑水肿或水肿消退后可以使用,但出血性脑梗死和低血压禁用

(7)降低颅内压大面积脑梗死伴明显颅内高压者,应使用脱水降颅压药物。常用 20%甘露醇 125~250ml 快速静脉滴注,每 6~8h 一次;呋塞米 20~40ng,静脉注射,每 6~8h 一次,或两者交替使用。

(8)脑保护治疗复流和脑保护相结合是脑梗死最有效的治疗方法。①钙通道拮抗剂:预防和解除脑血管痉挛,增加脑血流量,改善脑循环。临床常选用尼莫地平、氟桂利嗪等。②胞磷胆碱:具有抗氧化作用,能稳定细胞膜,促进神经细胞恢复。0.5~1.0g 加入生理盐水 250~500ml 静脉滴注,每日一次,10~14 天为一疗程。

(9)高压氧舱治疗对收缩压在 160mmHg 以下的患者脑水肿消退后,用 2 个大气压的高压氧舱治疗 1.5~2h,每日 1 次,10 天为一疗程。对部分病人有一定疗效。

(10)外科治疗动脉血栓性脑梗死的血管介入治疗有多种方法,如颅内外血管经皮腔内血管成形术、血管内支架置入术。

2.恢复期治疗

(1)康复治疗生命体征稳定后,宜早期进行系统、规范及个体化的康复治疗,有利于神经功能恢复。

(2)药物治疗可选用改善脑循环和促进脑细胞代谢的药物,如 B 族维生素、ATP、吡拉西坦、钙通道拮抗剂等。服用抗血小板聚集剂对预防复发有益。

(四)护理措施

1.一般护理

急性期病人应卧床休息。取头低位,以利脑部的血液供给。有眩晕症状的头部取自然位,避免头部急剧转动和颈部伸屈,以防因脑血流量改变而加重头晕和产生不稳感。病情稳定后鼓励病人早期于床上或下地活动。鼓励能吞咽的病人进食,少量多餐,宜选择软饭、半流质或糊状食物,避免粗、干硬、辛辣等刺激性食物。起病 24—48 小时后,仍不能自行进食的病人应给予鼻饲,给予高蛋白、高维生素、无刺激性的流质,供给足够的热量。

2.病情观察

(1)注意观察病人的意识及生命体征的变化,观察瞳孔大小及对光反射是否正常,颈动脉搏动是否减弱或消失,发现异常立即通知医生处理。

(2)重症病人,如合并脑出血或脑水肿因颅内血压可导致发生脑疝;若病人意识不清,一侧瞳孔散大,对光反应迟钝或消失,除及时的应用高渗脱水剂、吸氧外,且应保持呼吸道通畅,以防因脑缺氧加重脑水肿致病情再度恶化。

(3)严密观察局灶性损害的神经症状和体征。一旦发现症状加重,说明病情在继续发展,需从速处理。如不完全性运动失语进展到完全性失语;肢体由轻瘫变为全瘫,肌力为零度,需提示医师修改治疗计划。

3.对症护理

(1)瘫痪肢体需保持功能位置,如关节保持轻微的背曲,下肢用夹板将足底垫起,使足背与小腿呈 90°角,以防垂足,促进皮肤血运,预防肢体挛缩畸形,帮助病人进行被动运动、主动运动和肢体按摩。尿失禁病人应经常更换尿垫,会阴及臀部每日用温水擦洗,留置尿管和行膀胱冲洗。预防褥疮,定时进行皮肤护理,每 2 小时翻身更换体位 1 次,保持皮肤清洁。

(2)对昏迷病人要特别注意瞳孔、生命体征的变化,眼睑不能闭合,用润舒眼药水点眼或涂以抗生素眼膏,再用油纱布遮盖。每日必须进行 2~2 次口腔护理,病人应取侧卧头后仰,下颌稍前位,及时清除口腔分泌物和呕吐物,预防肺部感染,按时翻身、叩背。

(3)失语症首先应针对原发病治疗,遵医嘱应用促神经生长及促神经细胞代谢药物,进行语言训练,鼓励病人坚持治疗,采用针灸、理疗等措施时,应注意不良反应,如晕针、皮肤过敏等。

4.治疗护理

(1)溶栓、抗凝治疗应用于发病的早期,用药前注意监测血小板、纤维蛋白原、凝血酶原时间,以防因凝血机制功能不全而引起颅内出血。如用尿激酶、精制蛇毒剂等用药后病人表现头痛、呕吐、意识障碍等应立即停药,并协助医师积极抢救。

(2)除血压过高的病人,急性期一般不用降压药。如需应用降压药,肌内注射降压药时,应监测血压的变化,以免因血压过低导致脑血流灌注量锐减,使梗死发展恶化。

(3)因脑水肿可加剧病灶区灌注不足而加重脑缺氧,甚至引起脑组织移位而发生脑疝。防止脑水肿可用 20% 甘露醇、10% 甘油和肾上腺皮质类固醇等。用药时须观察有无水及电解质失衡表现和有无继发感染和消化道出血。

(4)改善微循环,提高血容量,减轻和消除颅内盗血综合征。慎用降压药,禁用或慎用血管扩张剂。可用复方丹参、川芎嗪和低分子右旋糖酐。

(5)钙离子拮抗剂能阻止钙离子细胞内流,减少成熟细胞损伤,还可解除血管痉挛,根据血压情况可选用尼莫地平、尼卡地平、盐酸氟桂嗪、桂利嗪等。副作用可见恶心、呕吐、头晕,偶见过敏反应。脑细胞活化剂,如胞磷胆碱、吡拉西坦、吡硫醇、脑通、脑活素等,副作用少见。病人发病 48 小时内禁用葡萄糖液,避免葡萄糖等不利因素加重缺血性半暗区的损害。可用林格氏液、706 代血浆或生理盐水加维生素 C、三磷酸腺苷、辅酶 A 等治疗。

(6)失语、瘫痪、导致病人心理失去平衡有孤独感,表现悲观、烦躁、易激动,医护人员应给予理解和同情,以解除病人孤独无援的心态,调动其积极的情绪接受治疗。

三、脑栓塞

脑栓塞是指血液中的各种栓子进入脑动脉,当侧支循环不能及时代偿时,该动脉供血区脑组织发生缺血性坏死,从而出现相应的脑功能障碍。脑栓塞占脑卒中的 15％～20％。

(一)病因

导致脑栓塞的栓子主要来自心脏即心源性栓子,约占 70％,少数为非心源性。心源性栓子可来自心瓣膜及心腔壁的附壁血栓。附壁血栓形成的主要原因是心腔内血流淤滞和心内膜上皮破坏,而心房纤颤可导致心腔内血液淤滞。虽然脑血流量仅占心脏排血量的 20％,但 50％的心源性栓子进入脑动脉内。能引起脑栓塞的心脏疾病有风湿性心内膜炎、感染性心内膜炎、二尖瓣脱垂、心肌梗死、心房纤颤和心脏手术等。

(二)临床表现

由于病因不同,任何年龄均可发病。风湿性心内膜炎仍是我国脑栓塞的主要病因,以年轻女性最多见。冠心病、动脉粥样硬化和非风湿性房颤所致者多为 65 岁以上的老年人。栓塞可发生于安静或活动时,约 1/3 发生于睡眠中。颈内动脉系统栓塞占 75％～80％,其中大脑中动脉占 90％以上;约 15％～20％发生于椎基底动脉系统,故脑干栓塞少见本病起病急骤,数秒至数分钟内达高峰。约 15％的患者有头痛,多伴有呕吐。由于存在较广泛的脑动脉痉挛,50％～60％患者有意识障碍,但持续时间较短;椎－基底动脉栓塞后可迅速昏迷;大血管栓塞也可致持久昏迷,并伴脑水肿及颅内高压。血管闭塞后可引起偏瘫、偏身感觉障碍、视野缺损和失语等。

(三)治疗措施

1.脑栓塞治疗

与动脉血栓性脑梗死治疗基本相同。但应注意:对大脑中动脉主干的栓塞应争取在时间窗内实施溶栓治疗,但由于出血性梗死多见,溶栓适应症应更严格;感染性栓塞禁用溶栓或抗凝治疗,以免感染在颅内扩散,并应加强抗感染治疗;心腔内有附壁血栓或赘生物,或脑栓塞有复发可能者,应长期抗凝治疗。

2.原发病治疗

针对引起脑栓塞的原发病进行相应治疗。控制心律失常,手术治疗先天性心脏病和风湿性心内膜炎,治疗感染性心内膜炎。根据栓子来源,预防栓塞复发。

四、腔隙性脑梗死

腔隙性脑梗死是脑梗死的一种常见类型,指发生在大脑半球深部或脑干的小灶性梗死约占脑卒中的 20％以上。主要由高血压所致的脑内细小动脉硬化引起,少数可能与动脉粥样硬化或心源性栓子有关。梗死灶直径一般在 0.2～15mm 之间,最大直径不超过 20mm 临床表现与病灶部位有关,如腔隙性梗死发生在豆状核等部位,可以无症状,但在内囊、脑桥等上、下行神经纤维集中之处,即表现为相应的腔隙综合征。

（一）病因

高血压所致的脑内细小动脉病变是腔隙性脑梗死的主要原因。脑穿通动脉多以直角从脑内主干动脉分出,供应大脑半球深部白质核团和脑干的血液,这些动脉多为终末动脉,侧支循环差。高血压性小动脉硬化引起管腔狭窄时,继发血栓形成或脱落的栓子阻断其血流即引起供血区的梗死。

（二）临床表现

多见于有多年高血压病史的老年人,尤其是65岁以上者。多在安静时急性或逐渐起病,无头痛、意识障碍等全脑症状,可表现为多种不同腔隙综合征。

1.纯运动性

轻偏瘫是腔隙综合征中最常见的类型,占60％以上。病变多见于内囊,表现为同侧面部、上、下肢程度不等的瘫痪。病灶位于脑桥时,表现为上肢为主的偏瘫,而无明显面瘫。

2.纯感觉性

卒中病变多在丘脑腹后核。患者偏侧躯体出现一过性或持续性感觉异常,表现为麻木、刺痛、烧灼感等不适,主观感觉重,客观体征轻感觉运动性卒中病灶主要在丘脑、内囊、放射冠。表现为病灶对侧轻偏瘫和偏身感觉障碍。

4.共济失调性

轻偏瘫病灶多在脑桥基底部。表现为对侧肢体无力,下肢特别是踝和脚趾更重,患侧肢体共济失调。

5.构音障碍

手笨拙综合征病灶在脑桥基底部或内囊膝部。主要是构音障碍和上肢尤其手的精细运动障碍。

（三）辅助检查

头颅CT检查显示相应部位有一小梗死灶,但难以发现大脑半球微小病灶或脑干病变MRI阳性率高,可显示CT不能发现的病灶。

（四）治疗措施

与动脉血栓性脑梗死治疗基本相同。多数病情较轻,一般治疗后恢复良好。但必须避免溶栓、抗凝、过度降血压和脱水等不当治疗,以免诱发脑出血或加重脑缺血。恢复期在控制高血压的同时,可用小剂量阿司匹林等抗血小板聚集药物,以防复发。

五、脑出血

外伤性和非外伤性因素均可引起颅内血管破裂,导致脑实质内出血。本节仅介绍非外伤性脑实质内的自发性出血,临床上称为原发性脑出血,一般称脑出血。脑出血的病因众多,发病机制复杂,但80％以上由高血压性脑内细小动脉病变引起。脑出血发病率较高,占各类脑卒中的20％～30％,是病死率最高的脑卒中类型。

（一）病因

脑出血80％发生在大脑半球,10％～20％发生于脑干和小脑。它与高血压动脉硬化密切相关。脑触血最常见的病因是高血压颅内细小动脉硬化。脑内小动脉畸形、动脉瘤、动脉炎、血液病或溶栓治疗等均可引起脑出血。

(二)临床表现

脑出血多发生在 50 岁以上、血压控制不良的高血压患者,常在情绪激动、过度用力等情况下突然发病。症状在数分钟至数小时内达高峰。主要症状为头痛、呕吐、意识障碍、肢体瘫痪、失语、大小便失禁等,多数病人脑膜刺激征阳性。根据出血部位不同其临床表现各异。

1.壳核出血

即内囊外侧型出血,是高血压性脑出血最常见类型,多由豆纹动脉破裂所致。主要表现为"三偏",即偏瘫、偏身感觉障碍和偏盲。优势半球出血可有失语。出血量大者可扩展至额颞叶或破入脑室,导致颅内高压、昏迷,甚至死亡。

2.丘脑出血

即内囊内侧型出血,典型症状为偏身感觉障碍。出血灶向外压迫内囊可致"三偏"症状;向内溃破进入脑室可致高热、昏迷、瞳孔改变。

3.脑叶出血

即皮质下白质出血。临床表现以头痛、呕吐及脑膜刺激征为主,也可以出现各叶局灶征。

4.脑桥出血

占脑干出血的 80% 以上。轻症表现为单侧脑桥损害体征,即交叉性瘫痪和双眼向病灶对侧凝视。重症则迅速进入昏迷,四肢瘫痪,双侧病理征阳性,双瞳针尖大小,中枢性高热,呼吸障碍,多在数小时至 48 小时内死亡。

5.小脑出血

轻者表现为枕部疼痛、眩晕、呕吐和一侧性共济失调等。重者血液直接破入第四脑室,使颅内压迅速增高,出现昏迷、枕骨大孔疝而死亡。

6.脑室出血

多为继发性,以侧脑室为多。表现为深昏迷、头痛、呕吐、脑膜刺激征阳性、四肢弛缓性瘫痪或去大脑强直状态。

(三)辅助检查

1.脑脊液无 CT 时

病情不严重,无明显颅内高压者可慎重进行腰穿。多为血性,压力一般较高。有明显颅内压增高者应禁忌腰穿。有 CT 时,腰穿一般不作为常规检查。

2.CT 检查

头颅 CT 可发现颅内相应部位高密度出血影,有很高的诊断价值。临床一旦怀疑脑出血应立即行颅脑 CT 检查。T 检查能明确出血的部位、范围、脑水肿程度。

3.MRI 检查

脑磁场强度下对脑出血敏感,可明确出血部位、范围、脑水肿及脑室情况。脑出血早期也可行 MRI 检查,但不如 CT 简便、快捷。

(四)治疗措施

颅内高压、脑疝是脑出血急性期的主要死因。因此,控制脑水肿和颅内高压是降低病死率的关键。

1.一般治疗

原则上就地诊治,避免长途搬运患者,尽量让患者安静卧床休息。保持呼吸道通畅,维持营养和水电解质平衡。脑出血急性期发热多见,降低体温有利于保护脑细胞和减轻脑水肿。多使用冰毯或冰帽降温。

2.脱水降颅内压

通常使用20%甘露醇125～250m 静脉滴注,每6～8h 一次;呋塞米 20～40mg 静脉推注,每6～8h 一次,或二者交替使用可减轻副作用。脱水剂的用量应根据颅内压增高的程度及心、肾功能等全身情况综合考虑。在昏迷较深或出现脑疝早期征象时须加强脱水治疗。

3.调控血压

血压升高是脑出血时维持有效脑灌流所必需的,过度降低血压可能会减少脑灌流量,加重脑水肿。因此,应先脱水降低颅高压,随着颅内压的降低,血压也会随之下降。目前认为收缩压＞200mmHg,舒张压＞120mmHg 时才须作降压处理,但不宜过快。宜选用容易控制药量的降血压方法。

4.并发症处理

重症脑出血常并发应激性溃疡、胃肠道出血及肺部感染。应针对并发症采用相应的治疗措施。

（五）护理措施

1.一般护理

急性期绝对卧床休息。卧位宜取头高斜坡位,抬高床头 15°～30°以减轻颅内高压和头痛,昏迷病人取侧卧位,头稍向后仰,保持下颌角向前,以防舌根后坠,且可防止吸气时呼吸困难。为预防再出血,急性期的病人不宜搬动,各种护理操作如吸痰、插胃管均需轻柔,防止因病人烦躁,咳嗽而加重或诱发脑触血。饮食视病情而定,意识障碍不能经口进食的病人,起病 3 日内可依靠静脉输液维持营养,一般起病 3～4 日后,无呕吐、腹胀、肠鸣音良好,无明显消化道出血,可予鼻饲。每日总热量为 8.37～12.6kJ,液体摄入量每日约 2500ml,限制食盐摄入,每日 5g 左右。意识清醒的病人,进食应从健侧入口,不可过急,避免呛咳。饭后漱口,防止食物残渣存留在瘫痪侧齿颊之间引起口腔炎。环境安静,严格限制探视,避免各种刺激,以防病人激动诱发再出血。

2.病情观察

密切观察体温、脉搏、呼吸、血压、神志、瞳孔及眼球有否偏斜或分离,偏瘫是否完全,肺部有无感染,肠鸣音是否存在以及有否呕吐、消化道出血等,并详细记录。如昏迷出现快而深,表明出血早期即破入脑室或属于大量,浅昏迷状态表明出血量少,出血可能局限于大脑半球和内囊外侧。如早期发现病人的瞳孔缩小,多因大脑半球出血,动眼神经受血液刺激所致。一侧瞳孔散大,常因脑疝时病侧动眼神经受压。生命体征的变化,如脑出血早期,呼吸多深而慢,出现呼吸急促、叹息样呼吸,表明病情恶化,因此严密的观察病情,有利于对病人进行及时抢救。使用脱水降颅压药物时注意监测尿量与水、电解质的变化。

3.对症护理

(1)谵妄、躁动病人加床栏,适当约束。头痛、呕吐者,应取头高足低位,减轻颅内高压、利于止血。并应按时应用降低颅内压的脱水剂,忌用吗啡制剂,以防抑制呼吸。呕吐频繁的病人,应及时清除口腔内呕吐物,预防吸入性肺炎,必要时应用止吐剂。

(2)高热可能因出血影响下丘脑体温调节中枢或因合并肺部和泌尿道感染。物理降温可用温水、50％酒精擦澡或用冰帽、冰枕、医用制冷袋等置于病人头、颈和四肢大血管处。如用人工冬眠降温,则应做好相关的护理,如系合并感染需积极应用抗生素等。

(3)病人有呼吸困难、发绀时,应及时给予吸氧吸痰,一般氧气流量每分钟 2～4L,流量过大易使血中氧分压增高引起脑血流量减低。

(4)意识障碍,呈昏迷状态的病人应按昏迷常规进行护理。

(5)如因出血破入脑室或出血形成血肿致脑疝形成的病人,应迅速做好脑室穿刺体外引流或开颅清除血肿的术前转科准备。

4.治疗护理

(1)脑出血发病突然,常使病人承受不住精神上的压力而表现烦躁、恐惧、忧虑等情绪。应给予精神安慰和心理疏导。鼓励病人以积极的心态,接受治疗和护理,争取早日治愈。

(2)急性期为防止再出血应首先控制血压,但不宜使血压过低,以防发生脑供血不足。因此应严密监测血压,每 1～2 小时记录 1 次。

(3)降低颅内压,控制脑水肿,常用脱水剂有 50％葡萄糖溶液、20％甘露醇、呋塞米、皮质激素等。为使药物在血液中迅速达到有效浓度,如甘露醇 250m 需在 20 分钟内加压静脉输注完毕,并注意观察用药后临床症状是否改善。应用脱水剂时需观察水、电解质和酸碱平衡是否紊乱,尤应注意心、肾功能改变,故需按时送检钾 K^+、Na^+、Cl^- 等,并记录出入量。对局灶性损害症状,如失语、偏瘫、抽搐、吞咽障碍及排尿困难等病人,应按各自的特点进行相应的处理。

5.并发症的护理

(1)胃部应激性溃疡出血多见于脑出血后 1 周以内,故应观察呕吐物,大便的颜色和性质,及时送检隐血试验。并及时遵医嘱应用西咪替丁、氢氧化铝胶等制酸剂,及时吸出口腔内血液,防止逆流于气管内引起窒息。同时监测血压变化,预防休克发生。

(2)肺部感染的病人,需及时消除呼吸道分泌物,轻拍背部,深吸痰,药物治疗应根据药敏试验选用抗生素做超声雾化吸入,有利于局部消炎、解痉和稀释分泌物。

(3)心肌损害多出现在脑出血发病后 1 周左右。应持续监护心脏 3～6 周,观察心率、脉率变化。

第七节　重症肌无力

重症肌无力(MG)是一种由于自身免疫导致神经肌肉接头传递障碍的慢性疾病。主要临床特征为受累骨骼肌易疲劳,通常在活动后加剧,休息后减轻。重症肌无力的患病率约为51/10 万,男女之比约为 2∶3,我国南方发病率较高。

一、病因

本病是一种与胸腺异常有关的自身免疫性疾病。约 10％～15％的重症肌无力患者合并胸腺瘤,70％的患者胸腺肥大,即使胸腺大小正常者亦有生发中心增多。在特定的遗传素质下,胸腺的长期慢病毒感染可使其上皮细胞变成具有新抗原决定簇的肌样细胞,这些新抗原决定簇的抗原性与骨骼肌上 AchR 的抗原性之间有交叉,于是自身耐受机制被破坏,导致抗自身的 AchR-Ab 产生。多数学者认为重症肌无力是细胞免疫依赖体液介导的自身免疫性疾病。

二、临床表现

任何年龄均可发病,14 岁以前发病者占 20%,成人重症肌无力有两个发病高峰:第 1 个高峰为 20~40 岁,以女性多见;第 2 个高峰为 40~60 岁,以男性多见,多伴胸腺瘤。重症肌无力发病诱因多为感染、精神创伤、过度疲劳、妊娠、分娩等,这些因素也可使病情加重甚至诱发重症肌无力危象。

临床上多隐袭起病,眼外肌常最先受累,表现为眼睑下垂、斜视和复视,双侧常不对称,瞳孔括约肌一般不受侵犯。病情缓慢进行性发展逐渐累及其他脑神经支配的肌群,面肌受累时皱纹减少,表情动作无力;累及延髓肌肉时出现吞咽困难、进食费力、进食时间延长、饮水呛咳、语音低微。颈肌及四肢近端肌群亦常受累,表现为屈颈抬头无力、四肢疲软,但多出现在脑神经支配的肌无力发生之后。本病的特点是症状具有波动性,受累肌肉在活动后无力明显加重,经短时休息后又见好转。每天的症状都有波动,早晨较轻,下午或晚上加重。整个病程也常有波动,在疾病早期可自发缓解和复发,晚期的无力比较严重,虽经休息也不能完全缓解。

三、辅助检查

80%以上的成年重症肌无力病人血清中抗 AchR 抗体阳性,部分病人抗核抗体、抗甲状腺抗体阳性。电生理检查,动作电位波幅低,时限偏窄,重复电刺激后动作电位振幅衰减 15%以上者多见。胸部 X 片或 CT 可发现胸腺肥大或胸腺瘤。

四、治疗措施

(一)胸腺摘除

对有胸腺增生或胸腺瘤的病人,均应考虑胸腺摘除。即使影像学无异常者也可考虑手术治疗。胸腺增生手术后效果较好,特别是年轻女性病人。

(二)药物治疗

1.皮质类固醇

适用于各种类型的重症肌无力,通过抑制 AchR-Ab 生成,增加突触前膜 Ach 的释放量及促使终板再生、修复而发挥作用。一般选用泼尼松 4060mg/d 口服,当症状出现持续好转后逐渐减量。对较危重的病人,特别是已采用呼吸机辅助呼吸的病人,为争取尽快缓解病情,目前多数学者主张用大剂量泼尼松 1000mg/d,静滴 5 天,继而改用地塞米松 20mgd,静滴 7~10 天,然后改为泼尼松 60mg/d,口服维持 2~3 周后逐渐减量,服用维持量半年至一年。减量不宜过快,避免"反跳现象"。

2.免疫抑制剂

首选硫唑嘌呤,适用于伴高血压、糖尿病和十二指肠溃疡等不能耐受大剂量激素的重症肌无力病人。口服每次 50~100mg,每日 2 次,一般 4 周后开始起效。亦可选用环磷酰胺。

3.抗胆碱酯酶药物

通过抑制抗胆碱酯酶的活性,使释放至突触间隙的 Ac 存活时间延长而发挥效应。常用药物有溴化新斯的明口服 15~30mg,每日 3~4 次;嗅吡斯的明口服 60~120ng,每 4~8 小时一次,起效较慢,作用时间较长,副作用较少。安贝氯铵口服每次 5~10mg,每日 3~4 次。

(三)血浆置换法

应用正常人血浆或血浆代用品置换重症肌无力病人血浆,起到去除病人血液中抗体的作用,往往起效快,但效果不持久,一般仅维持1周左右,需重复进行。

(四)淋巴细胞置换法

定期应用正常人血淋巴细胞替代病人血中产生 AchR－Ab 的淋巴细胞,与血浆交换法合用疗效更好。

(五)危象的抢救

一旦发生呼吸肌麻痹,应立即给予气管插管和加压人工呼吸,若呼吸短时间内不能改善,应尽快行气管切开,应用人工呼吸器辅助呼吸。

1.肌无力危象

为最常见的危象,多由抗胆碱酯酶药物剂量不足或病情进行性恶化所致。应用依酚氯铵或新斯的明试验证实后,立即给予足量抗胆碱酯酶药物,同时给予大剂量皮质类固醇激素,有条件者可考虑作血浆置换。

2.胆碱能危象

由于抗胆碱酯酶药物用量过大,诱发突触后膜持续去极化而导致呼吸肌麻痹,新斯的明试验可使病情加重。此时应立即停用抗胆碱酯酶药物,输液促进抗胆碱酯酶药物排泄,静脉注射阿托品 2mg/h,直至出现轻度中毒症状。待药物排泄后再考虑调整抗胆碱酯酶药物剂量,或改用皮质类固醇激素等其他疗法。

3.反拗危象

又称无反应性危象,对抗胆碱酯酶药物不敏感,新斯的明试验无反应。应及时行气管切开,停用抗胆碱酯酶药物,同时积极对症处理。

五、护理措施

(一)一般护理

指导病人充分休息,避免疲劳。平时活动宜选择清晨、休息后或肌无力症状较轻时进行。肌无力症状明显时,应协助做好洗漱、进食、个人卫生等生活护理。给低盐高蛋白营养丰富的流质或半流质饮食,以增强病人抗感染的能力。若嘴咬肌受累,病人进食时需缓慢或休息片刻间歇进食,以防因呛咳而影响病人食欲。病变累及延髓而出现吞咽困难,进食时间应严格掌握在注射抗胆碱酯酶药物后 15 分钟,过早或药效消失后再进食,均可引起呛咳而加重病情。必要时放置胃管给予鼻饲流质。

(二)病情观察

严密观察病人有无危象发生,做到早发现、早抢救,以挽救病人的生命。

1.重症肌无力危象

病人可突然表现肌无力加重、烦躁不安、呼吸困难、发绀、咳嗽无力、喉头和支气管分泌物增多、语声低微、通气障碍等。出现上述症状提示危象已发生,需及时通知医师,并做好抢救准备。

2.胆碱能危象

病人表现肌无力加重、呼吸、吞咽、咳嗽困难以及瞳孔缩小、流涎、出汗、恶心、呕吐、腹痛、腹泻、肌束震颤、心率缓慢、支气管分泌物增多等。发现上述情况立即通知医师,并协助医师抢救。

（三）对症护理

除针对肌无力类型和部位对症护理外,重点在于预防危象的发生和抢救。

1.眼外肌受累的病人,应保证眼肌休息,嘱其勿看书、写字或参加易引起眼肌疲劳的活动;颈肌、肩胛带肌无力,应为其安排舒适的体位,如放置靠背架（椅）或于病人胸前（坐位）安放伏桌,嘱病人将头和上臂伏于桌上,可减轻疲劳,增加舒适感;如病人有轻度呼吸困难、发绀,除吸氧外,可间断做人工呼吸,改善呼吸功能;病人呼吸道有痰液潴留,且黏稠不易咳出,严重影响通气功能时,应及早行气管切开,给予超声雾化吸入。

2.发生肌无力危象时,应速遵医嘱给甲基硫酸新斯的明或吡啶斯的明,肌肉和静脉注射。对肌无力危象的病人应设特护,进行专门护理。肌无力危象发生后要尽快清除病人喉头和气管内的分泌物。同时吸氧,以防发生严重缺氧和呼吸衰竭。病人在危象未解除之前,应绝对禁止经口进食和服药,以免因误入气管发生窒息,可通过鼻饲维持营养。

3.出现胆碱能危象,遵医嘱立即停用抗胆碱酯酶药物,并肌肉或静脉注射阿托品 0.4mg 或解磷啶 50～250mg 解救。

（四）治疗护理

1.重症肌无力病人因病程长、病情重,易产生恐惧、焦虑、抑郁或自卑情绪护士应多与病人交谈,耐心仔细向病人讲解疾病知识,关心、体贴病人,保持病人情绪稳定,树立战胜疾病信心。

2.首选抗胆碱酯酶药物,医护人员必须熟悉用药剂量、方法及毒副反应,并嘱病人严格遵医嘱用药,不得自行增减药量、停药和漏服。甲基硫酸新斯的明肌肉或静脉注射每次 0.5～1mg;溴化新斯的明口服每次 15～45mg,溴化吡斯的明口服每次 30～60mg。常见毒蕈反应有流涎、呼吸道分泌物增多、支气管痉挛、恶心、出汗、腹痛、心律不齐等轻度反应不需停药。

3.免疫抑制剂类固醇激素:常用泼尼松,每日 1 次或隔日疗法,可自大剂量开始然后递减,或自少剂量开始然后递增的方法。给药时间主张在清晨饭前服为减少皮质类固醇的副作用,遵医嘱适量补充钾和钙。为了预防消化道出血,同时应用抗酸剂。其他免疫抑制剂如转移因子应在上臂内侧行皮下注射。硫酸嘌呤、环磷酰胺的应用,可引起骨髓抑制,白细胞减少,故应随时监测血象动态变化。

第八节　头部创伤

颅脑损伤在创伤外科中占有重要地位。近年来已成为发达国家青少年伤病致死的首位病因。随着国民经济和交通等事业的发展,我国颅脑损伤发生率和因颅脑损伤致残的患者也逐年增加。颅脑损伤具有伤情变化快、专科性强、急诊手术多、医疗和护理任务繁重等特点。重症颅脑损伤病死率仍在 35％左右,特重伤老龄组的病死率更有高达 60％以上。

一、颅脑损伤的常见类型

（一）头皮损伤

头皮的结构与身体其他部位的皮肤有明显不同,表层毛发浓密,血运丰富,皮下组织结构致密,帽状腱膜与颅骨骨膜间有一疏松的结缔组织间隙,使头皮能够滑动,具有缓冲外界暴力的作用。颅脑创伤多合并头皮软组织损伤,单纯头皮软组织损伤不会引起严重后果,但头皮损伤的部位、类型和程度可为判断颅脑创伤的伤情提供一定依据,因此对头皮损伤要给予足够的重视。根据头皮损伤的程度,临床上将其分为头皮擦伤、挫裂伤、撕脱和头皮血肿。需急诊处理者主要是头皮撕脱伤和挫裂伤。

1.病因

头皮损伤均由暴力与物体直接作用于头皮所致,如碰撞伤、刀砍伤、拳击伤等。由于头皮血运丰富、皮肤与皮下组织致密,裂伤后不易回缩自行止血,部分患者尤其小儿可因头皮出血导致休克。头皮皮下组织内有导静脉与颅骨板障静脉和颅内静脉窦相连,头皮损伤后一旦发生感染能向深部蔓延引起脑膜炎、颅骨骨髓炎、硬脑膜外脓肿和脑脓肿等严重并发症,个别抵抗力差的患者可发生败血症。此外头皮损伤亦常涉及到额面部容貌毁损。

2.临床表现

(1)头皮擦伤:仅伤及头皮表层,造成不同程度的表皮层脱落,创面不规则,有少量点状出血和血清渗出。

(2)头皮挫伤:损伤累及头皮全层,受伤处及其周围组织有肿胀、皮下淤血、压痛明显,常合并头皮血肿。

(3)头皮裂伤:属开放性头皮损伤,伤口往往混有头发、泥沙等异物,裂口大小深度不创缘较整齐,严重者可有组织缺损;出血严重者在短时间内可严重失血而发生休克。

(4)头皮撕脱伤:大多发生在女性,往往因头发被卷入转动的机器中头皮大片自帽状腱膜下撕脱,颅骨骨膜一般仍留在原处,有时整个头皮甚至连额肌、颞肌或骨膜一起撕脱,此类损伤的特点是失血多、易感染,常因大量失血与疼痛发生创伤性休克。

(5)头皮血肿:按血肿部位不同可分为 3 种:①皮下血肿:血肿位于皮下组织层,局限无波动,由于血肿周围的组织受伤后肿胀而增厚,故触之有凹陷感,易误认为凹陷骨折,可摄血肿区 X 线切线位片鉴别。②帽状腱膜下血肿:血肿位于帽状腱膜与骨膜之间,由于该层疏松结缔组织血肿极易扩散,可蔓延及全头,不受颅缝限制,触之有明显波动感,若血肿继发感染,则局部肿胀触痛更加明显,并伴有全身感染症状。③骨膜下血肿:位于骨膜与颅骨之间,张力大,波动感不如帽状腱膜下血肿明显,血肿边界不超越颅缝。

3.治疗

对头皮擦伤与挫伤只需将局部头皮清洗消毒擦干,涂上外用药,一般不需包扎。对裂伤的新鲜创口应尽早做清创缝合。按清创术要求冲洗伤口,清除异物,切除不整齐的创缘,并逐层缝合,把一个有菌的污染创口变成清洁无菌创口,然后妥善包扎。头皮血肿多数可以自行吸收消退,如血肿较大,长期不消散或继续扩散者,可采取无菌操作行穿刺抽吸,有时需反复穿刺,穿刺后作加压包扎,但必需注意抽出的血量,特别是伤势重或儿童帽状腱膜下血肿失血过多者可能引起休克,应适当输血。血肿如已感染,即应做切开排脓。

撕脱伤早期应给予镇静、止痛与抗休克治疗,争取在 1～2h 内清创。如皮瓣未完全脱离而又有血供,可经彻底清创后予以缝合,皮下放置引流条加压包扎。对完全脱落而有生机的皮瓣可试行头皮小血管吻合或将脱落皮肤经清创后切成中厚皮片植在骨膜上缝合包扎。如脱落的头皮因污染已不能重新植用而骨膜尚属完整,经清创后患者的其他部位的中厚皮片做游离植皮,若骨膜亦随同帽状腱膜撕脱,颅骨外露,可经颅骨钻孔待肉芽长出后植皮。

二、颅骨骨折

以颅骨的枕外隆凸、上项线、乳突根部、颞下线和眶上缘的连线为界将颅骨分为颅盖（颅顶）和颅底两大部分,脑神经和血管从颅底骨孔通过,延髓和颈髓在枕骨大孔处延续。颅骨骨折在闭合性颅脑损伤中占 15%～20%,在重型颅脑损伤中约占 70%。颅骨骨折的重要性不在于骨折本身,而在于骨折引起的脑神经组织和血管的损伤、颅底骨折所致脑脊液漏及感染等。根据骨折的部位和类型有助于判断颅内血肿的部位、脑损伤的可能性和类型。

（一）病因

颅骨骨折均系外力直接或间接作用于颅骨所致,一般颅盖骨折由直接暴力所致,颅底骨折可由间接外力引起,或由颅骨骨折延伸到颅底所致。颅骨骨折主要取决于外力性质和颅骨结构,当暴力直接作用于头部时,常使受冲击部位的颅骨发生局部或普遍的弯曲变形,当颅骨变形超过弹性限度即可导致骨折。颅骨的弹性随年龄的增大而递减,故婴幼儿易出现乒乓球样骨折。在颅骨变形倾刻是一个急速内凹和立即弹回复位的过程,它可使脑组织受到损伤。发生颅骨骨折时,尤其是粉碎性骨折或凹陷性骨折,骨片可刺破硬脑膜损伤脑实质造成局限性脑损伤,有时可合并各类颅内血肿。此外由于局部的压迫和局限性脑挫裂伤,外伤性癫痫的发生率较高。如为开放性颅脑损伤,易导致颅内感染。在颅底骨折时,颅底的硬脑膜容易撕裂而出现脑脊液漏。

（二）颅骨

1.按骨折部位分类颅盖骨折;颅底骨折。

2.按创伤性质分类:开放性骨折;闭合性骨折。

3.按骨折形状分类:线性骨折;凹陷性骨折;粉碎性骨折。

（三）临床表现

1.颅盖骨折

颅盖骨折临床上较常见,其发生率为颅底骨折的 3 倍,以顶骨最多,其次为额、颞、枕骨。一般骨折线不跨过骨缝,如暴力过大,亦可波及邻骨。超过两块以上的颅骨骨折伤情多较严重。头部外伤后如发生颅盖骨折常表现为骨折局部的头皮肿胀、压痛,可伴发骨膜下血肿与帽状腱膜下血肿;凹陷性骨折与粉碎性骨折,有时触诊可检出局部颅骨下陷。如骨折合并硬膜外血肿、局部脑组织损伤、静脉窦损伤以及颅高压等可出现相应症状与体征;如头痛、呕吐、意识障碍失语、局灶性癫痫等。

2.颅底骨折

颅底骨折多为线形骨折,其暴力较剧烈常合并较重的脑损伤,由于颅底内面有呈阶梯状的颅窝,按其位置分别称为颅前、中、后窝,骨折线累及后,临床表现各有特点:

（1）颅前窝骨折:骨折多累及额骨水平部及筛骨,出现鼻出血;眼睑和球结膜下淤血斑,即"熊猫眼征"（黑眼征）;嗅神经损伤导致嗅觉损害;脑脊液鼻漏系因筛板或额窦后壁骨折并同时撕破硬脑膜及黏膜所致。颅内积气是由于空气经脑脊液漏的途径进入颅内形成。

（2）颅中窝骨折:骨折累及蝶骨和颞骨,出现头部软组织挫伤和肿胀。蝶骨骨折常造成脑脊液鼻漏,骨折线累及岩骨部,脑脊液可经中耳道流出,形成脑脊液耳漏。常见面神经或听神经损伤,并发颈内动脉－海绵窦瘘时出现搏动性突眼、眼睑和结膜水肿、眼球运动受限,在眶部和颞部听诊可闻及血管杂音。眶上裂骨折或颅中窝内侧面骨折,可损伤动眼滑车、外展和三叉神经第一支,患者出现同侧瞳孔散大,眼球运动受限和前额部感觉障碍,称为眶上裂综合征。

（3）颅后窝骨折:骨折常累及岩骨与枕骨基底部,出现枕下或乳突区皮下瘀斑,即 Battle征。多在伤后 2～3 天出现。后组脑神经受损症状,出现舌咽、迷走和舌下神经功能障碍。延髓损伤可出现昏迷、四肢弛缓性瘫痪、呼吸困难,严重者很快死亡。

（四）治疗

颅骨骨折的重要性常常并不在于骨折本身,而是与骨折同时存在的颅内脑膜血管、脑及脑神经的损伤有密切关系,预后大多取决于同时存在的脑损伤程度,有否发生感染,是否合并颅内血肿。

1.单纯线型骨折

无需特殊处理,线形骨折并发颅内血肿致颅高压者手术清除血肿。

2.凹陷性骨折

骨折片陷入深度在 1cm 以上且骨折片刺入脑组织内出现脑受压症状、大面积凹(直径>5cm)或凹陷位于运动区者均需手术治疗。手术方式有凹陷骨折整复、陷入碎骨片摘除和颅内成形术 3 种。

3.颅底骨折

属内开放性骨折,临床治疗主要针对颅底、颅内严重并发症损伤与控制感染。

（1）耳鼻出血和脑脊液漏者应保持头高位(30°～60°),使引流通畅,严禁堵塞冲洗,以免引起颅内感染。

（2）严禁做腰穿,防止污染液体逆流颅内。

（3）如脑脊液漏超过 1 月不愈者可采用手术修补漏口。

（4）常规应用抗生素与 TAT。

（5）对脑神经损伤后的治疗,除视神经、面神经可考虑手术治疗外,其他神经一般采用保守疗法。

（6）对继发性颅内血肿与血管损伤应尽早给予手术治疗与介入治疗。

三、闭合性颅脑损伤

闭合性颅脑损伤是一种常见而又严重的创伤,与开放性颅脑损伤不同,需要手术治疗者约占 12%,但严重闭合性颅脑损伤,手术治疗是极为重要的治疗方法。闭合性颅脑损伤多为交通事故、跌倒、坠落等意外伤及头部伤所致。而根据外力作用于头部的方式可分为两大类。一是直接损伤,头部处于静止状态被移动物质作用后造成的损伤称为加速损伤,如头部被投掷的石块击中,被坠落的建筑材料击中等。头部处于运动状态,突然撞击静止的静体上称为减速损伤,如人从高空坠落时,头部撞击在地面上;如头部两侧同时被硬物挤压所造成的损伤称为挤压伤。二是间接损伤,是指外力作用于身体其他部位,再传导至头部引起的颅脑损伤。坠落时以臀部或双足着地引起的脑损伤称传导性损伤。外力作用于躯干某部使头部被甩动而引起的脑损伤称甩鞭式损伤。此外还有胸部挤压伤时并发的脑损伤。上述两种方式的损伤均造成脑组织在颅腔内的移动与颅骨发生摩擦、冲撞而致脑损伤,也可因牵拉、扭曲而致伤,发生在受力侧的损伤称为冲击伤,对侧者称为对冲伤。

任何方向外力引起的脑损伤,尤其是脑挫裂伤容易涉及到额叶眶面、额极、颞极和颞叶底面,而甚少涉及枕部及枕叶底面。冲击伤与对冲伤的严重程度常不一致,这些现象的出现与外力的强度和方向、受力部位的局部解剖特征等密切相关。常见的闭合性颅脑损伤有脑震荡、脑挫裂伤、原发性脑干损伤和弥漫性轴索损伤。

(一)脑震荡

脑震荡是脑损伤中最轻型的损伤,多数缺乏器质性损害的证据,它是病理学上的术语,其特点是头部受伤后,立即发生短暂的脑功能障碍,经过较短时间后可自行恢复。

1.短暂意识障碍

伤后患者出现一过性意识障碍,表现为神志恍惚或完全昏迷。意识障碍持续时间多在数分钟或10多分钟后逐渐消失或恢复正常,一般不会超过30分钟。

2 逆行性遗忘(近事遗忘)

患者从昏迷中清醒后,不能回忆受伤经过,对受伤前不久的事情也不能回忆,但对往事(远记忆)仍能叙述。这一现象称为逆行性遗忘,此为近记忆中枢－海马回损害的结果。

3.头痛、头晕、恶心呕吐

患者清醒后多有头痛、头晕,约半数患者有恶心或呕吐现象。

4.情感反应

伤后常有情绪不稳定,患者易激动、流泪、不自主哭笑;有些患者表现为淡漠、抑郁、易于惊惧、不耐烦或思考问题迟缓、判断能力下降。

5.自主神经症状

伤后多立即出现皮肤苍白出冷汗、血压下降、脉搏微弱而缓慢、呼吸频率与幅度变化等症状。

(二)脑挫裂

伤头颅遭受暴力打击致脑组织发生器质性损伤者称为脑挫裂伤。既可发生在着力部位,也可发生在对冲部位,损伤部位多见于额极及颞极、额底和脑凸面。脑挫裂伤常合并不同程度的颅内血肿和脑水肿,如治疗不当常形成脑疝,造成严重后果。

1.意识障碍明显,持续时间较长患者伤后昏迷较深,持续时间较长,短者数小时或数日,长者数周至数月,有的患者为持续性昏迷或持续植物状态,个别昏迷数年直至死亡。

2.神经损伤后定位体征由于脑组织破坏、出血、缺氧等损害,不同部位(功能区或哑区)的脑挫伤可立即出现相应神经系统受损的表现,常见有瞳孔散大、单瘫、偏瘫、失语、偏盲和局灶性癫痫,一侧或两侧锥体束征等。

3 颅内压增高症状轻度脑挫裂伤患者颅内压变化不大,严重者发生明显脑水肿,颅内压随之增高,出现剧烈头痛和喷射性呕吐伴有血压升高,脉搏洪大而慢,如治疗不当最终导致脑疝而死亡。

4.生命体征变化可有高热或低热、呼吸及循环障碍、血压波动,其中以脑干损伤和下丘脑损伤时最为突出。单纯脑损伤时患者很少发生休克,但如合并多处创伤或闭合性脑损伤有头皮、颅骨或矢状窦、横窦伤引起大量外出血,以及脑干伤特别是脑干内有出血的患者易发生休克。当合并胸腹脏器损伤或肢体、骨盆骨折时也可出现休克。

5.脑膜刺激症状脑挫裂伤常合并外伤性蛛网膜下腔出血,过多的红细胞及其破坏后形成的胆色素在脑脊液内引起化学性刺激,造成患者头痛加重,恶心、呕吐、项强直及克氏征阳性等。

（三）原发性脑干损伤

脑干损伤临床上分为原发性和继发性两种。原发性是指外伤当时直接造成的脑干损伤，继发性是指由于颅内血肿、脑水肿所致的脑移位或脑疝对脑干压迫而引起的损伤。原发性脑干损伤约占颅脑损伤的 $2\%\sim5\%$，在重型颅脑损伤中占 $10\%\sim20\%$。脑干损伤是一种特殊类型的脑损伤。因为脑干的功能十分重要，即使是轻微的损伤和小部分的损伤，也可导致严重的后果，故致残率和死亡率均很高。脑干损伤的发生机制比较复杂，一般暴力均较大，这种损伤可由外力直接打击头部引起，头部受到外力的作用引起脑干撞击于斜坡、枕骨大孔边缘、小脑幕切迹等。此外脑干损伤亦可由外力的间接作用引起，如坠落伤时引起颅底骨折或颈椎损伤导致脑干损伤。因此脑干损伤多数合并严重的脑挫裂伤。

脑干损伤是指中脑、脑桥及延脑等处的损伤，虽有所谓"典型表现"，但在临床上对脑干损伤做出精确的节段定位有时相当困难。

1.意识障碍

伤后患者立即产生意识障碍，其程度随脑干损伤的部位和轻、重而异。重者立即陷入昏迷，并且持续时间较长，缺乏中间清醒期或中间好转期；轻者尚可保持部分反射或对疼痛刺激有一定的反应。在脑干一侧的损伤其意识障碍可能不深或不持久，故无持续昏迷的患者，不能否定脑干损伤。

2.瞳孔和眼球位置异常

因调节瞳孔变化的中枢和调节眼球运动的中枢均位于脑干，所以伤后患者的瞳孔改变与眼球活动障碍非常明显。可表现为双侧瞳孔大小不等并多变极度缩小，双侧散大，对光反射消失，以及双眼同向凝视，眼球位置固定，两侧眼球分离和眼球震颤。双侧瞳孔缩小（如针尖样）、对光反射消失并伴双眼同向凝视是脑桥损伤的表现初期双侧瞳孔大小不等，伤则瞳孔散大，对光反射消失。以后患者出现双侧瞳孔时大时小，交替变化，并出现眼球固定或眼球分离，头眼反射消失，常是中脑损伤的表现。如双侧瞳孔散大，对光反射消失，眼球固定，常见于病情晚期。

3.去大脑强直

去大脑强直发作是脑干上部（中脑）损伤的重要体征，典型表现为发作时两上肢伸直，内收和内旋，两下肢挺直，头后仰呈角弓反张状，可为阵发性或持续性强直去大脑强直是病情危重预后不良的征兆之一，持续时间越长者预后越差。如突然转化为四肢肌肉张力消失，常是临终征兆

4.生命体征变化

脑干损伤后多立即出现呼吸循环功能的改变，以及中枢性高热。呼吸功能的紊乱表现为呼吸浅快，以后出现呼吸节率不规则，甚至呼吸停止，其中以延脑损伤最为显著，常很快发生呼吸停止。循环功能紊乱，早期表现为血压升高，脉搏缓慢有力，呼吸深快，然后逐渐转入衰竭，此时脉搏频速、血压下降、潮式呼吸，最终呼吸、心搏停止。颅脑损伤的患者一般都是先呼吸停止，然后心搏停止。

5.交叉瘫痪

如脑干一侧损伤后，可引起病变同侧的脑神经麻痹，对侧的中枢性麻痹或传导束型感觉障碍，称为交叉瘫。中脑损伤出现动眼和滑车神经麻痹，对侧偏瘫。桥脑损伤表现为外展神经、三叉神经、听神经损伤和对侧偏瘫。延脑损伤患者出现舌咽神经、迷走神经、副神经、舌

下神经麻痹和对侧偏瘫。

（四）闭合性颅脑损伤的处理

1.早期处理

早期的正确处理是降低致残率和死亡率的关键。急诊室内的处理包括以下几个方面：呼吸循环功能的维持；询问病史、进行神经系统和全身检查；拟定并执行适当的诊断流程；同时要坚持诊治并举的原则；进行伤情评价和分类；尽快制定初期治疗方案。

2.治疗原则

目前治疗闭合性颅脑损伤除保证或尽早建立足够的通气和循环外，主要围绕四个方面：监测颅内压，改善脑灌注压；进行脑保护治疗，防止或减少继发性神经元损害；迅速诊断并清除颅内占位病理并发症。

（1）非手术治疗轻者一般应卧床1～2周，根据损伤的程度和恢复情况而定，并给予镇静、镇痛和神经营养药物治疗。重症患者应保持呼吸道通畅并给氧，必要时进行辅助呼吸。

对颅内压增高的患者给予脱水疗法。甘露醇是应用最广的制剂，其降低颅内压的机制除高渗性脱水外，还与一过性扩充血容量、降低血液黏滞度、增加脑血流量、改善脑组织的灌注和氧合有关。有效剂量为0.5～1g/kg静脉推注或静脉滴注。成人常用剂量为20%甘露醇250ml静脉滴注，6－8h重复一次，必要时加用呋塞米（速尿）和人体白蛋白。在使用中应注意维持正常血容量，维持血液渗透压在320mosm以下，防止急性肾衰。过度应用可导致高渗非酮症性昏迷，反复大量使后效果下降。对脑水肿的防治除应用脱水剂外，更需在早期防治脑血管痉挛、改善脑血流，故可加用尼莫地平。伤后早期应用地塞米松或大剂量的甲泼尼龙可有效地抑制膜的脂质氧化反应，减少细胞钙内流，增加脑损伤区的血流量，维持神经元的兴奋性等。但激素的使用必须严格控制，一般采用大剂量冲击疗法。在补液方面总的原则是在脱水疗法过程中，不应限制液体及电解质入量，应维持正常的胶体渗透压和血容量，避免过多地输液，应用药物降低脑毛细血管内的压力。此外，抗癫痫治疗、改善脑组织代谢药物（如胞磷胆碱、吡拉西坦、爱维治、醒脑静、脑活素、能量合剂等）也是非常必要的。蛛网膜下腔出血严重者可腰穿引流血性脑脊液，减轻头痛。长期昏迷患者可尽早用鼻饲，病情稳定后行高压氧治疗。防治水电解质紊乱、应激性溃疡、尿路感染和肺部感染等。急性期要加强心肺功能与颅内压监测，密切观察病情变化，加强基础护理。对儿童患者还应特别注意防治外伤后脑梗死。对所有患者可适当应用止血药物和抗生素。

（2）手术治疗当患者颅内高压严重、药物治疗效果不佳，出现昏迷加深、症状加重、CT检查示脑受压加剧时可行手术治疗。一旦决定手术即应尽快进行，术中用血应充分估计与准备。为防止脑组织发生进一步损害，麻醉前应快速静脉滴注高渗脱水药物，选择对颅内压无大影响的麻醉方式，通常用全麻。手术的目的在于开颅清除血块血肿和坏死、液化的脑组织，进行彻底的止血，再结合减压术，解除脑压迫症状以利患者术后较稳定地渡过急性脑水肿阶段，取得治疗的最佳效果。术后同样需要积极地配合非手术治疗。

（3）亚低温治疗亚低温（34～33℃）可显著减轻脑缺血后功能和形态学上的损害，而且避免了深低温的副作用。亚低温对神经元的保护机制比较复杂，主要包括降低糖代谢和氧耗量、抑制兴奋性氨基酸的释放、增加神经内素的合成、抑制自由基的产生、抑制一氧化氮及白三烯和去甲肾上腺素的合成与释放、保护血脑屏障抑制神经元凋亡。亚低温疗法的适应证：GCS在8分以下的重型颅脑损伤的患者，残存一些脑干反射者为适应证；已有严重脑干功能衰竭的患者则不宜应用。方法:患者入院或手术后立即行气管切开术或气管插管,呼吸机控制呼吸,一般在颅脑损伤后6～8h开始降温,环境温度应在18～20℃左右,在头部、颈部、腹股沟处置冰块,同时加用冰毯置于躯干部,静脉内滴注肌松冬眠合剂,NS500ml＋阿曲库铵200ng＋异丙嗪100mg＋氯丙嗪100mg输液泵控制滴速,4～8h内将患者肛温降至34～33℃,并持续维持在这一范围内,一般应能维持2～5d;ICP＞2.66kPa(20mmHg)才适当延长。降温期间加用巴比妥类药物效果更好。低温过程中需加强全身监测(脑温、肛温、心电图、血压、颈内静脉氧饱和度、$ETCO_2$、ICP、脑电图等),同时预防可能发生的心输出量减少、低钾、血小板减少、呼吸道分泌物增加带来的危害。复温时先停止物理降温,然后停止冬眠药物。复温时应强调慢升温的原则,每小时不超过0.1℃。在复温过程中应防止复温性休克、颅内压突然增高、重度感染和心律失常。

四、外伤性颅内血肿

颅内血肿是急性颅脑损伤中最常见的继发性损伤之一,当颅内出血聚集于颅腔内一定部位而达到相当体积,对脑组织构成压迫并引起相应的临床症状时,称为"颅内血肿"。外伤性颅内血肿在颅脑损伤中占8%～10%,在重型颅脑损伤中占40%～50%,故颅内血肿是重型颅脑损伤主要死亡原因之一。外伤性颅内血肿主要与颅骨骨折和脑损伤有关,其形成速度和所在部位,取决于受伤机制、暴力大小、着力点等。颅内血肿按时间分为下列三个类型:Ⅰ急性血肿:伤后3d以内出现症状者;Ⅱ亚急性血肿:伤后3d至3周内出现症状者。Ⅲ慢性血肿:伤后3周以后出现症状者。按血肿所在部位可分为:a.硬脑膜外血肿;b.硬脑膜下血肿;c.脑内血肿。

(一)临床表现

1.硬脑膜外血肿

此类血肿位于颅骨与硬脑膜之间,大多数为硬脑膜中动脉破裂所致,亦可由脑膜中静脉、静脉窦或板障静脉等损伤所致。常发生于颞部,其次为额部、顶部、枕部,颅后窝亦可发生,多为直接暴力引起,约90%的患者伴有颅骨骨折,以青壮年多见。硬脑膜外血肿占颅内血肿的30%－40%,以急性为多见,占86%,亚急性占10.3%,慢性仅占3.5%。典型临床表现为:头部外伤后大多数患者常有昏迷清醒昏迷的中间清醒期,清醒期持续时间与脑损伤的程度和出血的快慢有密切关系,一般小于24h,有的患者原发性脑损伤重,昏迷深者可无清醒期而仅是中间好转期;此外还有部分患者原发性脑损伤很轻,伤后无明显意识障碍,随着血肿形成至颅内压增高到一定程度才出现昏迷。当血肿形成后,清醒期后即出现再次昏迷或加深昏迷,表示脑组织受压,出现脑疝。此时,患者头痛、呕吐、血压升高和脉搏徐缓,呼吸深而慢。在血肿形成的同时,出现病理反射,如不及时救治可在数小时内迅速变化,瞳孔由一侧散大至双瞳孔散大,出现去大脑强直,呼吸循环衰竭而死亡。

2.硬脑膜下血肿

此类血肿位于硬脑膜与蛛网膜之间,多因头颅在运动中受伤所致。急性型原发性损伤较重,脑挫裂伤常是出血的主要来源,为脑皮质的小动脉破裂所致。患者大多无颅骨骨折,如有颅骨骨折则血肿部位也不一定与骨折部位一致,此类血肿占颅内血肿的35%～38%。常好发于额颞顶区的凸面、前颅凹以及中颅凹的底面,血肿一般为一侧。急性型由于原发性脑损伤严重,患者伤后多表现持续昏迷,无明显中间清醒期,颅内压增高症状明显,神经损伤体征多见,患者出现偏瘫、局灶性癫痫、失语、面瘫等。多有生命体征改变,而且脑疝症状出现较快,腰椎穿刺压力增高且脑脊液内含血,患者有脑膜刺激症状。亚急型临床表现与急性型相仿,只是脑挫裂伤和脑受压症状较轻。多数患者的年龄较大,并且只经历过轻微的颅脑损伤,常被忽视。引起出血的常见原因是因脑与颅骨之间发生了速度不同的相对运动,使进人上矢状窦的桥静脉被撕破,由于出血缓慢,故在伤后较长时间才形成血肿,这类血肿常较广泛,一般为单侧性。与其他血肿不同,除因占位作用导致颅内压增高外,还可通过对脑组织的长期压迫作用引起显著的脑萎缩。病程呈慢性颅内压增高经过症状可类似部位相当的颅内肿瘤,应当依赖 CT、MRI 等辅助检查加以鉴别。

3.脑内血肿

此类血肿位于脑实质内,多数血肿的部位与脑挫裂伤的好发部位一致多因顶枕部着力引起对冲性损伤造成,也可由颅骨凹陷性骨折引起,在脑实质内产生直径 $2\sim3cm$ 以上的血肿,占入院颅脑外伤者的 $1\%\sim2\%$。临床表现与硬脑膜下血肿相似,即伤后意识进行性恶化,无明显中间清醒期,神经系统损害体征逐渐加重,常伴有定位体征和局限性癫痫,有时病情演变急剧,伤后可很快发生小脑幕切迹疝。

4.脑室内血肿

外伤性原发脑室内血肿较少见,多发生于脑深部血肿继发破入破室或战时穿通性火器伤所致。血肿可蔓延至整个脑室系统,并易阻塞导水管、室间孔或四脑室的中央孔和侧孔。脑室内大量积血使脑脊液循环障碍,可较早表现出颅内压增高症状。因血肿刺激与压迫等,常导致患者出现高热、深昏迷、去脑强直、呼吸不规则、血压升高及双侧瞳孔散大等征象,但无特殊局灶性症状,诊断时应注意和脑干损伤、高血压脑室内出血鉴别。

5.颅后窝血肿

颅后窝血肿一般在枕部直接着力后发生。硬脑膜外血肿常见,而硬脑膜下血肿及脑内血肿少见,出血多来自静脉窦破裂,与枕骨骨折有直接关系,出血也可来自乳突后静脉、脑膜后动脉及板障静脉等。颅后窝血肿以缺乏典型的临床症状为其特征,此外,由于血肿直接压迫延髓,患者可突然发生呼吸停止而危及生命,故应提高警惕。颅后窝血肿除急性血肿外,亚急性血肿亦较多见,此为特征之一,枕部受伤伴有枕部骨折或枕乳缝分离而出现颅内高压、意识障碍、小脑体征(眼球震颤、共济失调和肌张力减低等)颈项强直或有强迫头位,并有脑干受压症状者应怀疑颅后窝血肿。

(二)治疗原则

1.早期处理

颅内血肿是颅脑损伤最严重的继发性病变之一,必须及时抢救。治疗效果与手术时机有密切关系。早期处理的原则基本同闭合性颅脑损伤,但对这类患者更应强调除常规抢救外,缩短伤后到手术的时间是主要的救治出路。患者经急诊室就诊,在神经系统检查后即给予必要的药物治疗并根据病情尽早作头颅 CT 扫描,迅速作出诊断。根据 CT 图像选择治疗方案,凡需手术者一旦确定应争取在伤后 2h 内完成,必要时可在急诊手术室内进行,手术时间越早则生存率越高,生存质量越好。

2.非手术治疗

(1)适应证:①伤后神志清楚或意识障碍不明显,GCS 评分≥8 分。②症状逐渐好转,神经系统无明显阳佳体征,生命体征平稳者。③头颅 CT 检查血肿量:硬脑膜外血肿≤15ml、硬脑膜下血肿≤30ml、颅后窝血肿≤10ml。④深部或多发性小型急性血肿,可先用非手术治疗。⑤中线结构移位在 8mm 以内者,环池无明显受压或正常者。⑥颅内压在 2.66kPa(20nnHg)以下的隐匿性颅内血肿,不伴有脑挫裂伤和脑受压者。⑦老年患者非手术治疗的指征可适当放宽。在选择非手术治疗时应具备对患者观察和手术的条件,因这类患者随时都潜伏着病情恶化的危险性,因此需密切观察病情,随时行 CT 监测,必要时采取手术措施。对颞部、后颅窝以及双额极的脑内血肿非手术治疗要谨慎,因这些部位的血肿病情变化快,观察较困难。

(2)非手术治疗措施:主要包括早期应用渗透性脱水剂、利尿药物和肾上腺皮质激素,应用止血药物,防治感染,控制高热与癫痫,保持呼吸道通畅。后期给予促进脑细胞代谢药物和应用高压氧,整个治疗过程需加强基础护理,注意水电解质平衡和支持疗法,有条件者进行颅内压监护和 CT 扫描动态观察。其治疗基本原则与脑挫裂伤相同。

3.手术治疗手术适应证主要根据患者的临床表现、全身情况以及 CT 显示的血肿部位、大小、中线结构是否移位、颅高压的程度来确定。

(1)术前准备:向家属及单位介绍病情,签定手术同意书,完成必要的化验检查。配血、禁食,老年患者需做心电图、血、尿糖检查,出现脑疝者,立即静脉注射脱水剂。昏迷患者应保持呼吸道通畅。术前半小时肌内注射苯巴比妥 0.1g 与阿托品 0.5mg(儿童酌减)。

(2)麻醉:一般采用气管插管全身麻醉,在全麻基础上附加局部浸润麻醉,如有条件可进行心肺功能、潮气终末二氧化碳以及血氧浓度监测。

(3)血肿定位与患者体位:根据血管造影像及 CT 扫描像确定血肿位置。在头部相应区域标记切口,切口要足够大,以利操作,小脑幕上开颅一般采用仰卧位或侧卧位,小脑幕下开颅一般采用全侧卧位或俯卧位。

(4)钻颅探测术:常用于血肿部位不明的紧急手术,一般钻孔探测的顺序是颞、额、顶枕和颅后窝,一旦钻孔处发现有血肿后立即扩大成骨窗或相邻几个钻孔点联成为骨窗开颅术切口,清除血肿。

(5)开颅血肿清除术:适用于各类型血肿,通常幕上血肿多采用皮骨瓣开颅,颞部血肿亦可行颞肌下减压骨窗清除,幕下血肿用枕下减压骨窗。清除血肿既要彻底又不可增加脑损伤,妥善止血,对伴有严重脑挫裂伤的复合性颅内血肿,在清除血肿的同时,应将失活的脑组织一并清除。

(6)钻孔引流术:可用于慢性硬脑膜下血肿,脑室内血肿和部分脑内血肿的治疗,钻孔后在血肿腔内置管,用生理盐水冲洗,引出积血,并留置引流管,继续引流 3~5d,待引流液清亮呈微黄色,证明无活动性出血后拔除引流管。

(7)减压术:血肿清除后脑肿胀明显或术前有脑疝形成者均应附加内减压(切除同侧的额极、颞极和枕极)或外减压手术(去骨瓣或颞肌下减压)来增加手术效果,以利患者安全渡过术后脑水肿期。

(8)术中急性脑膨出的处理:有时极为困难,一旦发生应过渡换气,应用脱水药物和皮质激素,注意有无遗漏血肿或损伤主要回流静脉和视丘下部等重要结构,必要时扩大骨窗,切除部分膨出的脑实质,去除骨瓣,严密缝合切口。

(9)静脉窦破裂的处理:一旦发生静脉出血,需镇静观察,切勿用电凝或盲目钳夹,待查明出血部位后可用吸收性明胶海绵或钆碎的肌肉块覆盖压迫并在边缘硬脑膜上悬吊固定加以止血,必要时可采用修补术。

(10)引流:对脑外血肿,在头皮下或硬脑膜外留置皮片管引流,脑内血肿或硬膜下血肿需在硬膜下或血肿腔内留置皮管引流(一般用8～10号硅橡胶导尿管),皮管接消毒手套或负压引流袋,注意观察引流液的颜色、性质和引流量,48～72h后拔除。所有术后患者必须加强观察,并进行心肺功能和颅内压监护。

五、开放性颅脑损伤

开放性颅脑损伤指暴力作用于头部,造成头皮、颅骨和脑膜均有破裂,使脑组织与外界相交通。开放性颅脑损伤包括非火器性颅脑损伤和火器性颅脑损伤。常见的有钝器伤(如铁棍、铁块、砖石、木棍等击伤)锐器伤(如刀斧、钉锥、金属或玻璃碎片)、坠落伤和跌伤、头部撞击于锐器或钝物致伤。开放性颅脑损伤的特点是致伤物进入颅腔,如不及时彻底清创处理易导致颅内感染。此外,伤口出血多,易发生失血性休克,应引起临床足够重视。

(一)临床表现

由于开放性颅脑损伤的致伤原因不同、暴力大小不一,造成脑损伤的程度与范围差别较大,临床表现也较悬殊,但一般都具备以下特点。

1.意识障碍

意识障碍的程度取决于损伤的部位、范围和程度,锐器伤主要损伤脑某局部,除脑干和丘脑下部损伤外,患者多数无意识障碍,钝器伤往往造成广泛性脑挫裂伤与脑干损伤,多数患者伤后出现意识障碍。

2.生命体征变化

可因伤及脑干、失血性休克、颅内高压、蛛网膜下腔出血等引起。患者出现呼吸、脉搏、血压、体温等变化。

3.神经损害症状

主要表现为运动障碍与感觉障碍,患者可出现偏瘫、失语、偏身感觉障碍,癫痫等。

4.脑膜刺激症状

早期出现者多由外伤性蛛网膜下腔出血引起,晚期常因感染所致。

(二)治疗原则

主要是控制伤口出血及防止伤口感染,用消毒敷料包扎伤口,切忌在现场拔出致伤物,以免引起大出血;有休克者应及时补充血容量后方可转送,对昏迷患者应保持呼吸道通畅,防止发生窒息。早期伤口处理原则是及时彻底清创,一般要求尽量在6h内完成,如伤后应用抗生素治疗,可延长时限至48h。清创时应严格按清创程序进行,包括清除颅内异物、碎化的脑组织、彻底止血等。并尽可能早期缝合硬脑膜,将开放伤口变为闭合伤口。对已感染的创口处理原则是先控制感染、换药,对引流不畅者可行扩大创口和引流手术,清除浅层异物、碎骨片,待伤口愈合后或感染控制后再行深部处理。对累及到静脉窦的创伤和钢针、钉、锥等的损伤,必须认真对待,不得贸然拔出致伤物,以免造成不良后果。术后处理应加强观察与护理,给予抗感染、抗脑水肿、抗癫痫药物治疗和支持疗法。

参考文献

[1]史淑杰.神经系统疾病护理指南[M].北京:人民卫生出版社,2013.

[2]刘芳,王玲.神经内科危重病例护理分析[M].北京:科学技术文献出版社,2010.

[3]庄强.神经系统疾病临床诊治与护理[M].北京:军事医学科学出版社,2009.

[4]述春风.神经科临床护理与实践[M].北京:军事医学科学出版社,2010.

[5]金星明.儿童少年睡眠障碍[J].中国实用儿科杂志,2002,17(5):312－313.

[6]贾建平.神经病[M].北京:人民卫生出版社,2008,6.

[7]杨桂华,杨海新,常宗霞.临床护理教育手册[M].北京:军事医学科学出版社,2010.

[8]王丽华.神经内科护理[M].北京:人民军医出版社,2009.

[19]杨莘.神经科护理必备[M].北京:北京大学医学出版社,2011.

[10]郎黎薇神经外科护士临床常见问题及解答[M].上海:复旦大学出版社,2010.

[11]高亚.临床护理路径(内科)[M].西安:西安交通大学出版社,2010.

[12]杨亚娟.内科护理教学查房[M].版.北京:人民卫生出版社,2014.

[13]冉华云内科护理速记宝典[M].北京:人民军医出版社,2014.

[14]席淑华急危重症护理查房[M].上海:上海科学技术出版社,2010.

[15]曹允芳.临床护理实践指南[M].北京:军事医学科学出版社,2011.

[16]周宏珍.实用护理细节全书一神内科护理细节问答全书[M].化学工业出版社,2013.

[17]杨莘.神经内科临床护理思维与实践[M].人民卫生出版,2013.

[18]杨莘.实用神经内科护理及技术[M].北京:科学出版社,2008.

[19]李猛.内科疾病规范化诊疗与护理[M].北京:科学技术文献出版社2013.

[20]最新神经内科临床护理精细化操作与优质护理服务规范化管理及考评指南[M].人民卫生出版社,2011.